MANUAL DE NEONATOLOGÍA

Editor

Patricia Martínez Mura

Universidad Católica de la Santísima Concepción

2019

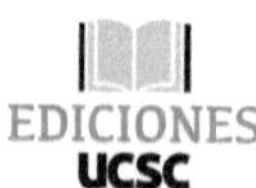 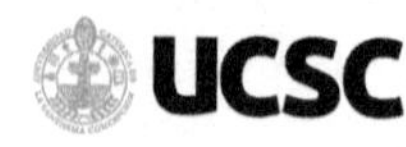

Manual de Neonatología
Universidad Católica de la Santísima Concepción

Registro Propiedad Intelectual: 300742
ISBN: 978-956-7943-88-3

Editorial Universidad Católica de la Santísima Concepción
Alonso de Ribera 2850. Concepción Chile
ediciones@ucsc.cl (56-41) 2345022
www.ucsc.cl

1° Edición, enero de 2019
Impresión y diseño: Impresos Amar y Compañía Limitada

INDICE

PRÓLOGO

El escribir el prólogo de esta primera edición del Manual de Neonatología de la Unidad de Neonatología del Hospital Herminda Martín de Chillán, me da la oportunidad de conocer la hermosa historia de esta Unidad. Me remontaré a fines de la década de los 70' del siglo pasado, cuando en nuestra Región de Ñuble, de la que el Herminda Martín es su hospital base, se logra controlar las patologías que causaban la muerte de nuestros niños, como bronconeumonias y diarreas, pasando la mortalidad neonatal a ser la principal causa de mortalidad infantil. Por esta razón en el año 1977 se crea la Unidad de Recién Nacidos, dentro del Servicio de Pediatría, a cargo de dos enfermeras de dedicación exclusiva en horario diurno con visitas de pediatras del Servicio de Pediatría y del Servicio de Urgencia y que consistía en una unidad básica, para brindar más bien cuidados de enfermería, como la termorregulación, y cuyo equipamiento no iba mas allá que una incubadora y equipo de fototerapia, donadas por la comunidad, constituyéndose en el semillero de la futura Unidad Neonatal del Hospital.

Simultáneamente, a nivel nacional por las mismas razones antes expuestas, se comenzaban a crear las UCIS Neonatales, siendo nuestro hospital uno de los elegidos para la formación de una de ellas. Para llevar a cabo el proyecto se capacitó a un médico y tres enfermeras en cuidados neonatales intensivos, quienes regresaron con la misión de crear la UCI Neonatal en el hospital y preparar al personal que en ella se desempeñaría. Es así como un 13 de enero de 1982, se crea oficialmente la UCI Neonatal del Hospital Herminda Martín de Chillán, dependiente administrativamente del Servicio de Pediatría, cuya misión principal era disminuir la mortalidad del prematuro de 1500 grs y 32 semanas y evitar al máximo las secuelas neurológicas. Ese era en aquella época el límite de la viabilidad. Para su funcionamiento, contaba con cinco cupos, un ventilador mecánico, dos CPAP, monitores de apneas y cardiorrespiratorios y un equipo de rayos portátiles manejado por los mismos residentes.

En cuanto al equipo humano, esta UCI se inició con tres enfermeras, quienes trataban de cumplir el máximo de turnos posibles, y al mismo tiempo capacitaban a otras enfermeras y técnicos paramédicos, con lo que en aproximadamente un año se logró implementar el cuarto turno en enfermería que se mantiene hasta el día de hoy.

El equipo médico, en cambio, fue más difícil de implementar. Se inició con un médico encargado que también hacía turnos y un residente más. Ambos trataban de cubrir el máximo de horas posibles, quedando las horas restantes a cargo de pediatras del Servicio de Urgencia. Lentamente las residencias se fueron completando y finalmente el año 1988, se logra formar el equipo completo de residentes de neonatología, que con algunos cambios mínimos se mantuvo por los siguientes 20 años a cargo de la neonatología de la provincia de Ñuble, la que he tenido el honor de dirigir desde 1994.

Durante todos esos años hemos sido partícipes y a la vez testigos del impresionante avance de la neonatología a nivel nacional y particularmente local. Nos iniciamos en un hospital con 6000 partos y 9000 en la provincia, con una de las mortalidades neonatales más altas del país, alrededor de 15 por 1000, logrando paulatinamente llevarla al promedio nacional (desde 1995 estamos en el promedio nacional).

Participamos directamente en la aparición de nuevas terapias, cómo olvidar en los 90 la incorporación del surfactante, la aparición del oximonitor de pulso, etc. Hoy, una nueva generación de neonatólogos se encuentra a cargo de nuestra unidad, con otros grandes desafíos por delante, ya no es la disminución de la mortalidad de nuestros prematuros lo más relevante, sino su calidad de vida, el seguimiento, la aparición de población de inmigrantes, la relación de todo el equipo de salud con los padres y familiares, cada vez más participativa y compleja, con el gran componente ético -clínico que los acompaña.

La elaboración de este manual, es una muestra del gran compromiso del equipo de neonatología y pediatría, que, sin duda, no solo recoge la evidencia científica en sus temas, sino también la experiencia de las dos generaciones de médicos y enfermeras que han dado vida a esta hermosa unidad.

Dr. Julio Salas
Jefe Unidad Neonatología
Centro Responsabilidad Pediatría
Hospital Clínico Herminda Martín Chillán

INTRODUCCIÓN

Con la creación de la Región de Ñuble, el Hospital Clínico Herminda Martín es el principal centro asistencial de la región, un hospital de alta complejidad con un total de 463 camas, siendo también el principal campo clínico de la región. La docencia en nuestro hospital se inicia en la década de los 70 con internos de medicina provenientes de la Universidad de Concepción, pero no es hasta el año 2006 que este centro asistencial adquiere el carácter de Hospital Clínico al establecer múltiples convenios docentes-asistenciales con diversas universidades para impartir la enseñanza en las carreras de medicina, enfermería, kinesiología, obstetricia y fonoaudiología. Desde hace tres años participamos en la formación de postgrado en distintas especialidades de la medicina.

Nuestra motivación principal al realizar este manual fue contar con un texto guía local de neonatología que reflejara nuestra realidad y tuviera un enfoque amplio, desde la problemática perinatal en un embarazo patológico, la atención del RN (recién nacido) sano y el abordaje del RN enfermo con patología médica o quirúrgica y, de esta forma, entregar no sólo los conocimientos actualizados en los distintos temas, sino también mostrar la trayectoria y experiencia vivida en nuestra unidad de neonatología a lo largo de sus 36 años de existencia.

Como tal, este manual está enfocado hacia nuestros estudiantes de medicina, el pediatra, el médico general y nuestras enfermeras y matronas, quienes nos acompañan en los cuidados del RN, siendo este un texto guía de consulta fácil y rápida que entrega conocimientos actualizados basados en la evidencia, permitiendo al alumno iniciarse en la comprensión de la problemática neonatal y al médico tomar las mejores decisiones, realizando un diagnóstico presuntivo y así considerar, de acuerdo a la realidad local, la necesidad de efectuar un traslado oportuno y seguro, o bien, ofrecer la mejor atención en su unidad de neonatología.

Al asumir la Jefatura del Centro de Responsabilidad de Pediatría me pareció que éste sería un hermoso desafío en torno al cual todos los médicos, neonatólogos, obstetras, cirujanos infantiles y médicos colaboradores de otros centros hospitalarios, enfermeras, matronas, nutricionistas y kinesiólogos se unieran y participaran, haciendo realidad lo que un día soñamos juntos. Quiero agradecer a todos ellos por su dedicación y entusiasmo y muy especialmente a la Dra. Patricia Martínez Mura, neonatóloga de corazón y alma, quien ha conducido y llevado a buen puerto este manual. Nuestro compromiso con la docencia queda de manifiesto en estas páginas, así como también nuestro interés por ofrecer y compartir nuestros conocimientos y experiencia. Sea este un homenaje a todos los recién nacidos que fueron nuestros pacientes y hoy ya son adultos. El verlos sanos formando parte de nuestra sociedad nos llena de orgullo. Y a los que vendrán, a quienes todavía no conocemos, tengan la certeza que encontrarán en este grupo humano un equipo de profesionales que pondrán todos sus conocimientos y esfuerzo por ayudarlos a superar la adversidad para que puedan así enfrentar la vida de la mejor manera posible.

Quiero agradecer también a la Universidad Católica de la Santísima Concepción quienes nos han acogido y acompañado en esta inicitativa que hoy ve la luz.

Dr. Enzo Tassara
Jefe C. R. Pediatría
Hospital Clínico Herminda Martín

GLOSARIO

- ACM: arteria cerebral media
- ACV: accidente cerebrovascular.
- AE: atresia esofágica.
- APS: Atención primaria de Salud
- ARO: alto riesgo obstétrico.
- ATN: ambiente término neutro
- AU: arteria umbilical.
- AUt: arterias uterinas
- AZT: zidovudina
- CC: cardiopatías congénitas
- CCC: cardiopatía congénita cianótica.
- CID: coagulación intravascular diseminada.
- CTG: registro cardiotocográfico.
- DA: ductus arterioso.
- DBP: displasia broncopulmonar
- DG: diabetes gestacional.
- DM: diabetes mellitus.
- DPG: diabetes pre-gestacional.
- DV: ductus venoso
- ECMO: oxigenación con membrana extracorpórea.
- ECN: enterocolitis necrotizante
- EG: edad gestacional
- EHI: encefalopatía hipóxico- isquémica
- EIM: errores innatos del metabolismo
- EM: enfermedades metabólicas.
- EMH: enfermedad de membrana hialina
- EPF: estimación de peso fetal
- FAE: fármacos antiepilépticos
- GAT: Grupo de atención temprana
- HDC: hernia diafragmática congénita.
- HMD: hijo de madre diabética.
- HMG-HIV: hemorragia de la matriz germinal-intraventricular
- HN: hipoglicemia neonatal
- HPPN: hipertensión pulmonar persistente neonatal.
- ICP: cálculo del índice cerebroplacentario.
- ITS: infección de transmisión sexual.
- IVPH: infarto venoso periventricular hemorrágico
- LMPV: leucomalacia periventricular
- MMMF: monitoreo materno de movimientos fetales.
- NOi: óxido nítrico inhalado.

- PBF: perfil biofísico fetal.
- PE: preclampsia.
- RBNE: registro basal no estresante
- RCF: restricción del crecimiento fetal.
- RCIU: restricción del crecimiento intrauterino
- RDSM: retardo del desarrollo psocomotor.
- RN: recién nacido
- RNM: resonancia nuclear magnética.
- RNT: recién nacido de término.
- RVP: resistencia vascular pulmonar.
- SD: Sindrome de Down
- SDR: síndrome de distrés respiratorio.
- SHE: síndrome hipertensivo del embarazo
- SNC: sistema nervioso central.
- ST: Sindrome de Turner.
- TAR: terapia antirretroviral.
- TC: toxoplasmosis congénita.
- TDS: trastornos del desarrollo sexual.
- TV: transmisión vertical.
- URNI: Unidad de recién nacido inmediato
- USC: ultrasonografía de cráneo.
- VIH: virus de la inmunodeficiencia humana.
- VPP: ventilación a presión positiva

ATENCIÓN INMEDIATA DEL RECIÉN NACIDO

Valeria de la Hoz

La atención inmediata del recién nacido es un conjunto de acciones médicas y de enfermería cuyo objetivo más importante es detectar y evaluar oportunamente situaciones de emergencia vital para el recién nacido. Esta atención neonatal inmediata, se debe adaptar a las evidencias actuales de manejo clínico, que aseguren una adecuada evolución de los cambios del recién nacido después del nacimiento.

Se debe armonizar el ambiente del lugar de nacimiento, cuidando que éste sea cómodo, acogedor con todos los requerimientos técnicos necesarios para resolver las situaciones que se pueden presentar en el momento y ofrecer las condiciones necesarias que favorezcan el apego.

Objetivos

- Otorgar la atención inmediata al RN en condiciones que garanticen la seguridad y calidad en la realización del proceso.

- Brindar las condiciones ambientales para el bienestar del RN y su familia, facilitando el apego temprano con madre y/o padre, promoviendo la lactancia materna desde el momento del nacimiento.

Infraestructura

1. Condiciones ambientales

Control de la Termorregulación

El mantener un ambiente térmico adecuado es uno de los aspectos importantes en el cuidado neonatal ya que influye en la sobrevida y crecimiento de los RN; los neonatos a término tienen limitadas habilidades para producir calor cuando son expuestos a un ambiente frío, particularmente en las primeras horas de vida. Durante el nacimiento y el período de transición se deben tomar todas las medidas necesarias para disminuir y evitar las pérdidas de calor en el RN por medio de medidas ambientales tales como:

- Calefacción del área en que va a nacer el niño: sala con temperatura ambiente entre 25-28ºC y humedad relativa 50%, por medio de aire acondicionado.

- Termómetros ambientales: la temperatura de la sala se debe mantener estable día y noche y en las diferentes estaciones del año.

- Ventanales fijos y puertas cerradas: para evitar las corrientes de aire.

- Circuito eléctrico de emergencia: Equipos de calefacción si se requiere, en óptimas condiciones.

Planta Física

Para la atención inmediata y una eventual reanimación se debe contar con un lugar adecuado en la misma sala de partos o bien adyacente a ésta. Esta sala debe favorecer la permanencia de la madre junto a su hijo y acompañante durante las primeras horas postparto.

Esta sala debe contar con las siguientes características:

a. La iluminación debe permitir una buena visibilidad de la atención directa del neonato.

b. La T° de la sala de partos y URNI debe ser entre 24° - 26°c.

Equipamiento

- 2 cunas calefaccionadas con reanimador con pieza en T incorporado y mezclador de aire y oxígeno con acceso a examen físico y atención por los 3 lados.

- Fuente de calor radiante regulable o servo controlada.

- Reloj mural con segundero

- Superficie plana para trabajo.

- Oxígeno, aire comprimido y fuente de aspiración.

- Incubadora de transporte con neopuff portátil y blender incluido.

- Saturómetro.

- Contenedores para eliminar ropa sucia y material de desecho.

- Insumos y material para la atención inmediata como: termómetro, tela adhesiva, alcohol 70%, algodón, tijeras, jeringas de 1, 3, 5, 10 y 20 ml., agua bidestilada.

Equipo para reanimación

Equipo de Intubación	Equipo para aspiración
Laringoscopio con hojas rectas de diferentes tamaños (N° 00, N° 0, para RN prematuros y N° 1 para RN término)	Sondas de aspiración de diferentes calibres N° 6,8,10,12
Foco y baterías de reemplazo para laringoscopio	
Mascarilla laríngea N° 0 y N° 1.	Fuente de aspiración controlada
TET de distinto calibre (2.5; 3; 3,5; 4)	
Cinta adhesiva de fijación, alcohol, benjuí, algodón, tijeras.	

Equipo de Ventilación	Medicamentos	Equipo para acceso vascular
Bolsa de reanimación neonatal con válvula de liberación de presión auto inflable en caso necesario	Adrenalina	Jeringas de 1 ,3, 5, 10, 20 ml
Máscaras faciales para recién nacidos prematuros y de término	Solución fisiológica	Agujas 23,25 y 27
Fuente de oxígeno con flujómetro, y mezclador de aire-oxígeno (Blender) conexiones	Disponibilidad de sangre O-IV en caso necesario	Catéteres endovenosos N° 22, 23
Se recomienda la disponibilidad de Neo Puff		

2. Recursos humanos

El personal que realiza esta atención debe tener la formación y entrenamiento necesarios para la supervisión y ejecución de procedimientos de atención neonatal. Debe contar a su vez con conocimientos en reanimación neonatal y trabajo en equipo, fundamental para una reanimación exitosa. El pediatra y/o neonatólogo debe estar presente en todos los partos con factores de riesgo y cuando se le requiera.

3. Registros

Durante la atención inmediata se deben completar y realizar diferentes registros de connotación legal para su completa atención. Ellos son:

Ficha de RN: La matrona de unidad de urgencia, sala y/o prepartos iniciará la confección de ficha de recién nacido, en los rubros: antecedentes de identificación del padre y madre e historia obstétrica de la madre, los que deben ser conocidos por la matrona de URNI. La matrona de partos completará antecedentes del parto y finalmente la profesional de URNI registrará los datos del nacimiento y los controles previos al traslado a puericultura junto a su madre.

Brazalete de identificación: Confirmados los datos de la ficha de recién nacido, la matrona de URNI confeccionará un brazalete con los datos de la madre: primer nombre, los dos apellidos, rut y fecha. Éste será colocado en el brazo del RN después de corroborar los datos con la madre o acompañante al nacer o durante el apego inmediato.

Hoja de informe diario: esta hoja es iniciada por la matrona de URNI a las 00:00 horas de cada día y se registran todos los partos del día, tanto de RN vivos como los partos con mortinatos.

Libro de RN: será responsabilidad de la matrona de URNI registrar en este libro los partos de todo recién nacido vivo.

Cuaderno de Salud de Niños y Niñas: Corresponde al cuaderno de control de atención de niño sano, se inicia al momento del nacimiento y es completado por matrona de URNI en hoja N° 4.

Planilla BCG: se registrará en esta planilla, todo niño nacido que pese más de 2000 grs. para la posterior administración en sala de la vacuna contra la tuberculosis.

Plantilla TSH-PKU: la matrona de URNI, completará esta plantilla con datos requeridos, para la posterior toma del examen del programa nacional de búsqueda masiva de hipotiroidismo congénito y fenilcetonuria.

Proceso de atención inmediata

Durante las primeras 24 horas de vida el RN se ve sometido a un cambio fundamental de transición de la vida intrauterina a la extrauterina, por lo que ese período es muy importante. Al nacer deja de ser una persona dependiente de la madre, debiendo cubrir sus necesidades fisiológicas y convertirse en un ser independiente y, por lo tanto, también vulnerable.

Durante este cambio se requiere de personal experto para observar al niño tanto en sala de partos como en dependencias de observación o de alojamiento conjunto, en relación a los cambios fisiológicos, los que deben ser realizados por profesionales entrenados para este fin.

La matrona y el médico que asisten al niño deben tener conocimiento de los antecedentes perinatales para anticiparse a la recepción de un recién nacido normal o con algunos riesgos específicos.

Atención Inmediata

Corresponde al conjunto de procedimientos que se debe realizar inmediatamente después de nacer y cuyos objetivos principales son: detectar alteraciones en la adaptación cardiorrespiratoria (depresión neonatal) y evitar el enfriamiento. Estos procedimientos incluyen:

4. Evaluación inicial

Se realiza por medio de la observación del RN teniendo en cuenta antecedentes:

- Gestación de término o mayor a 37 semanas

- Respira o llora adecuadamente

- Buen tono muscular.

Valorados los 3 puntos anteriores, si la respuesta es **SÍ** a todos los puntos, se deja junto a su madre en apego, cuidando secar y abrigar para evitar problemas de termorregulación. Durante este período se debe realizar una constante evaluación del RN en cuanto a respiración, color, tono muscular, movimientos y apego.

Valorados los 3 puntos anteriores, si la respuesta es **NO** a uno o todos los puntos se debe trasladar en forma inmediata a la unidad para su atención, procediendo según protocolo de reanimación neonatal.

5. Secado y abrigo

- En sala de partos, se coloca el RN sobre su madre con contacto piel a piel (posición leboyer en el abdomen materno). Es aquí donde se seca suavemente con la compresa, esta se elimina y se cubre con la sabanilla limpia y seca.

- En parto por cesárea se debe recibir al RN con sabanilla y compresas limpias, previamente entibiadas.

6. Aspiración de secreciones

No se recomienda realizar aspiración rutinaria de secreciones en atención inmediata de RN. Se procederá a realizar aspiración de secreciones con sondas de aspiración calibres N° 6,8,10, 12 cuando la cantidad de secreciones dificulta una adecuada ventilación.

7. Identificación del RN

La identificación se debe realizar en presencia de la madre y/o padre, antes de salir de la sala de partos o pabellón con datos confirmados. Se coloca el brazalete en la muñeca del RN. Siempre se debe corroborar los datos de identificación con la madre y/o su acompañante.

8. Apego

El apego es vital para generar el primer vínculo entre madre, padre e hijo, su duración idealmente debe ser de 30 o más minutos, dependiendo de las condiciones del RN.

- Se coloca al niño en contacto piel a piel con su madre, estimulando la libre interacción entre ambos y el padre, o el acompañante.

- Si se dan las condiciones, se favorece la primera puesta al pecho.

- Mientras esto sucede, se continúa la observación del recién nacido.

- Después se realizan los procedimientos de rutina.

9. Puntuación de APGAR

Test de primera valoración clínica del recién nacido después del parto. Tiene 5 componentes: frecuencia cardíaca, esfuerzo respiratorio, tono muscular, irritabilidad refleja y color; cada uno de ellos, puntuado como: 0, 1 ó 2. Se informa actualmente al minuto 1, 3, 5 y 10; y se ha mantenido en el tiempo, como una herramienta adecuada para informar sobre el estado clínico del RN y la respuesta a la reanimación neonatal.

10. Ligadura del cordón

En el parto la ligadura de cordón se realiza con el RN sobre el vientre materno, cuando éste deje de latir, con un tiempo máximo de 1 minuto.

- En cesárea la ligadura de cordón es realizada por el cirujano una vez extraído el RN.

- La ligadura de cordón se debe realizar a 3 cm. hacia distal.

Las evidencias demuestran que esta práctica aumenta el beneficio de mayor transfusión de células progenitoras hematopoyéticas.

Examen de gases de cordón umbilical

La obtención de la muestra de sangre de arteria umbilical se realiza con doble pinzado de cordón, procediéndose a llenar los vasos umbilicales al exprimir mediante presión con el pulgar e índice desde una zona pinzada hacia la segunda pinza. Después de distender, con esta maniobra, los vasos del cordón se vuelven a pinzar otra vez a la menor distancia posible para mantener llenos los vasos, con lo cual es fácilmente diferenciable la vena que es única, tortuosa y dilatada de las arterias que son dos, más delgadas, de pared firme y corren paralelas. De cualquiera de ellas, se puede tomar con facilidad la muestra de sangre arterial. Se tomará examen de gases a recién nacidos con diagnóstico de depresión neonatal.

11. Control de temperatura axilar y rectal

Actividad que permite evaluar el proceso de termorregulación del recién nacido. Se considera que el niño está en su ambiente térmico neutro, cuando al permanecer en reposo mantenido, tiene una temperatura axilar de entre 36,5°C y 37°C, y rectal entre 37°C y 37,5°C.

12. Antropometría del recién nacido

Se realiza medición para evaluar el crecimiento físico con la finalidad de determinar situaciones de normalidad o desviación de ésta. Entre los parámetros a evaluar están:

- Peso.

- Talla: longitud entre el vértice del cráneo y el talón con el máximo de extensión de la extremidad inferior.

- Perímetro cefálico: se mide el diámetro máximo frontoccipital.

13. Aseo del RN

El baño no se recomienda como procedimiento de rutina, por sus efectos negativos sobre la termorregulación.
Está indicado baño sólo en enfermedades como el VIH, Hepatitis B y C, ya que la posibilidad de transmisión vertical disminuye si se realiza un baño cuidadoso, para eliminar todos los restos de sangre o líquido amniótico.

En caso de contaminación del RN con deposiciones maternas o evidente mal olor, ante sospecha de corioamnionitis, se recomienda baño. En presencia de abundante unto sebáceo se recomienda mantener abrigado en paño tibio para remoción y si no se logra remover, puede usarse vaselina tibia.

14. Profilaxis del cordón

En atención inmediata se realiza ligadura de cordón umbilical con hulo, clamp o cordonete, que se coloca a 3 cms. de la piel, seccionando el excedente con una tijera estéril y realizar como última acción tocación con alcohol al 70°.

15. Profilaxis de enfermedad hemorrágica

Se administra durante la atención inmediata del recién nacido, una dosis intramuscular de vitamina K: 1 mg para RN con pesos de nacimiento ≥ 2000 grs. y 0,5 mg para RN con peso de nacimiento menor de 2000 grs., administrándose vía i.m. en la cara anterior de muslo izquierdo.

16. Examen físico general, segmentario y neurológico

Exploración para evaluar estado del RN con el objeto de descartar patología, en especial malformaciones congénitas. Es efectuado por el profesional a cargo de la atención inmediata, médico y/o matrona.

17. Evaluación del nivel de cuidados RN

Recién nacido sano sin riesgo: si es un recién nacido mayor de 35 semanas y está en buenas condiciones, se arropará y se coloca en brazos de su madre, en el área de puerperio inmediato, con el objetivo de favorecer la lactancia y el apego. Se realizará control de signos vitales y observación general y luego se procederá con la atención habitual. Se realizará un control de temperatura axilar y rectal inmediato al nacimiento y luego a los 60 y 120 minutos de vida (sólo axilar). Se registrará: temperatura, color, tono, lactancia, presencia de orina y deposiciones. Luego de la evaluación inicial y con dos controles sucesivos dentro de límites normales, e idealmente evaluado por pediatra en la URNI, será derivado con su madre a sala de puerperio. Si el recién nacido presenta alguna alteración en su estado general o de sus signos vitales, se solicitará la concurrencia del pediatra.

Recién nacido con riesgo al nacer: todo recién nacido en condición de riesgo, detectada previo al nacimiento o durante el parto, deberá ser evaluado por pediatra de turno al momento de nacer. En caso de RN deprimido se aplicará protocolo de Reanimación Neonatal. El médico debe evaluar la condición de riesgo del RN e indicará hospitalización o traslado con su madre según proceda.

18. Inicio de la lactancia materna

La primera puesta al pecho de los recién nacidos normales debe ser siempre dentro de la primera hora de vida. El amamantamiento debe ser protegido y fomentado activamente. Se deberá facilitar el contacto madre /hijo siempre y cuando las condiciones del recién nacido lo permitan. Es importante la supervisión y apoyo en este proceso.

19. Información a los padres y familia

La entrega de información a la madre, padre y/o acompañante será responsabilidad de la matrona de la URNI. Se debe informar sexo, peso, parámetros de normalidad del niño. Se deberá explicar a la madre y/o acompañante causales de hospitalización y/o eventual derivación del recién nacido si procede.

Completar ficha recién nacido e historia clínica perinatal

El correcto registro de la información es fundamental para procesarla adecuadamente y así contribuir a la posterior toma de decisiones.

Bibliografía

- Guías Nacionales de neonatología año 2005.
- Ministerio de Salud. Norma General N° 0194 para la atención integral del recién nacido en la unidad de Puerperio, año 2017.

EVALUACIÓN DE LA EDAD GESTACIONAL

Patricia Martínez

Es muy importante establecer la edad gestacional exacta, ya que de acuerdo a las semanas de gestación existe mayor o menor morbilidad asociada. Podríamos decir que existen dos tipos de evaluaciones: la prenatal y la postnatal.

Evaluación prenatal

Fecha de la última regla: Se calcula por el tiempo de amenorrea a partir del primer día de la última menstruación. El período transcurrido se expresa en semanas. Ésta es la estimación más utilizada y es muy apropiada en la medida que la fecha de la última regla es confiable.

Ultrasonografía: Su precisión diagnóstica para la edad gestacional es máxima si se efectúa antes de las 20 semanas de gestación con un error de ± 7 días. Información obstétrica complementaria: aumento de la altura uterina; primeros movimientos fetales se sienten entre 16 y 18 semanas; detección de los latidos fetales: a las 10 a 12 semanas con Doppler. El control precoz de la madre embarazada es por lo tanto, fundamental para una buena estimación prenatal de la edad gestacional. En general, la ecografía realizada antes de las 12 semanas tiene un margen de error de 5 días, entre las 14 y 20 semanas un margen de 10 días en manos de un buen operador.

Evaluación postnatal

Se recomienda reevaluar la estimación de EG Pediátrica entre 24 y 72 horas de vida, cuando ésta no coincide con la edad obstétrica y en los RN deprimidos al nacer o pretérminos, dada la dificultad de la evaluación neuromuscular del RN en ciertos casos. Hay signos del examen físico y del desarrollo neurológico que tienen buena correlación con la edad gestacional. Es un estudio muy útil cuando no es posible tener una evaluación prenatal confiable. Se utiliza el nuevo score de Ballard basado en signos de maduración física y neuromuscular, lo que permite considerar RN muy inmaduro con una precisión aproximada de dos semanas.

Signos físicos de maduración

- Firmeza del cartílago de la oreja
- Grosor y transparencia de la piel

- Palpación y diámetro del nódulo mamario
- Presencia de pliegues plantares
- Aspecto de los genitales
- Cantidad y distribución del lanugo

Signos neurológicos

Desarrollo del tono muscular. Éste va madurando en sentido caudal a cefálico, de manera que lo primero en aparecer es el aumento del tono de las extremidades inferiores.

- Desarrollo de reflejos o automatismos primarios. Éstos maduran en sentido céfalo caudal, de manera que los primeros reflejos que aparecen son los de succión y búsqueda y los últimos que se completan son los de prehensión y extensión cruzada de las extremidades inferiores.

Neuromuscular Maturity

Score	-1	0	1	2	3	4	5
Posture							
Square window (wrist)	>90°	90°	60°	45°	30°	0°	
Arm recoil		180°	140°–180°	110°–140°	90°–110°	<90°	
Popliteal angle	180°	160°	140°	120°	100°	90°	<90°
Scarf sign							
Heel to ear							

HTTP: //es.scribd.comdoc/2197124/ballard

Physical Maturity

Skin	Sticky, friable, transparent	Gelatinous, red, translucent	Smooth, pink; visible veins	Superficial peeling and/or rash; few veins	Cracking, pale areas; rare veins	Parchment, deep cracking; no vessels	Leathery, cracked wrinkled
Lanugo	None	Sparse	Abundant	Thinning	Bald areas	Mostly bald	
Plantar surface	Heel-toe 40-50 mm: −1 <40 mm: −2	>50 mm, no crease	Faint red marks	Anterior transverse crease only	Creases anterior ⅔	Creases over entire sole	
Breast	Imperceptible	Barely perceptible	Flat areola, no bud	Stippled areola, 1–2 mm bud	Raised areola, 3–4 mm bud	Full areola, 5–10 mm bud	
Eye/Ear	Lids fused loosely: −1 tightly: −2	Lids open; pinna flat; stays folded	Slightly curved pinna; soft; slow recoil	Well curved pinna; soft but ready recoil	Formed and firm, instant recoil	Thick cartilage, ear stiff	
Genitals (male)	Scrotum flat, smooth	Scrotum empty, faint rugae	Testes in upper canal, rare rugae	Testes descending, few rugae	Testes down, good rugae	Testes pendulous, deep rugae	
Genitals (female)	Clitoris prominent, labia flat	Clitoris prominent, small labia minora	Clitoris prominent, enlarging minora	Majora and minora equally prominent	Majora large, minora small	Majora cover clitoris and minora	

Maturity Rating

Score	Weeks
-10	20
-5	22
0	24
5	26
10	28
15	30
20	32
25	34
30	36
35	38
40	40
45	42
50	44

HTTP: //es.scribd.comdoc/2197124/ballard

Madurez neuromuscular y física nuevo score de ballard
Evaluación del crecimiento intrauterino

Para evaluar el crecimiento intrauterino se requiere tener una curva de crecimiento intrauterino que refleje el crecimiento normal del feto en una determinada población. Estas curvas se elaboran en base a un número suficiente de niños nacidos a diferentes edades gestacionales y se determinan los percentiles 10, 50 y 90. Las curvas también incluyen el crecimiento de la talla y de la circunferencia craneana, lo que permite pesquisar a niños que tengan una talla fuera de los rangos normales (bajo el percentil 10 o sobre el percentil 90) y en el caso de la circunferencia craneana, cuando los valores están fuera de los percentiles 10 y 90 es necesario estudiar si tienen microcefalia o macrocefalia anormales.

La primera curva de crecimiento intrauterino utilizada fue la elaborada por la Dra. Lubchenko (Población caucásica de Colorado en EEUU en los años 60). Sin embargo, ésta fue realizada con niños que nacieron en un lugar de más de 1000 m de altitud y en una época en que no se excluyeron recién nacidos que tenían causas ahora conocidas de retardo del crecimiento intrauterino (RCIU). Por esta razón es que la OMS ha recomendado que cada país o región elabore sus propias curvas de crecimiento intrauterino de manera de tener un diagnóstico más preciso del RCIU. En Chile, se utilizan desde el año 2010 las tablas de Alarcón y Pittaluga y las clasificaciones se exponen a continuación.

De acuerdo al peso los RN se clasifican en:

1. **Adecuados para la edad gestacional** (AEG): entre percentiles 10 - 90

2. **Grandes para la edad gestacional** (GEG): superior a percentil 90

3. **Pequeños para la edad gestacional** (PEG) : inferior al percentil 10

4. **PEG severo:** menor al Percentil 3

Tabla 2. Peso; promedio, desviación estándar y percentiles ajustados de RN

EG. Sem.	n	Promedio (g)	DS	p 3	p 10	p 25	p 50	p 75	p 90
24	85	766,3	102,8	601,0	640,6	691,0	749,1	835,0	897,9
25	70	816,1	119,5	613,5	666,0	733,8	808,7	894,1	963,3
26	106	904,0	138,5	660,9	728,2	812,4	903,5	992,6	1 070,6
27	99	1 025,3	159,3	739,4	822,9	922,6	1 029,2	1 125,9	1 214,6
28	136	1 175,4	181,6	845,0	945,7	1 060,0	1 181,4	1 288,9	1 390,1
29	136	1 349,6	204,9	973,8	1 092,2	1 220,3	1 355,8	1 476,9	1 592,0
30	180	1 543,3	228,8	1 122,0	1 258,2	1 399,1	1 548,2	1 685,0	1 815,0
31	219	1 751,9	253,0	1 285,6	1 439,2	1 592,0	1 754,3	1 908,3	2 053,8
32	317	1 970,7	276,9	1 460,8	1 630,8	1 794,8	1 969,7	2 141,9	2 303,4
33	352	2 195,1	300,3	1 643,6	1 828,7	2 003,0	2 190,2	2 380,9	2 558,5
34	656	2 420,4	322,6	1 830,2	2 028,6	2 212,3	2 411,4	2 620,5	2 813,9
35	1 166	2 642,0	343,6	2 016,6	2 226,0	2 418,4	2 629,1	2 855,9	3 064,4
36	3 079	2 855,2	362,7	2 198,9	2 416,7	2 617,0	2 839,0	3 082,1	3 304,7
37	6 738	3 055,4	379,6	2 373,4	2 596,2	2 803,6	3 036,7	3 294,2	3 529,8
38	17 974	3 238,0	393,8	2 536,0	2 760,2	2 973,9	3 218,0	3 487,5	3 734,4
39	26 752	3 398,3	405,0	2 682,8	2 904,2	3 123,7	3 378,5	3 657,0	3 913,2
40	22 339	3 531,6	412,8	2 810,0	3 024,1	3 248,4	3 514,1	3 797,9	4 061,2
41	10 237	3 633,4	416,7	2 913,7	3 115,3	3 343,9	3 620,2	3 905,3	4 173,0
42	921	3 698,9	416,4	2 989,9	3 173,5	3 405,7	3 692,8	3 974,3	4 243,5
Total	91 562								

Información conjunta Alarcón y Pittaluga
Recomendación sobre curvas de crecimiento intrauterino. Revista chilena de pediatría 2010; 81(3):264-274

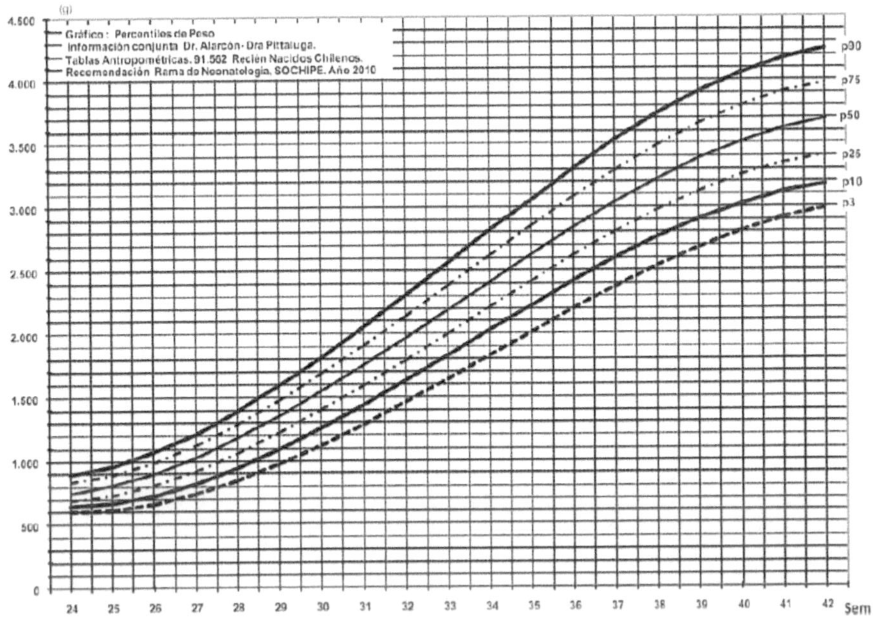

Recomendación sobre curvas de crecimiento intrauterino. Revista chilena de pediatría 2010; 81(3):264-274

Talla, promedio, desviación estándar y percentiles ajustados RN

EG. Sem	n	Promedio (cm)	DS	p10	p50	p 90
24	81	32,0	2,5	29,8	31,5	35,0
25	68	33,3	2,6	30,9	32,8	36,2
26	104	34,7	2,6	32,1	34,2	37,5
27	95	36,0	2,6	33,4	35,6	38,8
28	134	37,5	2,6	34,8	37,0	40,2
29	135	38,9	2,5	36,2	38,4	41,5
30	180	40,3	2,4	37,6	39,9	42,9
31	218	41,7	2,3	39,0	41,3	44,2
32	316	43,0	2,2	40,4	42,7	45,5
33	352	44,3	2,1	41,7	44,0	46,8
34	655	45,6	2,0	43,0	45,3	48,0
35	1 165	46,7	1,8	44,2	46,4	49,1
36	2 991	47,8	1,7	45,4	47,5	50,1
37	6 481	48,7	1,6	46,3	48,5	51,0
38	17 243	49,5	1,5	47,2	49,3	51,7
39	25 793	50,2	1,5	47,9	49,9	52,4
40	21 562	50,8	1,4	48,4	50,4	52,8
41	9 956	51,1	1,4	48,7	50,7	53,1
42	916	51,3	1,4	48,8	50,8	53,2
Total	88 445					

Recomendación sobre curvas de crecimiento intrauterino. Revista chilena de pediatría 2010; 81(3):264-274

Perímetro cefálico, promedio, desviación estándar y percentiles ajustados de RN

EG. Sem	n	Promedio (cm)	DS	p10	p50	p 90
24	6	23,0	1,0	21,9	23,2	24,4
25	13	24,1	1,2	22,8	24,3	25,7
26	13	25,1	1,3	23,6	25,3	26,9
27	16	26,2	1,4	24,5	26,4	28,1
28	26	27,2	1,5	25,5	27,4	29,1
29	23	28,1	1,5	26,4	28,3	30,1
30	37	29,1	1,5	27,3	29,3	31,0
31	68	30,0	1,5	28,1	30,2	31,8
32	143	30,8	1,5	29,0	31,0	32,6
33	226	31,6	1,4	29,8	31,8	33,3
34	412	32,3	1,4	30,5	32,5	33,9
35	799	33,0	1,3	31,2	33,1	34,5
36	2 128	33,6	1,3	31,9	33,7	35,0
37	6 193	34,1	1,2	32,4	34,2	35,5
38	16 458	34,5	1,2	32,9	34,6	35,9
39	24 752	34,9	1,2	33,2	34,9	36,2
40	20 760	35,1	1,3	33,4	35,1	36,5
41	9 625	35,2	1,4	33,6	35,2	36,8
42	906	35,3	1,5	33,5	35,2	37,0
Total	82 604					

Recomendación sobre curvas de crecimiento intrauterino. Revista chilena de pediatría 2010; 81(3):264-274

Bibliografía:

- Gante TJ, Clark R, Thorp JA: Intrauterine growth restriction increases morbidity and mortality among premature neonates. Am J Obstet Gynecol 2004; 191: 481-7.

- Juez G, Ventura-Juncá P, Lucero E: Crecimiento intrauterino en un grupo seleccionado de RN chilenos. Subdiagnóstico de Retardo de Crecimiento Intrauterino en Chile. Rev Méd Chile 1984; 112: 759-64.

- Latal-Hajnal B, von Siebenthal K, Kovari H, et al: Postnatal growth in VLBW infants: significant association with neurodevelopmental outcome. J Pediatr 2003; 143 (2): 163-70.

- Law CM, Shiell AW, Newsome CA, et al: Fetal, infant. and childhood growth and adult blood pressure: a longitudinal study from birth to 22 years of age. Circulation 2002; 105 (9): 1088-92.

- Recomendacion sobre curvas de crecimiento intrauterino. Revista chilena de pediatría 2010; 81(3):264-274

- Simpara CR., Jeffrey T: Growth curves for preterm infants. Early Human Development 2007; 83: 643-51.

- WHO Working Group. Use and interpretation of anthropometric indicators of nutritional status. Bull World Health Organ 1986; 64: 929-41.

- WHO Multicenter Growth Reference Study Group: WHO Child Growth Standards. Acta Pediatr Suppl 2006; 450: 5-101.

BALANCE HÍDRICO

Orlando Ojeda

El recién nacido es susceptible a desarrollar alteraciones hidroelectrolíticas debido a los cambios que sufre en los primeros días su composición corporal, además de su inmadurez renal y cutánea.

El tratamiento hídrico tiene como objetivo administrar la cantidad de líquidos necesarios, para mantener o alcanzar un contenido total de agua corporal normal manteniendo un volumen intravascular adecuado, lo que se traduce en que mantiene una normalidad de la frecuencia cardiaca, la tensión arterial, diuresis, llene capilar, equilibrio ácido básico, osmolaridad plasmática y electrolitos séricos.

La calidad de los líquidos que se administra depende de la situación clínica del recién nacido. Para estimar el contenido total de agua corporal en el neonato se utilizan los siguientes indicadores: signos de deshidratación, edema periférico y análisis de la evolución del peso (este último es poco útil para evaluar el volumen intravascular).

Los signos de deshidratación pueden ser equívocos en el neonato, es útil evaluar la turgencia cutánea, la hidratación de la mucosa oral, fontanela anterior, diuresis y deposiciones. El edema es un indicador tardío de alteración en el contenido total de agua corporal. Por su parte, la concentración sérica de sodio puede orientar sobre el estado de hidratación, generalmente un sodio elevado indica deshidratación y un sodio disminuido indica sobrehidratación. El contenido de agua de un recién nacido a término es alto (75%), mayoritariamente extracelular (40%), porcentaje que aumenta a menor edad gestacional, siendo de 84% en los menores de 30 semanas. Progresivamente la cantidad de agua total comienza a disminuir, se contrae el espacio extracelular entrando agua al interior de las células. A los dos meses el espacio intracelular supone un 43% y el extracelular 30%. La pérdida de peso durante la primera semana de vida se produce a expensa de agua del espacio intracelular. Esta eliminación de agua se acompaña de pérdida de sodio, por esta razón, en los primeros 5 a 7 días de vida se considera fisiológico mantener un balance hídrico negativo que permita esta contracción del agua extracelular, resultando imprescindible para la correcta adaptación cardiorrespiratoria del neonato. Tratar de corregir esto provoca una sobrecarga de líquidos.

En el prematuro extremo es posible observar situaciones de deshidratación establecida la presencia de poliuria. La inmadurez de la piel y la gran superficie corporal son responsables de las grandes pérdidas insensibles de agua en el gran prematuro, que pueden llegar hasta 200ml/kg/día si está sometido a calor radiante en un ambiente no humidificado. Si el aire se humidifica a 90%, estas pérdidas insensibles disminuyen hasta 40%. También la evaporación del agua a través de la piel se acompaña de pérdida de calor, pudiendo presentar hipotermia. Estas pérdidas insensibles incrementadas disminuyen hacia la segunda y tercera semana de vida. Si el prematuro con ventilación mecánica no recibe adecuada humidificación del aire puede tener cuantiosas pérdidas conduciendo a la deshidratación.

Se deben cuantificar las pérdidas por drenaje ventricular, toracocentesis, drenaje peritoneal, pérdida de la continuidad de la piel, sonda nasogástrica, tercer espacio, etc.

Es importante conocer que el recién nacido tiene una capacidad de concentración urinaria limitada durante los primeros días por insensibilidad transitoria a la hormona antidiurética (baja densidad de receptores) y esto hace que en situaciones de depleción de volumen (vómitos, diarrea, fiebre o fototerapia), se requiera de un control hidroelectrolítico estricto para evitar deshidratación importante.

Análisis de la evolución del peso del RN

El análisis de la evolución del peso permite detectar tempranamente y con bastante precisión, las alteraciones del contenido total de agua corporal. Esto consiste en comparar el peso real del neonato con su peso ideal, porque la diferencia que existe entre ambos proporciona la clave para su tratamiento hídrico.

El peso ideal es aquel que el paciente debería tener si se considera su peso al nacer y su edad postnatal. Se ha establecido que un recién nacido de más de 1500 grs. debe perder entre el 1 y 2% de su peso al nacer cada 24 horas, durante los primeros 5 a 7 días de vida, o sea, del 5 al 10% en ese tiempo. Asimismo, un recién nacido de menos de 1500 grs. debe perder del 1 al 3% de su peso del nacimiento cada 24 horas, durante los primeros 5 a 7 días de vida, o sea, entre el 5 al 15% en ese tiempo. En los neonatos con más de 7 días, el peso ideal sería aquel que tendría con un estado de hidratación normal sin tomar en cuenta su estado nutricional.

Se debe tener en cuenta que los recién nacidos que reciben un aporte proteico calórico suficiente como para permitir el crecimiento, aumentan de peso sin que esto signifique un balance positivo de líquidos. Este incremento de peso debe ser de 10 a 20g/kg/día (si aumenta más de 30 g/kg/día se pensará en sobrecarga hídrica).También se debe recordar que los recién nacidos con más de 1 semana de vida, si no reciben un aporte proteico calórico mínimo para mantener su metabolismo basal (60 kcal/kg/día), pueden descender entre un 0,5-1% de su peso cada 24 horas. Este descenso no se debe a balance negativo de líquidos, sino a la deficiencia nutricional.

Exceptuando estas situaciones, se puede considerar que si el recién nacido ha perdido más peso de lo necesario, tiene un contenido de agua corporal disminuido, y si su peso aumentó o no se redujo lo suficiente, entonces tiene un contenido de agua corporal aumentado.

En los neonatos que han tenido hemorragias externas antes de nacer o durante el nacimiento, el peso al nacer es inferior al real debido a la pérdida de sangre. Por este motivo, se estima como peso de nacimiento, el que alcance después que se ha administrado el volumen sanguíneo perdido.

Determinación de las necesidades hídricas

Varios autores han publicado tablas con valores promedios de las necesidades hídricas de los recién nacidos según su peso y edad postnatal que deben ser empleadas solo en las primeras 24 horas de tratamiento en un caso grave, pero a partir de este momento es necesario calcular el total de líquido egresado en 24 horas previas para poder diseñar el plan de aporte hídrico de las próximas horas.

Los requerimientos aproximados de líquidos en ml/kg/día, según peso al nacer en el primer día de vida **(siempre los cálculos de volúmenes totales deben ser en relación al peso de nacimiento del recién nacido, esto hasta que lo recupe y de ahí en adelante con su peso diario)**

Peso al nacer (gramos)	(ml/kg/día)
Menos de 750g g	90-100
De 750g – 1000g	75- 85
De 1000- 1500 g	70- 80
De 1500g - 2500 g	65 - 75
Más 2500g	60 - 70

En el primer día no se indica sodio, ni potasio, solo dextrosa 10% (en mayores de 1000 gramos) que aporte 4-6 mg/kg/min y calcio 1-2 mEq/kg/día (2-4 ml de gluconato de calcio 10%). A las 48 horas se inicia el aporte de sodio, en el recién nacido a término (2-3 meq/kg/día) y en el pretérmino (3- 5 meq/kg/día). En estos últimos algunos recomiendan postergarlo más días en relación al Na plasmático y al balance hídrico. Al tercer día se indica el potasio 1-2 mEq/kg/día, si potasio sérico menor de 4,5 mEq/L y adecuada diuresis, también se aumenta el aporte de sodio en menores de 750 gramos a 4 mEq/kg/día. También es recomendable apoyarse en los niveles de potasio plasmáticos. El aporte de glucosa se modifica según la glucemia, debe vigilarse la hiperglucemia en los más inmaduros, estos pueden requerir suero glucosado al 5 o 7,5%. Un aporte laminar de 4-6 mg/k/minuto es importante.

Entre el segundo y cuarto día de vida se incrementan los líquidos de forma progresiva de 10- 20 ml/kg/día, y a partir del 5to al 7mo día no se debe exceder de 140 a 160 ml/kg/día. Los prematuros extremos pueden llegar a necesitar hasta 200 ml/K/dia. Recordar que cuando nos referimos a restringir líquido en alguna patología específica tendremos que utilizar cifras menores que las necesidades, de lo contrario no estaríamos restringiendo.

Los requerimientos aproximados de líquidos en ml/kg/día, según peso al nacer en la segunda semana de vida son:

Peso al nacer (gramos)	(ml/kg/día)
Menos de 1000 g	140-160
De 1000-2500g	120-140
Más 2500g	100-120

Manejo hídrico en situaciones específicas

1. SDR: se debe restringir los líquidos; un exceso de ellos favorece el edema intersticial pulmonar y puede agravar el cuadro. Además, el gas humidificado que se aporta con la ventilación mecánica aporta líquidos. En estos casos se recomienda administrar:

- 75 ml/kg/día en menores de 750 gramos

- 65ml/kg/día entre 750-1000 gramos

- 60 ml/kg/día en mayores de 1000 gramos.

2. Insuficiencia cardíaca: Las cardiopatías con cortocircuito de izquierda a derecha pueden producir cuadro de insuficiencia cardíaca, por ejemplo el ductus arterioso permeable. En ellas hay que restringir líquidos y evaluar frecuentemente: dificultad respiratoria, diuresis, natremia, peso, hepatomegalia, etc.

3. Displasia broncopulmonar: Estos niños tienen una tasa metabólica basal elevada, por lo que requieren aumentar la densidad calórica de la alimentación sin aumentar el volumen de la misma, ya que una sobrecarga de volumen empeora la función pulmonar. Además en estos pacientes se indican diuréticos, lo cual nos obliga a un mayor rigor en el balance de los líquidos y los electrolitos.

4. Síndrome hipóxico isquémico: Se recomienda restricción hídrica para evitar el edema cerebral, pero sin afectar la perfusión cerebral. Muchos de estos niños tienen afectada la función renal y además pueden tener fallo miocárdico por la propia hipoxia, todo lo cual predispone a la sobrecarga de volumen, con desfavorables consecuencias.

Balance hídrico en el recién nacido

Para administrar al paciente la cantidad de líquidos necesaria se debe realizar un cuidadoso balance hídrico, según los pasos siguientes:

1. Cálculo del cambio de peso.
2. Cálculo de los ingresos cuantificables.
3. Cálculo de los egresos totales reales previos
4. Cálculo de las pérdidas insensibles reales netas.
5. Estimación de los egresos totales esperados para las próximas 24 horas.
6. Selección del balance deseable para las próximas 24 horas.
7. Cálculo del plan de aportes para las próximas 24 horas.
8. Elección de los tipos de fluidos que integran el plan de aportes, y verificación del ritmo de administración de dextrosa.

Cálculo del cambio de peso

Se calcula sobre la base del peso del paciente, al iniciar y al terminar el período escogido para el balance. Hay que tener en cuenta el peso de tablillas y otros aditamentos cuando se pongan o quiten entre una pesada y otra. El cambio de peso tiene signo positivo, cuando el neonato haya aumentado, y signo negativo cuando haya descendido. Una pérdida diaria mayor de 5% o global mayor de 15%, obliga a aumentar los líquidos, sin embargo, si existe una pérdida menor de 2% diario o global menor de 10% se deben restringir los líquidos.

Cálculo de los ingresos cuantificables

Es imprescindible comenzar y terminar el registro de los ingresos cuantificables a las mismas horas en que se tomaron los pesos inicial y final, para evitar errores en los cálculos. Se comprenden sólo los líquidos que se administraron al paciente, los cuales, no necesariamente coinciden con los que el médico indicó.

Ingresos = Vía Oral y/o Vía Parenteral

Nota: si se utilizaron coloides deben ser incluidos siempre, ya que aportan peso al paciente.

Cálculos de los egresos totales reales previos

Si se acepta que el balance hídrico real de un paciente en un lapso de tiempo, es igual al cambio de peso ocurrido en ese período, entonces se cumple que:

Balance hídrico real (mL) = cambio de peso (g)

Eso implica que:

Cambio de peso = (ingresos totales) - (egresos totales)

Como deseamos calcular los egresos totales, entonces:

Egresos totales = (ingresos totales) - (cambio de peso)

Ejemplo:

Si un paciente tuvo un total de ingresos de 200 mL, desde las 8:00 a.m. de ayer hasta las 8:00 a.m. de hoy, y aumentó 20g de peso en ese mismo período, entonces:

Egresos totales = (+200) - (+20) = 180 mL

Si ese mismo paciente, en vez de aumentar 20g descendió 20g entonces:

Egresos totales = (+200) - (-20) = 200 + 20 = 220 ml

Si el peso no se modificó, entonces los egresos totales fueron iguales, a los ingresos totales.

Si se ha hecho un registro adecuado de los egresos cuantificables (orina, heces fecales, material aspirado, extracciones de sangre, etc.), se puede además, calcular las pérdidas insensibles reales netas. En caso contrario se pasa directamente al paso siguiente.

Cálculo de las pérdidas insensibles reales netas

Egresos totales = Egresos cuantificados + Egresos no cuantificados, entonces:

Egresos no cuantificados = Egresos totales - Egresos cuantificados

Cuando se han registrado cuidadosamente los egresos cuantificables, se puede considerar que los egresos no cuantificados equivalen a las pérdidas insensibles netas del paciente. Si los egresos cuantificados fueron mayores que los egresos totales, el paciente ha tenido ganancias insensibles netas (por ejemplo a través de las tubuladuras de ventilador).

Nota: las observaciones clínicas se tratan en el tema de Insuficiencia renal aguda.

En pacientes inestables, sobre todo con alto requerimiento de oxígeno, es contraproducente desconectarlo del ventilador para realizar esta pesada, por ello lo ideal es contar con pesas incorporadas a las incubadoras, de manera que se pueda realizar este balance si agravar el estado del paciente, por ello debe evaluarse cada paciente individualmente. Además, si el peso y el registro de los ingresos no son confiables, no debe realizarse balance hídrico.

Estimación de los egresos totales esperados para las próximas 24 horas

Sobre la base de los egresos reales previos, las características de la evolución del paciente y los posibles cambios en la terapéutica, se realizará un cálculo aproximado de los egresos totales esperados para las próximas 24 horas.

Por ejemplo, si se va a iniciar un tratamiento con indometacina, se puede pensar que la diuresis se reducirá en un 60% aproximadamente. Por el contrario, si el paciente entrará en la etapa de mejoría de la EMH, la diuresis se incrementaría (valorar las pérdidas insensibles). En caso de que no se produzcan cambios en las condiciones del paciente, es decir, si la indometacina o la fototerapia, etc., ya estaban presentes durante el balance previo, se puede dar por sentado que los egresos totales esperados serán similares a los egresos totales reales previos, siempre que se trate de intervalos de tiempo iguales.

Pérdidas insensibles

Variables	Cambios
Fototerapia	+ 20 mL/kg/24 horas (menor pérdida con luces LED)
Ventilación	- 10 mL/kg/24 horas
Calor radiante	+ 20 mL/kg/24 horas

Los valores normales de pérdidas insensibles son: 0,5-2 ml/kg/hora. En neonatos a término 0,5 ml/kg/h y en prematuros de 1,5-2 ml/kg/h. No se recomienda aportar líquido adicional por inicio del tratamiento con fototerapia.

Selección del balance deseable para las próximas 24 horas

Resulta fácil y práctico expresar el balance que conviene para un paciente en términos de cambio de peso deseable. Esto permite trazarse un objetivo no sólo concreto, sino también verificable. Sin embargo, hay que observar 2 aspectos:

1. El balance o cambio de peso deseable para un neonato debe ser aquel que lo aproxime a su peso ideal.

2. El cambio de peso deseado debe ser factible y real. Con frecuencia no es posible, ni siquiera conveniente, alcanzar el peso ideal en un tiempo breve.

Cálculo del plan de aportes para las próximas 24 horas

El plan de aportes de líquidos para las próximas 24 horas está basado en los egresos totales esperados y en el cambio de peso deseado.

Plan de aportes= Egresos esperados-(Cambio de peso deseado)

Si el cambio de peso deseado es igual a cero, se administra al paciente, la misma cantidad de líquido que debería perder, o sea, los egresos totales esperados. Si se desea que el balance sea negativo se resta el cambio de peso deseado a los egresos totales esperados.

Si se quiere que el balance sea positivo, se suma el cambio de peso deseado a los egresos totales esperados para las próximas 24 horas. Cuando el peso del paciente evoluciona normalmente, pero la diuresis es escasa, se añade al plan de aportes calculado una cantidad de líquido suficiente para que la diuresis alcance un valor normal. La diuresis normal está entre 1- 3 ml/kg/h y se considera oliguria con menos de 1.0 ml/kg/hora

Podríamos tener en cuenta la siguiente propuesta:

1.   Diuresis disminuida con:

- Cambio de peso normal: La diuresis disminuida se debe a un aporte hídrico insuficiente. Se recomienda aumentar aportes.

- Pérdida insuficiente de peso o aumento de peso: La disminución de la diuresis de debe a otra causa y está produciendo retención hídrica. Se recomienda restringir aportes y estudiar la oliguria.

2. Diuresis aumentada con:

- Pérdida excesiva de peso: Existe poliuria, pero los aportes son insuficientes para ella. Se recomienda aumentar aportes y estudiar la poliuria.

- Cambio de peso normal: Probablemente exista poliuria con aportes suficientes. Se recomienda si es así, mantener aportes y estudiar la poliuria.

- Pérdida insuficiente de peso o aumento de peso: La diuresis aumentada se debe a un aporte hídrico excesivo. Se recomienda restringir aportes.

3. Diuresis normal con:

- Pérdida excesiva de peso: El aporte hídrico es insuficiente pero la capacidad de concentración renal es inadecuada. Se recomienda aumentar aportes.

- Cambio de peso normal: Evolución satisfactoria. Se recomienda mantener aportes.

- Pérdida insuficiente de peso o aumento de peso: El aporte hídrico ha sido excesivo, pero la respuesta renal es insuficiente. Se recomienda restringir aportes

Sin embargo, es mejor no esperar a que pasen 24 horas, ya que el diseño del plan de aportes se basa en un estimado de los egresos que el paciente tendrá en las próximas horas. La determinación periódica (cada 8 o 12 horas) de la evolución del peso y la diuresis permitirá comprobar en qué medida se acercó este estimado a la realidad y en caso necesario hacer modificaciones en el plan de aportes.

Es necesario recordar que los términos restricción y sobrecarga de líquidos no deben emplearse basándose en determinada cantidad de mililitros por kilogramo de peso y por día de líquidos, sino en la comparación de los aportes planificados con los egresos reales del paciente.

Elección de los tipos de fluidos que integran el plan de aportes y verificación del ritmo de administración de dextrosa

La decisión de los tipos de fluidos que integran el plan de aportes debe conjugar las necesidades clínicas del paciente, con la cantidad de líquidos que sea posible administrar. Se deben tener en cuenta 3 aspectos fundamentales:

1. Algunos pacientes necesitan incrementar su volumen intravascular en presencia de un contenido total de agua corporal aumentado. En estos casos se trata de restringir cristaloides y si presenta evidencia clínica de hipovolemia se corrige con el uso del expansor de volumen.

2. Posibles alteraciones de la natremia: deben ser evaluadas antes de tomar la decisión final en cuanto al plan de aportes.

3. Controlar la homeostasis de la glucosa, para lo cual es indispensable calcular el ritmo de aporte de dextrosa en mg/kg/min.

En algunas ocasiones es difícil conjugar la necesidad de dextrosa con la necesidad de agua del recién nacido. Para lograrlo, se pueden tomar algunas medidas:

- Modificaciones de la concentración de la solución de dextrosa.

- Modificaciones en los tipos de fluidos que integran el plan de aportes, con el objetivo de cambiar la cantidad de solución de dextrosa.

- Medidas terapéuticas que varíen las pérdidas insensibles del paciente y si es posible, su diuresis.

- Rectificar el cambio de peso deseado para el paciente (trazarse una meta menos ambiciosa).

- Algunos autores han propuesto la administración continua de insulina a prematuros extremos con el propósito de adaptar la homeostasis de la glucosa a las necesidades hídricas.

Ejemplo de balance hídrico en el recién nacido: Peso inicial: 2000g, Peso final: 1980g

1. Cambio de peso: -20 g.
2. Ingresos cuantificables: 200 mL.
3. Egresos totales reales previos:
   Ingresos - Cambio de peso
   200 - (-20) = 220 Egresos totales = 220 mL

4. Egresos totales esperados para las próximas 24 horas: el paciente estaba en ventilación asistida y con fototerapia desde el momento en que se tomó el peso inicial, por lo cual los egresos totales esperados coinciden con los egresos totales reales previos, o sea: 220 mL.

5. Balance deseable o cambio de peso deseable: que el paciente pierda de nuevo 20 g.

6. Plan de aportes para las próximas 24 h:

Egresos totales + balance deseable (+ ó -)

220 - 20 = 200 mL

7. Tipos de fluidos:

- Venoclisis: 170 mL.
- Medicamentos: 10 mL.
- Glóbulos: 20 mL.

Total: 200 mL.

Bibliografía

- Bauer K, Robert A. Fluid and electrolytes metabolism. Fetal and Neonatal Physiology 4th Edition, 2011. Capter 137. 1434- 1446.

- Christine A. Sherin U MD. Avery's Diseases of the newborn, 9th Edition, 2012. 367-382. ExpertConsult.com

- Ehrenkranz RA, Das A, Wrage LA, et al. Early nutritional support mediates the influence of severity of illness on outcomes in extremely low birth weight infants. Pediatr Res 2011; 69:522e9.

- Hernandez E. Manejo de liquidos y electrolitos en neonatos. Rev Mex Anest 2016;39 (S1)

- Martinez costa C. Requerimientos en nutricion parenteral pediatrica. Nutr.Hosp.2017;34(sup 3:14-23

- Miñana V. Aspectos practicos sobre la hidratacion en pediatria. Acta pediatrica española, Madrid Tomo 72 No 10 (nov 2014):217-221

- Neena Modi MD. Fluid and Electrolyte Balance, Rennie and Roberton's Text Book of Neonatology, 5th edition, chapter 18, 331-345, ExpertConsult.com

- Willam Oh MD. Manejo de liquidos y electrolitos en el reciennacido de muy bajo peso al nacer. USA Received Jun 21, 2012; accepted Jun 28, 2012

TERMORREGULACIÓN

Karen Medina

El objetivo general de la termorregulación es la mantención de un ambiente térmico apropiado para el recién nacido, ya sea en temperatura ambiente, incubadora o cuna calefaccionada.

Introducción

La termorregulación del recién nacido es un aspecto importante del cuidado neonatal. Sólo la mantención de temperatura normal en el prematuro permitió reducir significativamente la morbimortalidad neonatal. A pesar de esta información y los esfuerzos por mantener la temperatura normal con un rápido secado y el uso de sistemas de calor radiante, la hipotermia sigue presentándose en los niños de muy bajo peso de nacimiento.

La termorregulación es la propiedad que tiene el organismo de mantener la temperatura corporal dentro de los límites fisiológicos (36,6-36,9°C.). Se considera al recién nacido como un ser homeotérmico, a diferencia del adulto, sólo produce calor por termogénesis química (grasa parda) y no por actividad muscular.

Objetivos específicos

1. Detectar oportunamente una termorregulación inadecuada, propias en el RN.
2. Corregir temperatura mediante uso apropiado de ATN según edad y peso del RN.
3. Identificar medidas desfavorables que afecten la termorregulación del RN.
4. Corregir mediante medidas físicas la temperatura del RN.
5. Corregir mediante uso apropiado de cuna radiante la temperatura del RN.

Fisiopatología

El RN tiene menor capacidad de termorregulación por:

- Mayor superficie corporal en relación a su peso.

- Dificultades para disminuir su superficie radiante (acurrucarse por flexión) especialmente el RN prematuro y deprimido.

- Depósitos limitados de grasa (parda) de rápido metabolismo.

- Frecuentes limitaciones para aumentar el consumo de oxigeno (situaciones de hipoxemia).

- Aportes calóricos insuficientes.

Producción de calor

Para que la temperatura corporal sea estable, la producción de calor debe ser igual a la pérdida. Ésta se logra por tres mecanismos:

- Actividad muscular voluntaria.

- Actividad muscular involuntaria (escalofrío ausente).

- Termogénesis no dependiente de la actividad muscular.

En el RN la actividad muscular voluntaria es limitada y la actividad muscular involuntaria es inadecuada; por ello, depende de la grasa parda para la termogénesis.

Grasa parda

- Tejido metabólicamente muy activo

- Con gran cantidad de vacuolas de grasa

- Extensamente vascularizado

En el RN representa el 2-6% de su peso corporal total y se distribuye principalmente en el cuello, mediastino posterior, zona ínter escapular, zonas peri-renales, alrededor de las glándulas suprarrenales.

Mecanismos de pérdida de calor

- La conducción es la perdida de calor a través de dos cuerpos en contacto con diferente temperatura. En el RN es la pérdida de calor hacia las superficies que están en contacto directo con su piel: ropa, colchón, sábanas, etc.

- La radiación se produce entre cuerpos a distancia por ondas del espectro electromagnético (ej. típico, el sol, radiadores, vidrios, etc.) El RN perderá calor hacia cualquier objeto más frío que lo rodee: paredes de la incubadora, ventanas. Ganará calor de objetos calientes a los que esté expuesto: rayos solares, radiadores de calefacción, fototerapia, etc.

- **La convección**, es propia de los fluidos (ej. el aire, el flujo sanguíneo, etc.); el recién nacido pierde calor hacia el aire que lo rodea o que respira.

- **La evaporación**. Es la pérdida de calor por el gasto energético del paso del agua a vapor de agua.

Ambiente Térmico Neutro (ATN)

- El ATN es aquel que permite al RN mantener su temperatura corporal con un mínimo consumo de oxígeno y menor gasto metabólico.

- El control térmico ideal, es aquel en el que la temperatura corporal se mantiene estable permitiendo un aumento de peso adecuado del RN. Algunos factores pueden alterar este equilibrio, por ejemplo: procedimientos, estrés, agitación, uso de fototerapia. En estos casos se requieren ajustes en el microclima independientemente de los parámetros sugeridos en la tabla de control térmico neutro.

- Es muy importante en el cuidado de los prematuros y del RN de término con patología. Se ha comprobado que se asocia con una menor mortalidad y mayor incremento de peso en los prematuros. Además, mejora la evolución de cualquier recién nacido enfermo.

Factores que influyen en el manejo del ambiente térmico

Por parte del recién nacido:
- Edad gestacional

- Peso

- Edad postnatal

- Vestimenta

- Si está enfermo

Por parte del ambiente:
- La temperatura y humedad del ambiente.

- La temperatura de las superficies radiantes cercanas: sol, calefactores, paredes, ventanas, etc. En las ventanas es importante que tengan doble vidrio para evitar que se enfríen y aumenten las perdidas por radiación.

- La presencia de corrientes de aire y la humedad ambiental.

Efectos del ambiente térmico en el RN

El enfriamiento o hipotermia: La hipotermia ocurre cuando la temperatura axilar es inferior a 36,5 ° C ocasionando vasoconstricción como respuesta al frío. Clínicamente esto puede producir en el RNT: quejido y dificultad respiratoria, apnea, disminución de la actividad, dificultad para alimentase, cambios de coloración de piel, letargo. En el RN prematuro, los signos son más sutiles, pero sus efectos más graves pudiendo ocasionar apnea e hipoglicemia que si no son detectadas pueden poner en peligro su vida. Además, se asocia con la incidencia de enterocolitis necrotizante.

Hipertermia: Ocurre cuando la temperatura corporal es mayor a 37ºC, en el RNT provoca polipnea y aumento de la evaporación, taquicardia, deshidratación en los casos más graves, intolerancia alimentaria. En el RN prematuro apnea y se ha asociado a hemorragia intracraneana. Para calcular el rango apropiado del RN se utiliza la siguiente tabla.

Temperaturas de ambiente térmico neutro: según edad y peso

TIEMPO	<1200 grs		1200 - 1500 grs		1500 - 2500 grs	
HORAS	TºC	Rango	TºC	Rango	TºC	Rango
0 - 6 hrs	35	34 - 35.4	34.1	33.9 - 34.4	33.4	32.8 - 33.8
6 - 12 hrs	35	34 - 35.4	34	33.5 - 34.4	33.1	32.2 - 33.8
12 - 24 hrs	34	34 - 35.4	33.8	33.3 - 34.4	32.8	31.8 - 33.8
24 - 36 hrs	34	34 - 35	33.6	33.1 - 34.2	32.6	31.6 - 33.6
36 - 48 hrs	34	34 - 35	33.5	33 - 34.1	32.6	31.2 - 33.5
48 - 72 hrs	34	34 - 35	33.5	33 - 34	32.3	31.1-33.4
72 - 96 hrs	34	34 - 35	33.5	33 - 34	32.3	31.1 - 33.2
DIAS						
4 - 12 días	33.5	33 - 34	33.5	33 - 34	32.1	31 - 33.2
12 - 14 días	33.5	32.6 - 34	33.5	32.6 - 34	32.1	31 - 33.2
SEMANAS						
2 - 3 sem	33.1	32.2 - 34	33.1	32.2 - 34	31.7	30.5 - 32
3 - 4 sem	32.6	31.6 - 36.6	32.6	31.6 - 33.6	31.4	30 - 32.7
4 - 5 sem	32	31.2 - 33	32	31.2 - 33	30.9	29.5 - 32.2
5 - 6 sem	31.4	30.6 - 32.3	31.4	30.6 - 32.3	30.4	29 - 31.8

Prevención de la hipotermia en ingreso de RN a unidad

- Disponer de la ropa de cama y la del RN calentada previo al ingreso.

- Enfermera recibe a RN traído desde maternidad o partos en una incubadora de transporte (los menores de 1500 grs deben ser recibidos al nacer en una bolsa plástica).

- Registrar la temperatura ambiente y de incubadora de transporte en hoja de enfermería.

- Mantener la temperatura ambiental en aproximadamente 26 a 28°C, en la cuna-calefaccionada donde se examina al RN; iniciar con 36,5°C y/o incubadora en 34°C.

- Recibir a RN en cuna radiante modo precalentado o en incubadora encendida previamente con ATN 34°.

- Abrigar al RN posterior a control de signos vitales.

- Cubrir la superficie de la balanza para pesar al RN.

- Controlar temperatura de RN y utilizar servo control si éste está en cuna radiante.

- Una vez colocado el servo control en cuna radiante cambiar de modo precalentado a modo bebé, ajustando temperatura de ésta según la temperatura axilar del RN.

- Utilizar sábanas, frazadas, colcha, gorro, zapatos de lana o algodón y calefactores portátiles de ser necesario (temperatura < o igual a 36,5°C axilar).

- En RN que ingresan a fototerapia y que no se pueden abrigar, utilizar cúpula acrílica y/o calefactor, el paño desechable debe estar abierto.

- En RN prematuros menores a 1 kilo de peso utilizar cuerito de oveja curtido para aportar un ambiente cálido.

- Mantener la puerta cerrada de unidad.

- Si se requiere administración de oxígeno, suministrarlo tibio y húmedo.

- Ajustar rango de ATN en incubadoras y mantener las ventanillas cerradas y la cuna calefaccionada con barandas altas según corresponda.

- Colocar al RN lejos de puertas, ventanas y paredes frías.

- Efectuar cambios de pañales y ropa apenas se sientan húmedas.

Manejo de humedad en incubadora

El objetivo es disminuir las pérdidas de calor por evaporación y pérdidas de agua durante la maduración post-natal de la barrera epidérmica en RN de pretérmino.

Semanas	% Humedad
1	80-95 %
2	70-80 %
3	60-70 %
4	50-60 %

Control temperatura axilar

se debe utilizar termómetro clínico de la siguiente manera:

- Se coloca en el hueco axilar en forma perpendicular a éste.

- Sostenerlo en forma suave pero firme durante 1 minuto, colocando la palma de la mano y los dedos sobre el brazo del RN y el pulgar en el extremo libre del termómetro para evitar que éste se deslice.

- Realizar el registro, teniendo en cuenta de anotar la temperatura de la incubadora (leer antes de abrir las ventanillas).

- Temperatura axilar en rango de 36.6°c y 36.9°c se considera rango normal.

Control temperatura a través de sonda transesofágica

Uso exclusivo para RN con prematurez extrema, usuarios en estado crítico y hemodinámicamente inestables y en RN con diagnóstico de asfixia en terapia de hipotermia.

Permite monitorizar temperatura central de los RN.

- Medir largo de sonda transesofágica previo instalación en RN, desde comisura labial luego lóbulo de la oreja hasta nivel medio clavicular. Se introduce por la boca hasta el esófago del RN.

- Fijar sonda esofágica con tela adherente a labio superior o inferior, comisura izquierda o derecha, éste procedimiento a valorar según RN.

- Conectar sonda esofágica a monitor multi-parámetros con cable apropiado.

- Registrar rango de temperatura del RN en hoja de enfermería

- Considerar que rango de temperatura de sonda transesofágica es mayor en aproximadamente 0,5°C en relación a temperatura axilar.

Control temperatura cutánea

Su medición se realiza mediante un transductor, por el cual se transmite la temperatura cutánea del RN al sistema electrónico del servo control. El uso del servo control reduce la manipulación excesiva y ayuda a mantener el ATN. Es importante tener la precaución de colocar el servo control sobre superficies blandas para lograr un buen contacto y evitar que el RN se apoye sobre éste, porque esto generaría una lectura falsamente alta de la temperatura. El servo control debe ser fijado al RN utilizando parche adherente apropiado.

La correcta medición de la temperatura cutánea depende:

- Del equipo.

- Del medio de unión.

- Del aislamiento de la temperatura ambiente.

- De la localización del termistor.

Sensor de temperatura

- Ubicar el transductor en zonas blandas del cuerpo, evitando las zonas óseas o las extremidades.

- Si RN está en posición supino colocar servo dos dedos sobre el cordón umbilical, con el cable del servo hacia el costado.

- Si RN está en posición prono colocar el servo en una zona libre de prominencias óseas, de preferencia zona lumbar.

- En RN de pretérmino cubrir piel con apósito transparente previo a microfoam.

- Considerar uso de tela microfoam para fijación del servo (protección de piel) y posteriormente parche reflectante sobre el botón del servo, para evitar aumento de pérdidas insensibles.

- Corroborar periódicamente la temperatura del RN mediante el uso del termómetro clínico/digital.

- Cuna radiante se maneja con temperatura entre 34 y 37ºC.

Manejo hipotermia

- Temperatura axilar < o igual a 36.6 (límite bajo) volver a controlar una hora más tarde.

- Aplicar medidas físicas de abrigo, ya sea con frazadas, gorrito, calcetines, nidito, lulo o estufa.

- Aumentar de 0.1 grado cuna radiante.

- Aumentar entre 0.2 a 0.3 grados ATN.

- Registrar en hoja de enfermería en ítem de Tº ambiente, Tº axilar, Tº rectal, Tº incubadora o Tº termistor, según corresponda.

- Avisar a enfermera para evaluar conducta a seguir.

Manejo hipertermia

- Temperatura axilar > o igual a 36.9 (límite alto) volver a controlar una hora más tarde.

- Aplicar medidas físicas como desabrigo, compresas tibias sobre la piel del RN.

- Disminuir 0.1 grado cuna radiante.

- Disminuir entre 0.2 a 0.3 grados ATN.

- Registrar en hoja de enfermería en ítem de Tº ambiente, Tº axilar, Tº rectal, Tº incubadora o Tº termistor, según corresponda.

- Avisar a enfermera para evaluar conducta a seguir.

Flujograma:

HIPERTERMIA

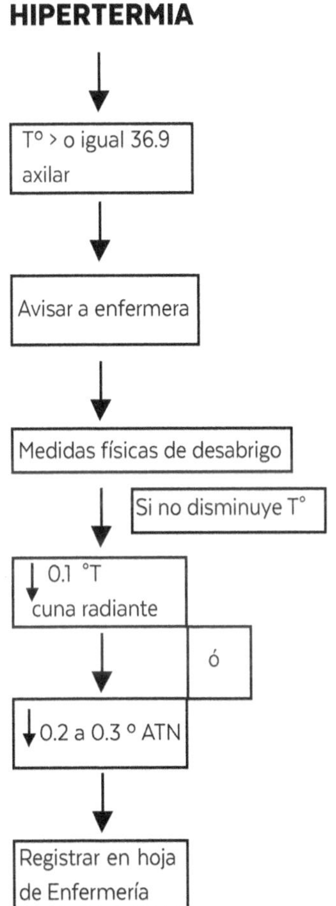

HIPOTERMIA

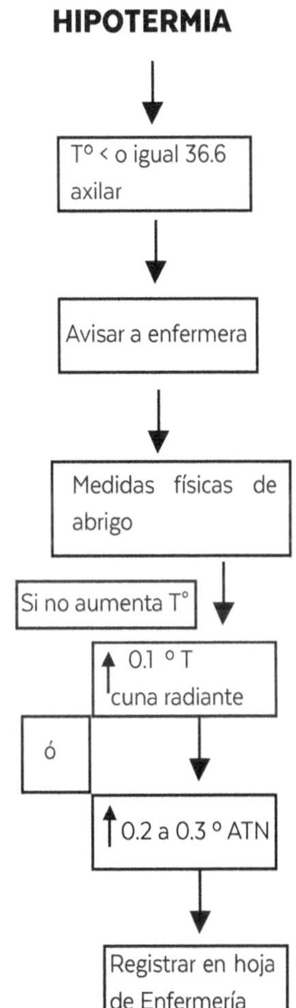

Bibliografía

- Guías Clínicas Nacionales de Neonatología año 2005.
- Libro Manual de neonatología. José Luis Tapia, año 2005.

ATENCIÓN INTEGRAL DEL NIÑO HOSPITALIZADO

Carolina Clavería y Verónica Bravo

Si se considera el consenso existente que plantea que la vivencia de hospitalización constituye un evento estresante para niños/as y su sistema familiar, con necesidad de disponer de un proceso de cuidados para restablecer la salud, ya que se modifican transitoria y significativamente sus estructuras cotidianas de cuidado y vínculos afectivos, es que se requiere que los equipos de salud realicen acciones concretas a nivel individual y familiar, con un enfoque biopsicosocial que favorezca enfrentar integralmente la situación.

En el contexto actual, que revela el Modelo de Atención Integral, cobra mayor importancia la inclusión de factores psicológicos y sociales, contribuyendo entre otras prácticas, a la gradual incorporación de la familia en la atención de niños/as hospitalizados/as, acciones que reflejan un cambio de paradigma, observando:

- Progreso gradual pero significativo hacia la consideración de la salud como un estado de bienestar integral de las personas. Avanzando desde el modelo biomédico, hacia la incorporación de las variables psicosociales en la aparición, evolución y pronóstico de la problemática de salud.

- Abordaje multidisciplinario en los cuidados de salud.

- Consideración del modelo ecológico en la comprensión de salud y enfermedad, entendiendo al individuo inserto y en interrelación con una red familiar, social y cultural, que articula factores de riesgo y de protección en los distintos contextos de pertenencia e interacción.

El sistema de apoyo a la Infancia Chile Crece Contigo se instala estableciendo prestaciones específicas para las Maternidades y Unidades Neonatales y Pediátricas del país y en nuestro establecimiento de salud, en los Centros de Responsabilidad Obstetricia y Ginecología, Unidad Crítica Infantil, y Unidad Médico Quirúrgica Infantil, los que hacen referencia a Atención Personalizada del Proceso del Nacimiento, que contiene Atención Personalizada del Parto y Atención Integral en el Puerperio y Atención al Desarrollo Integral del Niño y Niña Hospitalizado, que contiene Atención Integral al Recién Nacido Hospitalizado en Neonatología y Atención Integral al Niño y Niña Hospitalizado en Pediatría.

Atención personalizada del proceso del nacimiento

A. Atención personalizada del parto: Propone atención integral y personalizada a la embarazada y acompañante en los diferentes momentos del proceso de nacimiento, preparto, parto y posparto inmediato, atendiendo a sus necesidades emocionales y físicas, respetando la pertinencia cultural. Se otorga atención centrada en las necesidades de la mujer, en el establecimiento de vínculo con el RN y promueve la participación activa de la pareja o persona significativa durante el proceso de nacimiento.

Se establece la actividad visita guiada en la que las gestantes conocen las dependencias del hospital en las que se desarrollará el proceso de nacimiento. Se promueve la participación activa del acompañante.

A.1. Atención personalizada e integral del preparto y parto: A partir de la observación de factores de riesgo biopsicosocial se realizan acciones concordantes (contención emocional de la gestante y/o puérpera con experiencia de preparto y parto difíciles, con recién nacidos hospitalizados o en caso de muerte perinatal), contacto con la familia, contacto con la red de apoyo (APS, otras Instituciones).

B. Atención integral en el puerperio: Implica evaluación continua de factores de riesgo biopsicosocial (depresión post parto, dificultad vincular), interviene equipo multidisciplinario (matrona, trabajadora social y psicóloga), desarrollando plan de salud acorde a la evaluación de riesgo global, activación de la red, y derivación a APS.

Propone como acciones específicas la atención personalizada e integral que favorezca el desarrollo del vínculo madre, padre e hijo/hija, por esta razón se desarrolla taller "Paternidad Activa" en nuestro establecimiento, desde el punto de vista psicosocial. Asimismo se realiza apoyo al fortalecimiento de la lactancia materna exclusiva.

Atención al Desarrollo Integral del Niño y Niña Hospitalizado

La atención integral de niños/as implica abordar sus múltiples necesidades biopsicosociales, lo que significa, entre otras acciones, ampliar el actuar de los equipos de salud al entorno familiar y sus relaciones.

Referente a las atenciones psicosociales en recién nacidos/as prematuros/as, es importante tener presente que son separados de sus padres y madres en un momento clave para la formación del vínculo afectivo, encontrándose muy lejos de las condiciones del vientre materno o del hogar.

Además de considerar el estado de salud de los bebés, se abordan situaciones psicosociales familiares asociadas a los procesos de hospitalización, principalmente hospitalizaciones prolongadas, debiendo reestructurar roles y funciones, pudiendo enfrentarse a una serie de repercusiones en distintos ámbitos:

- Organización doméstica: afecta el desarrollo habitual, lo cual se agrava si existen otros/as hijos/as.

- Actividad laboral: incluso desencadenar la interrupción de la actividad laboral de alguno de los padres, habitualmente la madre.

- Economía familiar: aumento de egresos económicos, pudiendo agravarse ante la disminución de ingresos por interrupción o abandono laboral.

- Relaciones familiares: crisis en la pareja, cambios en el cuidado de otros/ as hijos/as generando sentimientos de culpabilidad e impotencia.

- Relaciones sociales: alteraciones en relaciones familiares.

Atención integral al recién nacido hospitalizado en neonatología

Favorece el desarrollo integral durante el periodo de hospitalización, acorde a las necesidades de cada niño y su familia, mediante la educación y detección de vulnerabilidad psicosocial. Promueve la entrega de apoyo psicológico y emocional, particularmente a los padres y madres de niños con diagnósticos y pronósticos complejos, a quienes se realiza seguimiento psicosocial periódico durante la hospitalización.

Actualmente se desarrollan las siguientes acciones:

- **Aplicación de ficha de ingreso psicosocial** a las familias en la que trabajadora social y/o psicóloga realizan evaluación de la madre, padre o cuidador durante la hospitalización de manera personalizada, en un espacio que ofrezca privacidad. En dicho instrumento se incorporan aspectos psicológicos y sociales a la evaluación inicial del contexto familiar general, centrado en la detectando factores de riesgo, generando un plan de acción de acuerdo a lo presentando por la familia, realizando seguimiento de las acciones y acompañamiento psicosocial constante.

- **Promoción de la presencia de ambos padres, o bien cuidadores y/o familiares,** de acuerdo a las condiciones de salud del niño o niña, de espacio y recurso humano del servicio.

- **Educación individual y grupal en torno a temáticas generales y específicas,** en las que destaca reacciones normales de la familia frente al proceso de hospitalización, vínculo afectivo, educación respecto a la prematurez a través de actividad Charla prematuros, orientación en prestaciones AUGE, previsión de salud, fomento de la lactancia materna y uso de Unidad Lactario, Programa Prematuros, Estimulación Temprana y preparación del regreso a casa.

- **Atención personalizada a la familia y a sus hijos/as** ofreciendo un trato empático y entregando la información en un lenguaje comprensible y pertinente, no sólo para permitir que la familia se sienta parte del proceso de su cuidado, sino también para motivar la participar, aprender e involucrarse en este proceso. Favorece la comprensión de los diversos procedimientos y reduce la angustia y sensación de falta de control en la situación de la hospitalización.

- **Apoyo psicológico a las familias** evaluando el estado emocional de esta, conteniendo emocionalmente y educando e interviniendo en crisis en casos necesarios, así como también realizando derivación a profesionales de salud mental en caso de ser necesario.

- **Trabajo en red** ante la detección de factores de riesgo, con el fin de articular las prestaciones y servicios sociales que los/as niños/as y sus familias requieran, de forma oportuna y pertinente a sus necesidades particulares, reforzando la vinculación con la Red Comunal básica y Red Comunal ampliada.

Bibliografía

- Catálogo de prestaciones Chile Crece Contigo 2017.Ministerio de Salud. Ministerio de Desarrollo Social.

- Orientaciones Técnicas para la Atención Psicosocial de los Niños y Niñas Hospitalizados en Servicios de Neonatología y Pediatría. Ministerio de Salud 2011.

LACTANCIA MATERNA

María Teresa Higuera

La lactancia materna es la forma ideal de aportar a los recién nacidos y niños pequeños los nutrientes que necesitan para un crecimiento y desarrollo saludables. Prácticamente todas las mujeres pueden amamantar, siempre que dispongan de buena información y del apoyo de su familia, del sistema de atención de salud y especialmente del lactario, en caso de que el RN se encuentre hospitalizado.

La lactancia se realiza durante el período postparto, que es un estado de transición desde la etapa de estrecha relación que hay entre la madre y su hijo/a durante el embarazo hacia un período de mayor autonomía para ambos. La OMS recomienda la lactancia materna exclusiva durante seis meses, la introducción de alimentos apropiados para la edad y seguros a partir de entonces y el mantenimiento de la lactancia materna hasta los 2 años o más.

Beneficios de la lactancia

La lactancia materna tiene innegables beneficios para los recién nacidos, para la madre, para la sociedad y la humanidad. Por tener la **concentración adecuada de grasas, proteínas y lactosa,** además de las enzimas que facilitan su digestión, la leche materna es de muy fácil absorción, aprovechándose al máximo todos sus nutrientes, sin producir estreñimiento ni sobrecarga renal. Ningún alimento es mejor que la leche materna en cuanto a calidad, consistencia, temperatura, composición y equilibrio de sus nutrientes.

La composición de la leche se va adecuando a las necesidades del niño, a medida que éste crece y se desarrolla. Permite una maduración progresiva del sistema digestivo, preparándolo para recibir oportunamente otros alimentos. El prematuro mayor de 31 semanas y peso mayor de 1.500 a 1.700 gramos puede ser perfectamente bien nutrido por la lactancia exclusiva. Sin embargo, el prematuro de menor edad gestacional y menor que estos pesos requiere un suplemento de proteínas, calcio y fósforo, aun cuando la leche de estas madres contenga más proteínas. La literatura médica confirma los beneficios de la lactancia exclusiva sobre la nutrición y desarrollo de los niños y niñas, así como para su salud durante la infancia e incluso en períodos posteriores de la vida. Los niños/as amamantados/as tienen menor riesgo de enfermar de diarrea, infecciones respiratorias, meningitis, septicemia e infección urinaria.

En el recién nacido, el calostro elimina oportunamente el meconio y evita la hiperbilirrubinemia neonatal. La leche materna es indispensable para formar un eficiente sistema inmunitario en el recién nacido y para sentar las bases de una buena salud general para el adulto. El niño amamantado rara vez presenta enfermedades digestivas, respiratorias, otitis y alergias. El calostro, la leche de transición y la leche madura contienen suficiente IgA que protege al niño mientras él va aumentando su capacidad de producirla.

Además, es importante considerar que los niños y niñas amamantados/as tienen un mejor desarrollo de las arcos dentales, paladar y otras estructuras faciales y presentan una incidencia menor de caries que los niños/as que reciben mamadera. Del equilibrio funcional de la succión-deglución-respiración en los primeros meses de vida depende en gran medida el buen desarrollo dento-máxilo-facial y la maduración de las futuras funciones bucales: masticación, mímica y fonoarticulación del lenguaje. La lactancia materna es la forma de alimentación que contribuye con mayor efectividad al desarrollo físico, intelectual y psicosocial del niño/a proporcionándole nutrientes en calidad y cantidad adecuados para el crecimiento y desarrollo de sus órganos, especialmente el sistema nervioso. Estudios, tanto nacionales como internacionales, muestran que los niños con lactancia exclusiva crecen adecuadamente durante el primer semestre de vida, luego de lo cual la lactancia debe ser complementada, pero mantenerse como aporte lácteo, hasta el segundo año de vida (OMS-UNICEF). Los niños amamantados son más activos, presentan un mejor desarrollo sicomotor, una mejor capacidad de aprendizaje y menos trastornos de lenguaje que los niños alimentados con mamadera. Se asocia la lactancia materna con un mayor coeficiente intelectual en el niño.

Además, el contacto físico del niño con la madre durante el amamantamiento, organiza armónicamente sus patrones sensoriales y gratifica profundamente sus sentidos. Se ha demostrado que los niños amamantados presentan mayor agudeza sensorial (gusto, olfato, tacto, visión, audición) que los alimentados con biberón y fórmula. Disminuye así el riesgo de apneas prolongadas, bradicardia, asfixia por aspiración y síndrome de muerte súbita. El niño que es amamantado adecuadamente, satisface sus necesidades básicas de calor, amor y nutrientes para su organismo. El bienestar y agrado que esto le produce, hacen que se sienta querido y protegido, respondiendo con una actitud alegre, segura y satisfecha, características de un patrón afectivo-emocional equilibrado y armónico. El amamantamiento, especialmente si éste se inicia inmediatamente después del parto, produce un reconocimiento mutuo entre madre e hijo, estableciéndose entre ellos un fuerte lazo afectivo o "apego". El apego induce en la madre un profundo sentimiento de ternura, admiración y necesidad de protección para su pequeño hijo.

La perinatalidad es un período clave para orientar apegos seguros: madre e hijo/a, atraviesan una transición de situaciones únicas en lo biológico, psicológico y social que no se repetirán en el curso del ciclo vital; el padre y familiares transitan en lo psicológico y social. Esta fase del desarrollo humano es un período dinámico de movilización emocional útil para preparar la parentalidad. El amamantamiento aumenta el vínculo afectivo entre madre e hijo/a, reduciendo el maltrato y la posibilidad de abandono en los niños/as, reduce la depresión postparto y mejora la autoestima de las mujeres. Entre los efectos a la salud, a largo plazo la lactancia confiere protección sobre enfermedades que se presentan en etapas posteriores de la vida, tales como: diabetes insulino-dependiente, enfermedades cardiovasculares, colitis ulcerosa, la enfermedad de Crohn y colitis ulcerosa, la enfermedad celíaca, el asma, leucemias, linfomas, la obesidad y enfermedades alérgicas.

Características de la lactancia materna y crecimiento del lactante

El crecimiento de los niños en lactancia materna está determinado por la adecuada nutrición recibida por el niño, la baja incidencia de infecciones y la excelente relación madre hijo. Lo descrito se ha encontrado en poblaciones de niños amamantados estudiadas prospectivamente, en las cuales el crecimiento de los niños ha sido observado por supervisión periódica de peso, talla y salud. Se ha observado en estudios chilenos serios, que los niños exclusivamente amamantados suben de peso un promedio de 4.5 kilos en el primer semestre, alcanzando un promedio de 8 kilos de peso al cumplir seis meses. Los primeros 3 meses, el incremento ponderal es más rápido, alcanzando 800 o más gramos por mes, reduciéndose a menos de 500 g al sexto mes en consonancia con el hecho de que el niño tiene mayor peso total. El percentil 50 de peso según edad en el primer año de vida en los niños amamantados es igual o mayor que el percentil 50 de peso edad de las curvas internacionales de crecimiento infantil. De tal modo que la lactancia materna es capaz de cumplir el objetivo de crecimiento del niño en un elevado porcentaje de los casos según resultados de estudios chilenos y extranjeros. La supervisión de salud es fundamental para suplementar oportunamente la alimentación en el porcentaje de niños que lo necesitan.

Diferentes tipos de leche materna

Los diferentes tipos de leche que se producen en la glándula mamaria son: el calostro, la leche de transición, la leche madura y la leche del destete.

El calostro: propiamente tal se produce durante los primeros 3 a 4 días después del parto. Es un líquido amarillento y espeso, de alta densidad y poco volumen. En los 3 primeros días postparto el volumen producido es de 2 a 20 ml por mamada, siendo esto suficiente para satisfacer las necesidades del recién nacido. El calostro contiene menor cantidad de lactosa, grasa y vitaminas hidrosolubles que la leche madura, mientras que contiene mayor cantidad de proteínas, vitaminas liposolubles (E, A, K), carotenos y algunos minerales como sodio y zinc. El betacaroteno le confiere el color amarillento y el sodio un sabor ligeramente salado. Contiene 2,9 g/100ml de grasa, 5,7g/100ml de lactosa y 2,3 g/100ml de proteína. Produce 57 kcal/100 ml. El calostro contiene una gran cantidad de inmunoglobulina A (IgA), que junto a la lactoferrina y a una gran cantidad de linfocitos y macrófagos, confieren al recién nacido una eficiente protección contra los gérmenes y alérgenos del medio ambiente.

El calostro es perfecto para las necesidades específicas del recién nacido:

- El escaso volumen permite al niño organizar progresivamente su tríptico funcional, succión-deglución-respiración.

- Facilita la eliminación de meconio, evitando la hiperbilirrubinemia neonatal.

- Tanto el volumen del calostro como la osmolaridad son adecuados a la madurez del neonato; los riñones inmaduros no pueden manejar grandes volúmenes de líquido ni soluciones muy concentradas.

- Las inmunoglobulinas cubren el revestimiento interior inmaduro del tracto digestivo, previniendo la adherencia de bacterias, virus, parásitos y otros patógenos.

- Facilita la reproducción del lactobacilo bífido en el lumen intestinal del recién nacido.

- Los antioxidantes y las quinonas protegen al niño del daño oxidatilvo y la enfermedad hemorrágica.

- Los factores de crecimiento estimulan la maduración de los sistemas propios del niño. El calostro, como la leche que lo sucede, actúan como moderadores del desarrollo del recién nacido. Aun si la madre está dando pecho a un hijo mayor durante el embarazo, su leche pasará por una etapa calostral antes y después del nuevo nacimiento.

Leche de transición: Es la leche que se produce entre el 4º y 15º día postparto. Entre el 4º y 6º día se produce un aumento brusco en la producción de leche (bajada de la leche), la que sigue aumentando hasta alcanzar un notable incremento, aproximadamente 600 a 700 ml/día, entre los 15 a 30 días postparto.

Leche madura: La leche materna madura tiene una gran variedad de elementos, de los cuales sólo algunos son conocidos. La variación de sus componentes se observa no sólo entre mujeres, sino también en la misma madre, a distintas horas del día, entre ambas mamas, entre lactadas, durante una misma mamada y en las distintas etapas de la lactancia. Estas variaciones no son aleatorias, sino funcionales. Cada vez está más claro que están directamente relacionadas con las necesidades del niño. Cuando la lactancia está en regresión, la leche involuciona y pasa por una etapa calostral antes de desaparecer totalmente. El volumen promedio de leche madura producida por una mujer es de 700 a 900 ml/día durante los 6 primeros meses postparto, y aproximadamente 500 ml/día en el segundo semestre. Aporta 75 kcal/100 ml. Si la madre tiene que alimentar a más de un niño, producirá un volumen suficiente (de 700 a 900 ml) para cada uno de ellos.

Leche de madres de pretérmino: Las madres que tienen un parto antes del término de la gestación (pretérmino) producen una leche de composición diferente durante las primeras semanas. La leche de madre de pretérmino contiene mayor cantidad de proteína y sodio. La lactoferrina y la IgA también son más abundantes en ella. Aparentemente esta diferencia está determinada por la persistencia de la lactogénesis I (tipo calostro) debido a la falta de cierre de las uniones estrechas intercelulares. Esta leche se caracteriza también por una mayor variabilidad en la concentración de macronutrientes, especialmente grasa y proteínas entre las madres. En un recién nacido de muy bajo peso (MBPN), menos de 1.500 g, la leche de pretérmino no alcanza a cubrir los requerimientos de calcio, fósforo y de proteínas, por lo que debe ser suplementada con estos elementos. El ideal es hacerlo con preparados que vienen en polvo, listos para agregarlos a la leche materna se denominan fortificadores de leche materna.

Técnicas para una lactancia materna exitosa

La leche materna es el mejor alimento que una madre puede ofrecer a su hijo. No sólo considerando su composición, sino también el aspecto emocional, ya que el vínculo afectivo que se establece entre una madre y su hijo amamantado constituye una experiencia especial, singular e intensa. Existen sólidas bases científicas que demuestran que la lactancia materna es beneficiosa para el niño, la madre y para la sociedad.

- Es importante que el recién nacido comience a tomar el pecho precozmente, idealmente durante la primera media hora de nacido en sala de parto y/o recuperación de la madre.

- El principal estímulo que induce la producción de leche es la succión del niño, por lo tanto, cuantas más veces toma el pecho de la madre, más leche se produce.

- Es importante, sobre todo al principio, que no se ofrezca al RN chupetes ni mamaderas.

- El tiempo que cada recién nacido necesita para completar una toma es diferente para cada niño(a) y cada madre, también varía según la edad de éste y de una toma a otra.

- Se recomienda permitir al niño terminar con un pecho antes de ofrecer el otro.

Lactancia materna en el recién nacido pretérmino

La Academia Americana de Pediatría desde 1997 reconoce los beneficios que ofrece la lactancia Materna en el cuidado y desarrollo de los prematuros. La alimentación ideal del recién nacido prematuro es la que consigue un crecimiento óptimo y similar a la que tenía en útero. Para esto, los nutrientes deben ser digeribles, absorbibles y que no tengan sobrecarga metabólica. La leche materna tiene los compuestos adaptados para sus requerimientos.

La leche materna disminuye la incidencia de

- Enterocolitis Necrotizante.
- Sepsis tardía.

- La incidencia y gravedad de la retinopatía.

- Reduce la intolerancia de nutrientes a corto plazo.

- Protege contra infecciones.

- Minimiza los procesos alérgicos.

- Buen desarrollo sicomotor y establece un adecuado vínculo madre-hijo, el cual es primordial en esta etapa.

Es muy importante que el equipo de salud estimule precozmente la extracción de leche materna, ojalá en las primeras 4 a 6 horas postparto. Es tarea nuestra lograr mantener la producción de leche facilitando los recursos necesarios para ello. La influencia de un ambiente adecuado para el recién nacido de pretérmino se ve favorecido por el adecuado vínculo padres-hijo agregando a esto una adecuada lactancia materna.

Algunos niños maltratados tienen antecedentes de un apego insuficiente, en muchos casos asociados a la prematuridad o a otras patologías neonatales que requieren un tiempo prolongado de hospitalización, por ende a la separación precoz de los padres. La leche materna es el alimento mejor tolerado por el prematuro, **consiguiendo un vaciado gástrico más rápido y menor residuo alimentario que en los alimentados con fórmula**. Sin embargo, la lactancia materna no enriquecida, no proporciona nutrientes suficientes, en especial proteínas, calcio y fósforo, para asegurar el crecimiento y la acumulación de nutrientes que se observan intraútero. Los prematuros alimentados con leche materna tienen un menor contenido mineral óseo que los recién nacidos a término (RNT), aun cuando los prematuros tienen una tasa de mineralización diaria más alta que éstos, pero no es suficiente para alcanzar el contenido mineral óseo de los RNT.

La utilización de fortificadores como suplemento a la LM, parece demostrar que consigue un incremento en el peso a corto plazo así como de la longitud y del perímetro craneal, además de alcanzar un contenido mineral óseo adecuado. La madre debe extraerse leche unas tres veces al día y agregar el fortificante. Además se suplementa hierro y vitaminas. Es importante que potenciemos su prolongación siempre que sea posible, por sus múltiples ventajas a las que se añade a largo plazo un mejor desarrollo cognitivo. Si el volumen de leche materna no es suficiente, la fórmula a suplementar debe contener proteínas, calcio y fósforo en mayor concentración que las fórmulas para el niño de término, como las fórmulas para prematuro.

Apoyo del lactario del HCHM de Chillán en la lactancia materna exitosa

Las sesiones de extracción y el uso del lactario que presenta nuestro Servicio hospitalario deben iniciarse tan pronto como lo permita la situación de la madre y como parte de los cuidados que el personal de maternidad debe ofrecer a la madre. Hay que recordar todos los aspectos al prepararse para la extracción de leche, posición cómoda, ambiente tranquilo, manos lavadas, disponer de recipientes estériles y un refrigerador o congelador para guardar la leche etiquetada y fechada, preparación del pecho con calor y un masaje suave, confianza y apoyo.

Bibliografía

- Manual de Lactancia Materna. Ministerio de Salud, Gobierno de Chile. 2010.

- Organización Mundial de la Salud [Internet]. Lactancia materna exclusiva [consulta el 05 de junio 2016].

ESTIMULACIÓN TEMPRANA EN PREMATUROS

Karin Bustamante

Es sabido que con el paso de los años ha habido un aumento significativo de las cifras de prematuridad en el mundo, constituyendo un fenómeno social en continuo crecimiento. Algunos de los factores que han contribuido a esta situación son los avances médicos y tecnológicos, asociados a estrategias desarrolladas para mejorar la sobrevida de los recién nacidos menores de 32 semanas y/o de muy bajo peso (menor de 1.500 grs.). Según datos entregados por el INE, el año 2013, el 7.7% de los recién nacidos vivos en Chile, nacieron prematuros (menores de 37 semanas).

Este grupo etario, debido a la inmadurez de sus sistemas corporales, es más vulnerable a las variaciones positivas o negativas de su entorno presentando factores de riesgo asociados al aumento de la morbimortalidad neonatal. El peso y las semanas de gestación son los factores más utilizados para determinar incidencia de riesgo en el desarrollo del niño. Frente a lo anterior, varios autores coinciden en que la prematuridad sería el factor de riesgo más importante para presentar patologías neurológicas evolutivas a largo plazo, que pueden desencadenar en trastornos del neurodesarrollo.

El crecimiento y desarrollo cerebral están directamente relacionados con la prematuridad y los factores de riesgo perinatal asociados. Los principales problemas asociados a la prematuridad a largo plazo se asocian a parálisis cerebral, alteraciones motoras, sensoriales y de aprendizaje. Y a corto plazo, a retrasos en el neurodesarrollo y/o presencia de distonías transitorias, alteraciones visuales y/o auditivas, etc. Generalmente, son los trastornos del desarrollo mas graves o moderados, los detectados tempranamente, y en forma más tardía aquellos de carácter leve.

Por lo anteriormente expuesto, es que es de gran importancia que los profesionales a cargo de este grupo de niños(as), conozcan las etapas del desarrollo infantil, el desarrollo evolutivo normal, y las variaciones y/o desviaciones patológicas de éste. A su vez, deben conocer los signos de alarma, que impliquen alguna desviación del desarrollo psicomotor normal para la edad del niño.

Signos de alarma

Signos de alarma tempranos	Signos de alarma tardíos
Irritabilidad	Posturas anormales
Dificultad para autorregularse	Estancamiento o regresión en las habilidades adquiridas
Pobre movimiento	Alteraciones del tono postural
Postura asimétrica	Persistencia de reflejos primarios
Retraso en la adquisición de habilidades esperadas para su edad	Persistencia de conductas primarias
Alteraciones del tono	Escaso o nulo interés visual y/o auditivo
Presencia de reflejos anormales	Ausencia de vocalización
Pobre o nulo interés auditivo y/o visual	Alteraciones de la coordinación viso-motora
Dificultad con los cambios de posición	Escaso interés en personas u objetos
Respuesta débil o aumentada a estímulos vestibulares	Juego estereotipado
Dificultades al alimentarse	Trastornos del aprendizaje

Debido a que no todos los niños prematuros presentarán alteraciones en los primeros meses, algunos tampoco en los primeros años de vida, es que debemos estar atentos a variaciones que pudieran aparecer en su desarrollo más tardío, para esto necesitamos de programas de evaluación y seguimiento, coordinados entre los distintos profesionales especializados en el área, y de intervenciones terapéuticas adecuadas para cada niño en particular, de acuerdo a su entorno familiar.

La familia cumple un rol fundamental, sobre todo en aquellos niños que ya no se encuentran institucionalizados, debido a que si la familia conoce las características de su hijo(a), sus capacidades y limitaciones, serán ellos los primeros en poder reconocer alguna variación en su estado, y también serán ellos los primeros en dar una respuesta adecuada a la necesidad del niño(a). Es ahí donde radica la importancia de educar y guiar a los padres desde la unidad de neonatología.

Inicios de la atención temprana

Surgen alrededor de los años 70 y 80, dando respuesta a la necesidad de intervenciones especializadas, los programas de Estimulación Precoz, que mas tarde se llamarán de Atención Temprana, destinados a realizar orientaciones tempranas y seguimientos adecuados, que permitan amortiguar los efectos adversos que pudieran presentarse en el desarrollo del niño(a), debido a factores como la prematurez. Inicialmente, el objetivo era la intervención terapéutica una vez instaurada la patología y/o alteración del desarrollo, pero más tarde se dio paso a la prevención, como aspecto fundamental, para todos aquellos niños con riesgos de padecer alguna alteración en su desarrollo, debido a sus estados biológicos y/o psicosociales.

En los años 90, la preocupación se enfoca en las unidades de neonatología, cobrando relevancia las intervenciones a niños(as) en riesgo biológico.

En el año 1995 se forma en España el Grupo de Atención Temprana (GAT), y el año 2000 publican el Libro Blanco de la Atención Temprana, el que constituye un manual de apoyo para profesionales del área.

Atención temprana

Se define como el conjunto de intervenciones, dirigidas a la población infantil de 0-6 años, a la familia y al entorno, que tienen por objetivo dar respuesta lo más pronto posible a las necesidades transitorias o permanentes que presentan los niños con trastornos en su desarrollo o que tienen riesgo de padecerlos. Estas intervenciones, que deben considerar la globalidad del niño, han de ser planificadas por un equipo de profesionales de orientación interdisciplinar o transdisciplinar con el objetivo de desarrollar al máximo las potencialidades del niño(a).

Tanto en las primeras instancias de atención del niño(a), como en el seguimiento, cobra real importancia la prevención.

En atención temprana, la prevención requiere una colaboración directa entre los programas y servicios de los cuales se ven beneficiados el niño(a) y su familia y de ésta surgen 3 eslabones de acción:

- **Prevención primaria**: corresponde a todas aquellas acciones llevadas a cabo para evitar o reducir las condiciones que predispongan a la aparición de deficiencias y/o trastornos del desarrollo infantil. Un ejemplo serían las campañas de concientización social.

- **Prevención secundaria**: son las acciones de detección precoz de factores de riesgo, alteraciones del desarrollo y diagnóstico precoz de patologías. Estas se deberían llevar a cabo durante los períodos pre, peri y post natal, en los servicios correspondientes.

- **Prevención terciaria**: acciones enfocadas a mejorar las condiciones del desarrollo del niño(a), recuperando sus capacidades funcionales, evitando la aparición de trastornos secundarios y modificando en la medida de lo posible los factores de riesgo a los que se encuentra expuesto el niño(a) y su familia.

Es trascendental que los programas de atención temprana se lleven a cabo lo más precozmente posible, ya que es en los primeros años en que se configurarán las habilidades motoras, perceptivas, cognitivas, lingüísticas y sociales. Por lo que, serían los primeros años de vida los más vulnerables a la influencia externa, siendo el ambiente un potencial agente de daño o mejora. Variados autores coinciden en que este período óptimo de acción comprende entre los 0 y 6 años. Siendo fundamental la valoración del desarrollo motor, para detectar la presencia de alteraciones neurológicas precozmente e iniciar una intervención adecuada que permita corregir muchas de las alteraciones y atenuar otras.

La base de la atención temprana estaría dada por la posibilidad de recuperación funcional y reorganización orgánica, otorgada por la plasticidad del Sistema Nervioso Central, que permite las inmensas posibilidades de cambio en el desarrollo del niño(a).

El GAT entrega los siguientes objetivos propios a la atención temprana:

- Reducir los efectos de una deficiencia o déficit sobre el conjunto global del desarrollo del niño.
- Optimizar, en la medida de lo posible, el curso del desarrollo del niño.
- Introducir los mecanismos necesarios de compensación, de eliminación de barreras y adaptación a necesidades específicas.
- Evitar o reducir la aparición de efectos o déficits secundarios o asociados producidos por un trastorno o situación de riesgo.
- Atender y cubrir las necesidades y demandas de la familia y el entorno en el que vive el niño.
- Considerar al niño como sujeto activo de la intervención.

Considerando estos objetivos, es que en numerosos países del mundo, como principal ejemplo España, han creado centros especializados en atención temprana para realizar programas de atención neonatal y de seguimientos post- alta. Se sabe lo importante que es intervenir en el período neonatal, ya que corresponde a un momento clave para el manejo del niño(a) y de educación a la familia.

Dentro de los principios de implantación de programas de atención temprana en las unidades de neonatología destacan:

- El bienestar del niño ingresado a la unidad y los efectos en su neurodesarrollo.
- La familia del niño, como ellos entienden y participan del proceso de hospitalización y alta.
- Como las unidades de neonatología se pueden adecuar para ofrecer mayor comodidad al niño y sus cuidadores, favoreciendo la interacción madre-hijo y los primeros contactos con sus familiares cercanos y/o cuidadores.

Intervención en atención temprana

El cerebro de los niños prematuros no es capaz de responder ni de procesar adecuadamente muchos de los estímulos presentes en el medio que se encuentran. Es por esto que las intervenciones médicas y terapéuticas en general, además de cuidar su salud y sobrevivencia, deben ir asociadas a proteger el bienestar del niño y su familia, disminuyendo los niveles de estrés y favoreciendo su adaptación. Por lo cual, los estímulos (de luz, sonidos, manipulación, etc.) ofrecidos al niño deben ser controlados, evitando la sobre estimulación o estimulación inadecuada, que puedan intervenir en su organización cerebral, condicionando negativamente su maduración neurológica.

Esto cobra aún más relevancia en las unidades de neonatología, donde las actividades a realizar deben ser efectuadas en períodos cortos y controlados de tiempo, enfocadas en mejorar la tolerancia a los cambios de posición, reconocimiento corporal, facilitar posturas adecuadas que entreguen contención y protección al niño(a), favorecer el apego madre-hijo, etc.

Las intervenciones en atención temprana, se basan en diferentes actividades, adecuadas a la etapa del desarrollo del niño, considerando su edad corregida (hasta los 2 años de edad), que proporcionan estímulos apropiados, repetitivos, agradables y dosificados, de manera de potenciar determinadas funciones cerebrales y tienen por objetivo, potenciar al máximo sus habilidades físicas, mentales y psicosociales, que le permitan integrarse de manera adecuada a su entorno.

Estas intervenciones en las unidades de neonatología o pediatría, deberán ser revisadas continuamente por el equipo tratante, evaluando los signos vitales del niño, las condiciones médicas en que se encuentra y su capacidad de regulación frente a los estímulos ofrecidos.

A pesar de que parece evidente la importancia que tendría una estimulación adecuada desde las unidades de neonatología, aún no hay los suficientes estudios para determinar su efectividad a largo plazo, principalmente en el área motora, debido a que se requiere de años de seguimiento, lo que nos abre un campo de investigación que podría provocar grandes cambios a futuro en el neurodesarrollo de los niños(as) prematuros.

Programas de seguimiento

Posterior al alta, se han instaurado programas de seguimiento individualizados, que ofrecen intervenciones tempranamente, adecuadas para cada niño y su familia. Llevando a cabo evaluaciones estandarizadas según la etapa del desarrollo del niño, fomentando el desarrollo global, sin forzar el curso normal de maduración del Sistema Nervioso Central.

El objetivo de los programas de seguimiento es identificar secuelas e intervenir en forma temprana e interdisciplinaria, apoyando al niño y la familia en los procesos de inclusión social, así como también, prevenir la aparición de alteraciones en su neurodesarrollo, potenciando sus habilidades e interviniendo adecuadamente en sus limitaciones. Debe incluir las distintas áreas del desarrollo: lenguaje, sensorio-motora, personal-social, cognitiva.

El niño una vez dado de alta de la Unidad de Neonatología, si presenta alguna alteración neurológica o riesgo de padecerla, debería ser derivado a evaluación neurológica y ser ingresado a un programa de atención temprana para su seguimiento y tratamiento.

A su vez, el resto de los niños requerirán estas mismas derivaciones, si durante el seguimiento se detecta alguna anomalía.

Factores de riesgo de presentar alguna alteración

Factores de riesgo biológico	Factores de riesgo psicosocial
Bajo peso al nacer (menor de 1.500 grs.)	Situación socioeconómica
Prematurez (menor de 34 semanas) *	Oportunidad de acceder a programas de salud
Evidencia clínica de anomalías neurológicas	Negligencias
Presencia de lesiones cerebrales	Maltratos
Trastornos genéticos, entre otros	Adicciones familiares, etc.

* Es importante considerar que los prematuros tardíos (entre 32 y 37 semanas) también tendrían riesgo de presentar dificultades en su desarrollo, aprendizaje y comportamiento a largo plazo, por lo cual debemos considerarlo como un grupo de riesgo biológico, debido a su inmadurez fisiológica. Estos programas de seguimiento deben considerar evaluaciones, derivaciones e intervenciones, de los distintos profesionales a cargo, teniendo una estrecha relación con la familia, escuela y entorno en general del niño(a).

Numerosos serían los profesionales encargados de acompañar al niño(a) y su familia en este proceso, entre ellos cabe destacar: neonatólogos, pediatras, neurólogos, kinesiólogos, fonoaudiólogos, terapeutas ocupacionales, educadores diferenciales, asistentes sociales, psicólogos.

En Chile, la mayoría de los programas se encuentran dirigidos a la prevención terciaria, principalmente enfocados en la rehabilitación de niños con trastornos neurológicos. Poco a poco se han ido instaurando programas de intervención temprana en unidades de atención neonatal y programas de seguimiento, con evaluaciones sistemáticas hasta la edad de 6 años.

Pero aún nos falta por avanzar en este tema y poder resguardar los derechos de todos los niños(as) a desarrollar al máximo sus potencialidades. Desarrollar e implementar estrategias que garanticen la detección e intervención precoz de alteraciones del desarrollo representa un gran desafío. Equipos multidisciplinarios capacitados en desarrollo infantil, deben ser los encargados de llevar a cabo en forma coordinada dichas estrategias.

Bibliografía

- De Kievet, J., Zoetebier, L., Van Elburg, R., Vermeuten, R., Osterlaan, J. Brain development of very preterm and very low-birthweight children in childhood and adolescence: a meta-analysis. 2012. Developmental Medicine and Child Neurology, 54, 313-323.

- García Pérez, M. A, Martínez Granero, M. Desarrollo psicomotor y signos de alarma. 2016. En: AEPap (ed.). Curso de Actualización Pediatría 2016. Madrid: Lúa Ediciones 3.0; 2016. P. 81-93.

- GAT. Libro blanco de la Atención Temprana (2005). Editado por el Real Patronato sobre discapacidad. Madrid

- Pallás, C. Programa de actividades preventivas en niños prematuros con peso de nacimiento menor de 1.500 grs. Programa de actividades preventivas y de promoción de salud (PAPPS). Actualizado en 2005.

- Piñero J. Tesis Doctoral: Eficacia de los Programas de Atención Temprana en el ámbito hospitalario en niños en riesgo biológico. 2014. Universidad de Murcia. España.

- Schonhaut, L. y Cols. Prematuros tardíos: un grupo de riesgo de morbilidad a corto y largo plazo. 2012. Revista Chilena de Pediatría 2012; 83 (3): 217-223.

ULTRASONOGRAFÍA DE CRÁNEO EN EL RECIÉN NACIDO PREMATURO

Carolina Coria

Los recién nacidos de pretérmino constituyen una población creciente en el mundo y tienen un alto riesgo de presentar problemas en el neurodesarrollo, como parálisis cerebral en 5 a 10%, y secuelas cognitivas, como déficit intelectual, de la atención, conducta y sociabilización en un 25 a 50%. La causa principal de este daño cerebral es el localizado en la sustancia blanca denominado leucomalacia periventricular (LMPV), que generalmente se acompaña de compromiso neuronal y axonal que afecta también los ganglios de la base, corteza cerebral, tronco cerebral y cerebelo. Esta constelación de LMPV y compromiso neuronal y axonal se conoce como "encefalopatía de la prematurez" (Volpe, 2009). Menos frecuente, ocurre la hemorragia de la matriz germinal-intraventricular (HMG-HIV), que cuando es severa y se asocia a infarto venoso periventricular hemorrágico (IVPH) también se asocia a secuelas neuromotoras importantes.

El diagnóstico precoz y objetivo de injuria cerebral es importante para la toma de decisiones y pronóstico en el cuidado intensivo neonatal. Las primeras imágenes del cerebro neonatal fueron obtenidas usando tomografía computada a fines de los años 70 y fue preocupante el alto porcentaje de hemorragias en este grupo de neonatos, generalmente en ausencia de síntomas clínicos. La ultrasonografía de cráneo (USC) fue introducida sólo unos años más tarde en las UCI neonatales, siendo una técnica que se podía efectuar al lado de la incubadora, que no requería anestesia o sedación, y que no generaba radiación ionizante, lo que permitía repetirla frecuentemente. El rápido desarrollo tecnológico en las décadas siguientes con transductores de multifrecuencia y de alta resolución, su relativo bajo costo, rápida disponibilidad, y con mínima molestia para el recién nacido (RN), ha llevado a considerarla hoy en día como la técnica diagnóstica no invasiva de primera elección para evaluar el cerebro del RN prematuro de alto riesgo. La USC tiene, sin embargo, algunas limitaciones: es un examen observador dependiente, las mediciones deben ser reproducibles y tiene dificultades para detectar anormalidades en la fosa posterior (por ejemplo, una hemorragia del cerebelo) y en la corteza cerebral.

¿Cómo se realiza la ultrasonografía de cráneo?

Consiste en ultrasonido de imagen en escala de grises del parénquima cerebral y estudio doppler de los vasos. Se utiliza un transductor sectorial o convexo, con frecuencias entre 5 y 7,5 MHz. La principal ventana acústica es la fontanela anterior, y en forma complementaria las fontanelas mastoidea y posterior. Se comienza a través de la fontanela anterior en cortes coronales, sagital, parasagital izquierdo y parasagital derecho. Esto permite evaluar los ventrículos (forma, tamaño, contenido), sustancia blanca (periventricular y subcortical), tálamo y ganglios basales, sustancia gris y espacio subaracnoideo. La fontanela mastoidea es útil para evaluar fosa posterior, y la fontanela posterior o lambda para visualizar lóbulos y cuernos occipitales, y para distinguir entre un plexo coroideo prominente y una hemorragia intraventricular pequeña. En el caso de la fontanela mastoidea y lambdoidea se recomienda un transductor lineal de 7 a 12 MHz.

¿Cuándo se debe realizar la USC en el prematuro?

Debería realizarse en todos los prematuros menores de 32 semanas de edad gestacional (EG) y/o con un peso de nacimiento menor o igual de 1500 grs. Los protocolos varían en los distintos centros en el mundo. En general recomiendan realizar la primera USC el primer y el tercer día de vida y luego semanal o bisemalmente hasta el término, dependiendo de la EG al nacer. En el Hospital de Chillán se utiliza un protocolo propuesto el año 2000: la primera USC se realiza idealmente entre los primeros 3 a 5 días (considerando que un 70 a 90% de las hemorragias ocurre en las primeras 72 hrs) y al menos tres USC posteriores para detectar fundamentalmente patología de sustancia blanca, hasta el alta hospitalaria o el equivalente a las 40 semanas de EG corregida.

Tabla 1. Protocolo de USC de la Unidad de Neonatología - Hospital Clínico Herminda Martín

Edad del RN prematuro	Patología a detectar
3º a 5º día	HMG-HIV
7º a 10º día	HMG-HIV / LMPV
20º a 21º día	LMPV quística / Ventriculomegalia ex vacuo secundaria a LMPV Hidrocéfalo posthemorrágico
2 meses / 36 semanas de edad gestacional corregida	
3 meses / 40 semanas de EGC	

Las USC seriadas han demostrado mayor sensibilidad en predecir pronóstico y permiten:

1. Diagnosticar la HMG-HIV durante la primera semana de vida.

2. Detectar quistes periventriculares de una LMPV que pueden aparecer después de la primera semana, y que en ocasiones pueden progresivamente confluir formando parte de la pared del ventrículo, resultando en ventriculomegalia (ex vacuo).

3. Identificar lesiones quísticas periventriculares secundarias a sepsis, enterocolitis necrotizante, infecciones virales o fúngicas en cualquier momento del período neonatal.

4. Diagnosticar dilatación ventricular post-hemorrágica, que puede desarrollarse en cualquier momento posterior a la hemorragia intraventricular.

5. Diferenciar la hiperecogenicidad periventricular transitoria propia del prematuro, de lesiones hiperecogénicas que evolucionan a LMPV.

Hay situaciones clínicas en que se debe realizar una USC adicional al protocolo (Tabla 2)

Tabla 2. Indicaciones de USC adicionales al protocolo estándar

Deterioro clínico súbito
Aumento brusco de la necesidad de apoyo ventilatorio
Enterocolitis necrotizante
Episodios repetidos de apnea y/o bradicadia
Caída abrupta del Hematocrito /Hemoglobina
Crisis o cambio en estado neurológico
Aumento acelerado perímetro craneano

Hemorragia de la matriz germinal /hemorragia intraventricular (HMG-HIV)

Se origina en los vasos sanguíneos subependimarios de la matriz germinal, que es el lugar de origen de las futuras células neurales y gliales en el cerebro inmaduro, localizada entre el núcleo caudado y el tálamo (surco caudo-talámico) a nivel del foramen de Monro. La etiología es multifactorial: fragilidad vascular de la matriz, fluctuación en el flujo cerebral y la pérdida de autoregulación cerebral en prematuros extremos graves, entre otros factores. La hemorragia ocurre primariamente en la red capilar, la cual libremente comunica con el sistema venoso, aunque también puede ser de origen arterial. Puede quedar restringida a la matriz, pero más a menudo se extiende al ventrículo lateral, traspasando el tejido ependimario. La clasificación de Papile ha sido la más usada para definir la severidad de la HMG-HIV, aunque actualmente en lugar de la hemorragia grado IV de esta clasificación se prefiere denominar como IVPH, que es una hemorragia parenquimatosa, y que generalmente está asociada a una HMG-HIV de gran magnitud. Corresponde a un infarto venoso debido a que la hemorragia genera una obstrucción de las venas terminales impidiendo su drenaje. Ecográficamente, se caracteriza por una ecodensidad unilateral en la sustancia blanca periventricular, de forma triangular, ipsilateral a la hemorragia. La ecogenicidad de la lesión gradualmente disminuye y cambia a ecolucencia, formando progresivamente un quiste porencefálico o varias lesiones quísticas pequeñas. Esta lesión tiene un alto riesgo de desarrollo futuro de parálisis cerebral espástica de predominio hemiplégico. En la tabla 3 se describen los grados ultrasonográficos que actualmente se utilizan en la clasificación de la HMG-HIV.

Tabla 3. HMG-HIV: Grados de acuerdo a criterios ultrasonográficos (Volpe)

GRADO I	Hemorragia de la matriz germinal sin o con mínima hemorragia intraventricular (menos del 10% área ventricular en corte parasagital)
GRADO II	Hemorragia intraventricular de 10 a 50% del área ventricular en corte parasagital
GRADO III	Hemorragia intraventricular con más del 50% del área ventricular en corte parasagital
GRADO IV	Hemorragia intraventricular más infarto venoso periventricular hemorrágico)

Leucomalacia Periventricular (LMPV)

La LMPV se refiere al daño de la sustancia blanca, en que los principales mecanismos patogénicos son la isquemia y la inflamación, a menudo debido a infección intrauterina materna (corioamnionitis) o sepsis postnatal. Los RN prematuros son especialmente susceptibles a la isquemia cerebral y a la infección e inflamación, potenciado por la vulnerabilidad a la excitotoxicidad y la acumulación de los radicales libres. La LMPV clásicamente se divide en focal y difusa. La LMPV focal es necrosis profunda localizada en la sustancia blanca periventricular con pérdida de todos los elementos celulares, generalmente macroscópica (de varios milímetros o más) y que evoluciona en varias semanas a lesiones quísticas múltiples, que son fácilmente visualizadas en la USC y se conoce como LMPV quística. En forma más frecuente ocurre LMPV difusa, donde las necrosis focales son microscópicas en tamaño y evolucionan en semanas a cicatrices gliales, con marcada astrogliosis y microgliosis. Esta forma de LMPV se denomina "no quística", y se traduce en la USC como ventriculomegalia tardía, ex vacuo. También se han descrito lesiones puntiformes en la sustancia blanca (*"punctata white matter lesions"*) en los estudios de resonancia nuclear magnética, que en la USC pudiera observarse como ecogenicidad periventricular heterogénea, sin embargo el examen ultrasonográfico tiene baja sensibilidad en su diagnóstico. La secuela neuromotora principal de la LMPV es la parálisis cerebral de tipo diplegia espástica. En la tabla 4 se describen los grados ultrasonográficos de LMPV.

Tabla 4. Grados de leucomalacia periventricular (de Vries)

GRADO 1	Ecodensidades periventriculares que persisten más allá de 7 días
GRADO 2	Quistes localizados en el ángulo externo del ventrículo lateral
GRADO 3	Quistes extensos en la sustancia blanca periventricular fronto-parietal y/o occipital (leucomalacia periventricular quística)
GRADO 4	Quistes extensos en la sustancia blanca subcortical (leucomalacia subcortical quística)

Cuando la primera USC muestra anormalidad, ¿cómo se debe proceder?

1. Si la única lesión es una hemorragia de la matriz que evoluciona a un quiste subependimario, se espera que este desaparezca entre 10 días a 3 meses, y no es necesario un seguimiento más allá del primer mes de vida.

2. Si la lesión es una hemorragia intraventricular pequeña, se espera que

el coágulo hiperecogénico se resuelva dentro de 6 semanas.

3.   Si se trata de una gran hemorragia intraventricular, tiene un gran riesgo de dilatación ventricular post-hemorrágica y requiere seguimiento ecográfico cada 3 a 7 días, junto con monitorización estrecha del perímetro craneano del RN. Si además ocurre un IVPH, la USC repetida permitirá observar el desarrollo de una lesión quística. El hidrocéfalo post-hemorrágico puede ser comunicante, que tiene un mejor pronóstico, o no-comunicante, que requeriría evaluación neuroquirúrgica.

4.   Si la lesión inicial consiste en ecogenicidad anormal periventricular, el seguimiento con USC debe aclarar si se trata de un fenómeno normal y transitorio o si se desarrolla una LMPV quística.

El diagnóstico de ventriculomegalia se realiza de acuerdo a tablas de valores normales de tamaño ventricular para prematuros (tabla 5).

Tabla 5. Tabla de valores normales del tamaño ventricular en prematuros

Mediciones ventriculares	Promedio (mm)	Rango normal (mm)
Amplitud cuerno anterior (A)	1.27	0 - 3
Distancia tálamo-occipital (B)	16.7	hasta 19 (pretérmino) hasta 21 (EGC término)

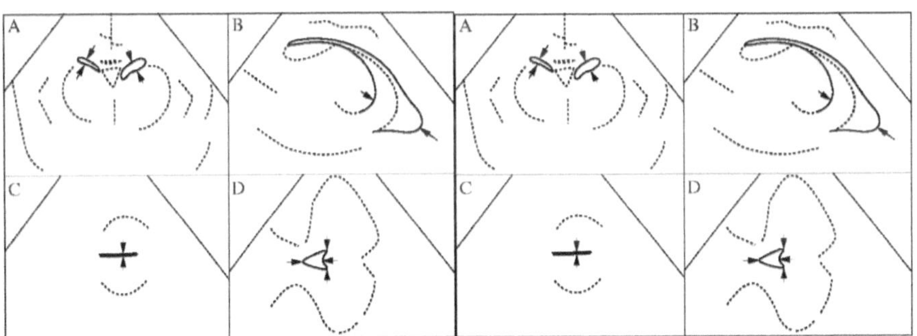

Volpe J J. Brain injury in premature infants: a complex amalgam of destructive and developmental disturbances. Lancet Neurol 2009;8(1):110-124

Bibliografía

- Argyropoulou M, Veyrac C. The rationale for routine cerebral ultrasound in premature infants. Pediatr Radiol 2015;45:646-50

- Benders M, Kersbergen KJ, De Vries L. Neuroimaging of white matter injury, intraventricular and cerebellar hemorrhage. Clin Perinatol 2014;41:69-82

- Brouwer M, De Vries L, Groenendaal F, Koopman C, Pistorius L, Mulder E, Benders M. New reference values for the neonatal cerebral ventricles. Radiology 2012;262(1):224-233.

- Ciambra G, Arachi S, Protano C, et al. Accuracy of transcranial ultrasound in the detection of mild white matter lesions in newborns. Neuroradiol J 2013; 26:284-9.

- De Vries LS, Benders M, Groenendaal F. Progress in neonatal neurology with a focus on neuroimaging in the preterm infant. Neuropediatrics 2015;46:234-241

- Gupta P, Sodhi KS, Saxena AK, Khandelwal N, Singhi P. Neonatal cranial sonography: A concise review for clinicians. J Pediatr Neurosci 2016 Jan-Mar; 11(1):7-13.

- Leijser LM, de Vries LS, Cowan FM. Using cerebral ultrasound effectively in the newborn infant. Early Hum Dev 2006; 82:827-35.

- Plaisier A, et al. Serial cranial ultrasonography or early MRI for detecting preterm brain injury? Arch Dis Child Fetal Neonatal Ed 2015;0:F1-F8

- Van Wezel-Meijler G, Steggerda SK, Leijser LM, Cranial Ultrasonography in neonates: role and lilmitations. Semin Perinatol 2010;34:28-38

- Volpe J J. Brain injury in premature infants: a complex amalgam of destructive and developmental disturbances. Lancet Neurol 2009;8(1):110-124

SINDROME HIPOTÓNICO DEL RECIÉN NACIDO

Carolina Coria

La hipotonía o tono muscular disminuido, se define como una menor resistencia al movimiento pasivo y puede o no estar asociado a debilidad o pérdida de fuerza. Es importante reconocer en el recién nacido (RN) ya que es un síntoma frecuente de disfunción neurológica aguda o crónica, cuyo origen puede estar en cualquier nivel del sistema nervioso: encéfalo, médula espinal, nervios, unión neuromuscular o músculos. Tanto el reconocimiento del cuadro como la determinación de la causa constituye un desafío clínico, lo que obliga a una aproximación sistemática que incluya una historia y examen neurológico detallados, para localizar la lesión neuroanatómica (central versus periférica). La identificación de la causa es esencial para el tratamiento específico de la patología de base, determinar pronóstico, morbilidades asociadas y riesgo de recurrencia. El manejo general del RN implica soporte nutricional, ventilatorio, y rehabilitación, como la terapia física y ocupacional, destinados a prevenir complicaciones (contracturas, deformidades).

Es importante destacar que la hipotonía es un aspecto normal del desarrollo durante la prematurez, siendo parte de la evaluación de la edad gestacional. También es signo de enfermedades sistémicas graves, como septicemia o insuficiencia cardio-respiratoria, y de enfermedades crónicas endocrinológicas o inmunológicas, en que la hipotonía forma parte del cuadro multisistémico.

Evaluación del tono muscular en el recién nacido

- **Anamnesis:** momento de la percepción y calidad de los movimientos fetales en la madre embarazada. Un retraso o disminución podría indicar una hipotonía de inicio prenatal.

Examen físico

A Inspección

- En el RN hipotónico en posición supina se puede observar disminución en sus movimientos espontáneos, postura en batracio: piernas completamente abducidas con la superficie lateral de los muslos en contacto con la camilla y los brazos extendidos. Cuando existe hipotonía de larga data, de inicio in útero, se puede evidenciar un pectum excavatum, luxación congénita de cadera, artrogriposis.

B Maniobras

- Resistencia a la movilización pasiva: está disminuida con un aumento del rango articular.

- Maniobra de tracción: Tomar al RN de las manos y llevarlo a la posición sentado. La cabeza debe mantenerse en el eje del tronco, flectando extremidades (codo, rodilla, tobillo).

- Suspensión vertical: Colocar ambas manos en las axilas del RN y subirlo. Los músculos de la cintura escapular ejercen presión contra las manos del examinador. Cabeza permanece erecta y las caderas, rodillas y tobillos levemente flectados.

- Suspensión ventral u horizontal: Se toma al RN por el abdomen. Cabeza debe permanecer erecta, dorso recto, flexiona codos, caderas, rodillas y tobillos.

Enfoque diagnóstico

Debemos distinguir entre hipotonía de origen central y de origen periférico. La hipotonía central es causada por una afección cerebral, y puede deberse a compromiso encefálico agudo como en la encefalopatía hipóxico-isquémica, infecciones del sistema nervioso central (SNC), encefalopatías tóxico-metabólicas, o a trastornos del desarrollo del sistema nervioso, como el Síndrome de Down. En un porcentaje menor la hipotonía se deberá a trastornos del sistema nervioso periférico o enfermedad neuromuscular, o bien tendrá un origen mixto (central y periférico) o con compromiso multisistémico (hipotonía plus). Un enfoque sistemático estableciendo niveles de diagnóstico permite esclarecer la etiología en la mayoría de los casos. Se deben precisar los signos y síntomas que acompañan la hipotonía para la localización anatomofuncional de la lesión (tabla 1). En la tabla 2 se detallan las causas más representativas de hipotonía central y en la tabla 3, de hipotonía periférica, con los métodos de estudio disponibles.

Tabla 1. Diferencias clínicas entre hipotonía central e hipotonía periférica

Hipotonía Central	Hipotonía Periférica
Embarazo patológico o bajo peso al nacer Micro o macrocefalia - Dismorfias - estigmas genéticos Déficit sensoriales (sordera, amaurosis) - estrabismo Encefalopatía: alteración de conciencia, falta de adecuada percepción y respuesta a estímulos del ambiente, no interactúa Reflejos arcaicos exaltados o persistentes Hiperreflexia osteo-tendínea, manos empuñadas, extremidades inferiores en postura en tijeras Posturas anormales o movimientos involuntarios: distonía, coreoatetosis Crisis epilépticas Compromiso de otros sistemas: hepático, renal, ocular	Debilidad muscular: diplegia facial, ptosis, oftalmoplegia externa, trastorno de la deglución, dificultad para toser y movilizar secreciones vía aérea, sialorrea, debilidad musculatura axial, respiración paradojal, insuficiencia respiratoria secundaria a debilidad de músculos intercostales con indemnidad diafragmática. Debilidad músculos apendiculares: postura en rana con escasos movimientos espontáneos, no vence gravedad. Llanto débil Hipo o arreflexia osteotendínea. Reflejos del desarrollo deprimidos o abolidos. Prensión palmar y plantar disminuidas. Buen desarrollo psicosocial con buen contacto visual. Sin otras alteraciones cerebrales o malformaciones (salvo óseas o articulares por falta de movilidad, muchas veces de inicio prenatal) Atrofia muscular (en ocasiones no visible por panículo adiposo).

Enfoque clínico del recién nacido y lactante hipotónico. Revista de pediatría electrónica 2014, vol 11, N° 3.

tabla 2. Causas de hipotonía central

ETIOLOGÍA	Cuadro Clínico	Estudio
ENCEFALOPATÍAS AGUDAS		
Encefalopatía hipóxico-isquémica	Asfixia neonatal severa, crisis neonatales	TAC – RNM cerebral - EEG
Accidente cerebrovascular isquémico, hemorragia, trombosis venosa, trauma encefálico	Crisis neonatales, encefalopatía, focalidad neurológica	TAC –RNM cerebral

Infecciosas (meningitis, encefalitis), TORCH	Crisis neonatales, fiebre, hipotermia, síndrome séptico, síndrome TORCH	LCR-cultivos serología TORCH
Tóxicas	Historia prenatal o perinatal de exposición a drogas	Screening toxicológico
Trastornos metabólicos: Hipoglicemia, hipocalcemia, hipermagnesemia, hipotiroidismo	Factores de riesgo perinatales Clínica específica	Glicemia, calcemia, magnesemia, T4- TSH
Errores innatos del metabolismo (EIM) -EIM intermediario (aminoacidopatías, acidurias orgánicas, hiperamonemias) -EIM de la energía (enfermedades mitocondriales) -EIM de las macromoléculas (gangliosidosis, glicogenosis) -Enfermedades peroxisomales (Enfermedad de Zellweger)	Compromiso de conciencia, RN de aspecto "tóxico-séptico", acidosis metabólica, hipoglicemia, hiperamonemia , acidosis láctica, hepatomegalia Dismofias, frente amplia, fascie plana, hepatomegalia, crisis	Espectrofotometría de masas en tándem o Perfil de aminoácidos y acilcarnitinas. ácido Láctico y Pirúvico / Amonio ácidos grasos de cadena muy larga
ENCEFALOPATÍAS ESTÁTICAS	**Cuadro clínico**	**Estudio**
Cromosomopatías : Sindrome de Down Síndrome de Prader Willi	hipotiroidismo, inestabilidad atloido-axoidea, leucemia, epilepsia (síndrome de West). Coeficiente intelectual variable: 25 a 75. En general tienen gran destreza social. Mayor riesgo de enfermedad de Alzheimer en edad adulta. Generalmente presentan bajo peso de nacimiento y dificultades en la alimentación en las primeras semanas. A medida que el niño crece disminuye progresivamente la hipotonía, desarrollo psicomotor lento, hiperfagia con obesidad, talla baja, hipogonadismo, fascie especial (redondeada con	CARIOGRAMA 95% de los casos: trisomía 21 libre (riesgo recurrencia es 1% + riesgo según edad materna) En 3% son traslocaciones (tr) (se debe estudiar a los padres: si tienen cariotipo normal=riesgo <1%, madre con tr. 14:21=riesgo

	ojos almendrados), manos y pies pequeños, dedos aguzado Retraso severo del desarrollo, crisis	es 20%, padre con tr. 14:21 = riesgo es 10%, padre o madre con tr. 21:21= riesgo100% FISH,Test metilación SNRPN cromosoma 15q11-13. RNM cerebral
Malformaciones cerebrales		
Traumatismo o infarto medular	Tetraparesia o paraparesia	RNM medular

Enfoque clínico del recién nacido y lactante hipotónico. Revista de pediatría electrónica 2014, vol 11, N° 3.

Tabla 3. Causas de hipotonía periférica

ETIOLOGÍA	Cuadro clínico	Estudio
MOTONEURONA Atrofia muscular espinal severa (tipo I, Enf. De Werdnig-Hoffmann)	Degeneración progresiva de las motoneuronas del asta anterior de la médula espinal. Incidencia 1:25.000. Autosómica recesiva (5q). Severa debilidad e hipotonía, arreflexia y fasciculaciones de la lengua. Adecuada conexión y reacción al medio, que contrasta con el grado de debilidad. Debilidad de instalación insidiosa alrededor de la tercera a cuarta semana de vida, aunque hay formas de inicio congénito.	Examen genético molecular: deleción de exones 7 y 8 del gen SMN1 (gen de supervivencia de las motoneuronas del asta anterior)
RAÍCES Y NERVIOS PERIFÉRICOS Polineuropatías hereditarias	-Hipomielinización congénita -Neuropatía axonal congénita -Neuropatía asociada a cataratas y dismorfismo facial	Estudio genético

UNIÓN NEUROMUSCULAR -Miastenia gravis neonatal transitoria (madre con Miastenia Gravis autoinmune: traspaso de Ac al RN) -Sindromes miasténicos congénitos	Debilidad con fatigabilidad, dificultad en alimentación (succión y deglución), aspiración recurrente, paresia facial, llanto débil, oftalmoparesia, ptosis, falla respiratoria, reflejos osteotendíneos conservados.	Test con inhibidores de anticolinesterasa
M Ú S C U L O -Miopatías Congénitas: (alteración en la estructura o función muscular genéticamente determinada) Tipos: Nemalínica, Miotubular o centronuclear, Foco central, Desproporción congénita del tipo de fibras. -Distrofias musculares: Distrofia muscular congénita, Distrofia miotónica congénita	-Miopatías congénitas: no progresivas o lentamente progresivas, otras de presentación grave neonatal (forma neonatal Nemalínica y Miotubular). Según el tipo puede haber: dificultad succión, llanto débil, complicaciones respiratorias, diplegia facial, ptosis palpebral, oftalmoplegia, compromiso cardíaco, hipertermia maligna (foco central), deformidades esqueléticas, etc. -Distrofias musculares congénitas: contracturas musculares son características. Pueden asociarse a hipomielinización (merosina negativa) o malformaciones corticales (Fukujama) u oculares-cerebrales (Sindromes de Walker-Warburg y Músculo-oculo-cerebral) -Distrofia miotónica congénita: Madre con Distrofia miotónica, insuficiencia respiratoria, diplegia facial con boca en "V" invertida, trastorno en la alimentación	Biopsia muscular: inmunohistoquímica y microscopía electrónica CK puede estar elevada Biopsia muscular RNM cerebral Estudio genético análisis CTG gen DMPK ventriculomegalia

Enfoque clínico del recién nacido y lactante hipotónico. Revista de pediatría electrónica 2014, vol 11, N° 3.

APROXIMACIÓN CLÍNICA AL SÍNDROME HIPOTÓNICO DEL RECIÉN NACIDO

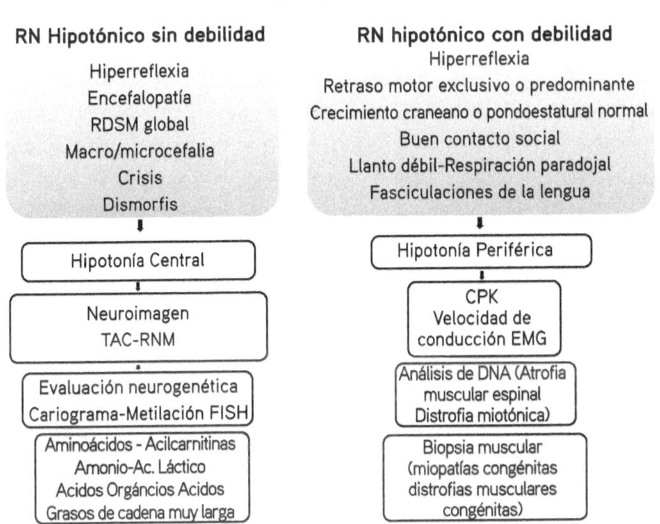

Enfoque clínico del recién nacido y lactante hipotónico. Revista de pediatría electrónica 2014, vol 11, N° 3.

Bibliografía

- Bodensteiner J.B. The evaluation of the hypotonic infant. Semin Pediatr Neurol 2008; 15:10-20.

- Harris S.R. Congenital Hypotonia: clinical and developmental assessment. Dev Med Child Neurol 2008;50:889-92

- Kleinsteuber K, Avaria M. de los Angeles, De Tezanos A. Enfoque clínico del recién nacido y lactante hipotónico. Rev Ped Elec (en línea) 2014;11(3):39-54.

- Laugel V, Cosse M, Matis J. Diagnosis approach to to neonatal: restrospective srudy on 144 neonates. Eur J Pediatr 2008;167(5):517-23

- LeyenaarJ, Camfield P, Camfield C. A schematic approach to hypotonia in infancy. Pediatr Child Heath 2005;10(7):397-400

- Sparks S.E. Neonatal Hypotonia. Clin Perinatol 2015,Jun;42(2):363-71

- Paro-Panjan D, Neubauer D. Congenital hypotonia: is there an algorithm? J Child Neurol 2004;19:439-42

CRISIS NEONATALES

Carolina Coria

Las crisis neonatales representan la manifestación más importante de disfunción neurológica en el recién nacido (RN) y es considerada una emergencia neurológica. Es importante reconocerlas, determinar su etiología y una pronta terapia, por tres razones principales: porque a menudo están relacionadas a una enfermedad significativa, que a veces requiere una terapia específica, porque pueden interferir con medidas de apoyo vitales como la alimentación o ventilación asistida, y por último, debido a que por sí mismas pueden ser causa de daño cerebral.

El RN tiene un mayor riesgo de tener crisis que otros grupos de edad, lo cual tiene un origen multifactorial, especialmente la mayor excitabilidad del cerebro neonatal como también el alto riesgo de presentar trastornos que causan crisis, cuyo espectro varía con la edad gestacional, como la hemorragia intracraneal predominando en el RN de pretérmino, y la encefalopatía hipóxico-isquémica (EHI) y el accidente cerebrovascular (ACV) en el RN de término. La frecuencia estimada de crisis neonatales es de 1 a 5 por 1000 RN vivos, siendo mayor en el RN de pretérmino, alcanzando 50 por 1000 en el menor de 1500 grs. Las principales causas de crisis neonatales se describen en la Tabla 1.

Tabla 1. Etiología de las crisis neonatales

Diagnóstico diferencial de crisis aguda sintomática
Hipoxia Isquemia Global: Encefalopatía hipóxico-isquémica
Hipoxia-isquemia focal:
Infarto arterial
Infarto venoso
Hemorragia intracraneal
Intraventricular, parenquimatosa, subaracnoidea, subdural
Trastorno metabólico transitorio
Hipoglicemia - Hipocalcemia - Hipomagnesemia - Hiponatremia
Infección aguda del sistema nervioso central
Diagnóstico diferencial de epilepsia de inicio neonatal
Malformación cerebral
Infección congénita

Error congénito del metabolismo y epilepsias respondedoras a vitaminas (dependencia a piridoxina, crisis respondedoras a ácido folínico, deficiencia de biotina)
Síndromes epilépticos de inicio neonatal
Crisis neonatales familiares benignas (KCNQ2, KCNQ3)
Encefalopatías epilépticas neonatales: Epilepsia mioclónica precoz: Hiperglicinemia no cetótica Encefalopatía epiléptica infantil temprana (Sd. Ohtahara) Sd. Aicardi, ARX, CDKL5, STXBP1

Volpe, J. Neonatal Seizures. En: Neurology of the Newborn, 5th ed, WB Saunders Elsevier, Philadelphia 2008. Cap 5:203-244.

Las crisis neonatales tienen alta morbimortalidad. El pronóstico dependerá de la causa subyacente y su severidad, pero en general las secuelas en el neurodesarrollo varían entre el 30 al 60%, predominando la discapacidad cognitiva y motora, y la epilepsia (15-35%). Etiologías de pronóstico adverso son la disgenesia cerebral, la EHI, las enfermedades metabólicas y las infecciones del sistema nervioso central (SNC).

Clasificación clínica

Las manifestaciones clínicas de las crisis en el período neonatal difieren considerablemente de las que se expresan en niños mayores y en adultos, y no es infrecuente que exista un desacoplamiento entre la actividad epileptiforme electroencefalográfica y las manifestaciones motoras. En la tabla 2 se muestra la clasificación clínica actual.

Tabla 2. Clasificación clínica de las crisis

Tipo	Manifestaciones Clínicas
Sutil	Parpadeo, desviación ocular, mirada fija, nistagmo, masticación, succión, protrusión lingual, pedaleo de piernas, manoteo (*"boxing"*) o movimientos natatorios o de remo, taquicardia, presión arterial inestable, apnea
Clónica	Sacudidas rítmicas, conciencia preservada FOCAL: Extremidades o un lado de la cara o cuerpo sugieren lesión focal, ej. ACV MULTIFOCAL: irregular, fragmentaria

Mioclónica	Sacudidas musculares, aisladas, rápidas Generales, focales y multifocales
Tónica	GENERALIZADAS: extensión de las cuatro extremidades acompañadas por pronación de brazos y empuñamiento de manos FOCAL: postura sostenida de una extremidad (raro)

Volpe, J. Neonatal Seizures. En: Neurology of the Newborn, 5th ed, WB Saunders Elsevier, Philadelphia 2008. Cap 5:203-244.

Tabla 3. Existen eventos paroxísticos en período neonatal que se pueden confundir con crisis

Evento paroxísticos	Clínica y causas
Temblor (*"jitteriness"*)	Movimiento involuntario oscilatorio rítmico, amplitud regular. Cede con la sujeción pasiva de la extremidad -FINO >6 Hz, baja amplitud: fisiológico o por hipoglicemia. -GRUESO <6 Hz, alta amplitud, es siempre patológico: EHI, HIC, trastornos electrolíticos o metabólicos, sepsis, hipotermia, privación de drogas, estado hipertiroideo
Mioclonus no epiléptico	Contracciones musculares bruscas, involuntarias, arrítimicas, irregulares (mayor amplitud que temblor). Puede ser benigno (mioclonus benigno neonatal del sueño) o patológico (por daño cerebral difuso, como fenómeno de liberación de tronco cerebral)
Hiperekplexia o enfermedad del sobresalto	Excesiva respuesta de sobresalto a estímulos inesperados (auditivo, visual, táctil) con o sin rigidez muscular generalizada transitoria y mioclonus nocturno asociado
Movimientos distónicos	Encefalopatía bilirrubínica aguda, exposición intrauterina a drogas, tortícolis paroxística benigna (aunque es raro en RN), síndrome de Sandifer (por reflujo gastroesogágico)
Movimientos oculares anormales	-Mirada hacia arriba (o hacia abajo) tónica paroxística -Opsoclonus: oscilaciones oculares, involuntarias, rápidas, irregulares, no rítmicas, muldidireccionales (RN con visión anormal o condiciones neurológicas como EHI o infección del SNC por Herpes Simplex)
Hipo	Comienza in útero y continúa en período neonatal
Fasciculaciones de la lengua	En atrofia muscular espinal tipo 1, EHI, síndrome de Möebius, infarto de tronco

Volpe, J. Neonatal Seizures. En: Neurology of the Newborn, 5th ed, WB Saunders Elsevier, Philadelphia 2008. Cap 5:203-244.

Evaluación diagnóstica

1. Clínica:

   a. Examen general: debe enfocarse en alguna condición o enfermedad subyacente: en la piel debe buscarse presencia de equimosis u otros signos hemorragíparos, exantema, manchas (facomatosis).

   b. Examen cardíaco buscar soplos, incluir auscultación en fontanelas buscando malformaciones arteriovenosas.

   c. Examen abdominal buscar masas intraabdominales (hígado, bazo, riñón).

   d. Examen neurológico: nivel de conciencia, tono, mirada, postura, reflejos primitivos, pares craneanos, reflejos osteotendíneos.

2. Estudio de laboratorio inicial: dirigido a salvar la vida del RN y minimizar el potencial daño cerebral y discapacidad posterior si sobrevive. Para esto, se deben privilegiar aquellos trastornos metabólicos e infecciones que si no son tratados pueden causar secuelas permanentes. Ejemplos son la hipoglicemia o las meningitis bacterianas.

Estudio inicial	Test
Causas Metabólicas	Glucosa,Cetonemia, Na, K, Mg, Ca Gases en sangre, pH, pCO2, EB, lactato, Enzimas hepáticas, Creatininemia Amonemia Perfil de aminoácidos y acylcarnitinas
Infecciosas	Recuento celular PCR específicas. Hemocultivos Urocultivo LCR: células, glucosa, cultivo, albúmina, lactato, PCR virus (CMV, HSV, Entero, Cocksakie B, Echovirus)

Volpe, J. Neonatal Seizures. En: Neurology of the Newborn, 5th ed, WB Saunders Elsevier, Philadelphia 2008. Cap 5:203-244.

3. Estudio de laboratorio extendido: Si el estudio de laboratorio inicial es negativo, requiere estudios adicionales para investigar causas menos frecuentes de crisis neonatales, que se detallan en la siguiente tabla 4.

Estudio extendido	Test
Enfermedad mitocondrial	Ac. Láctico/Pirúvico (sangre/LCR) - Biopsia muscular
Enfermedad peroxisomal (Enfermedad de Zellweger)	ácidos grasos de cadena muy larga (sangre)
Errores congénitos metabolismo Aminoacidopatías Acidurias orgánicas	Aminoácidos en sangre Aminoácidos en orina Perfil de acylcarnitinas ácidos orgánicos en orina
Hiperglicinemia no cetótica	Glicina en LCR - Glicina en sangre Neuroimagen: agenesia cuerpo calloso
Dependencia a la piridoxina	Prueba con piridoxina
Crisis responsivas a ácido folínico o deficiencia de folato cerebral	Dosis de carga de ácido folínico 2.5 - 5 mg dos veces al día (hasta 8 mg/kg/día)
Deficiencia de Biotina (Deficit biotinidasa, deficiencia holocarboxilasa)	Biotinidasa plasmática Tratamiento con biotina: 5 mg, 2 veces al día
Deficiencia del co-factor del molibdeno o deficiencia de sulfito-oxidasa	Sulfitest en orina
Defecto transportador de la glucosa (GLUT 1)	Relación Glucorraquia / Glicemia 0.3 (<0.5) Normal: 0.65
Deficiencia de creatina cerebral	Disminución relación creatina o guanidinoacetato /cratinina orina Espectroscopía RNM crebral (< peak creatina)
Sindrome dismórfico	Cariograma - Test genéticos específicos
TORCH	Estudio serológico específico, fondo de ojo

Volpe, J. Neonatal Seizures. En: Neurology of the Newborn, 5th ed, WB Saunders Elsevier, Philadelphia 2008. Cap 5:203-244.

4. Neuroimagen: La ultrasonografía de cráneo (USC) es de fácil acceso en la UCI neonatal e identifica varias patologías intracraneales, por lo que puede utilizarse en la fase aguda, diagnosticando lesiones severas y centralmente localizadas, como hidrocefalia, calcificaciones, HIC, malformaciones graves del SNC. Sin embargo, es menos sensible para daño hipóxico-isquémico global y focal. La resonancia nuclear magnética (RNM) es el estándar de oro que revelará la mayoría de

la patología cerebral. Combinada con la difusión es una excelente herramienta diagnóstica para el diagnóstico de ACV y el edema cerebral, así como para el diagnóstico de malformaciones corticales (lisencefalia, paquigiria), EHI, ACV arterial y venoso, meningitis – encefalitis, y algunos errores congénitos del metabolismo (ej, enfermedad de Zellweger), y lesiones de la fosa posterior. Sugerimos la tomografía axial computada para situaciones de emergencia cuando la RNM no está disponible.

Manejo

1. Manejo inicial: asegurar vía aérea, ventilación, vía venosa permeable y monitoreo de funciones vitales, electroencefalograma (idealmente continuo si está disponible). Tomar muestra de sangre para exámenes de laboratorio (estudio inicial), realizar neuroimagen, evaluar necesidad de una punción lumbar para descartar infección del SNC.

2. Si se detecta hipolglicemia: SG 10% 200 mg/kg (2 cc/kg) y luego mantener con carga de 4 a 6 mg/kg/min. En caso de hipocalcemia: gluconato de Ca 10%: 100 a 200 mg/kg e.v. (1 a 2 ml/kg/dosis) a pasar en 10 minutos y repetir cada 6 hrs. En caso de hipomagnesemia: Sulfato de Mg 25%: 0,25-0,5 ml/kg/dosis e.v. y repetir cada 4 horas

3. Considerar la dependencia a piridoxina, que aunque es infrecuente, se caracteriza por convulsiones neonatales precoces (incluso intrauterinas) y tiene una excelente respuesta al tratamiento. Se administran 50 a 100 mg de piridoxina e.v. Se continúa con una dosis diaria similar por cinco días y posteriormente 10 a 20 mg/día v.o. de por vida.

4. Tratamiento antiepiléptico: Hasta la fecha no existen consensos de manejo de crisis en el RN basados en la evidencia que respalden el uso de algún fármaco antiepiléptico (FAE) en el período neonatal.

- FAE clásicos: Fenobarbital, fenitoína, benzodiacepinas, lidocaína

- FAE nuevos: levetiracetam, vigabatrina, lamotrigina, topiramato, bumetanida (diurético de asa)

El fenobarbital se considera el FAE de primera línea, con un control de crisis alrededor de un 50%. Su vida media tiene un rango muy amplio y puede alcanzar las 140 horas en RN asfixiados, por lo que se recomienda controlar niveles plasmáticos si reaparecen crisis o si se sospecha intoxicación. Existe cierta evidencia experimental que el fenobarbital podría ser neurotóxico provocando alteraciones en el neurodesarrollo al favorecer la apoptosis neuronal. La fenitoína, tiene una eficacia similar al fenobarbital, pero es considerada de segunda línea debido a desventajas como riesgo de hipotensión y arritmias severas. Además puede tener riesgo de toxicidad en caso de enfermedad renal o hipoalbuminemia, ya que podría aumentar la fracción libre del fármaco.

Las benzodiacepinas se utilizan de segunda o tercera línea. Se prefiere el midazolam. También puede usarse el lorazepam.

La Lidocaína aunque se utiliza poco en nuestro medio, algunos estudios la catalogan como efectiva, de segunda o tercera línea. Requiere monitorización estricta, está contraindicada en niños con cardiopatía, o quienes recibieron fenitoína previamente.

De los nuevos FAE, el que ha demostrado mayor eficacia como FAE de segunda línea es el Levetiracetam. Puede ser usado en forma oral (por SNG) o e.v. Se considera un fármaco seguro, con efectos adversos infrecuentes, e incluso sería neuroprotector.

Algoritmo de manejo

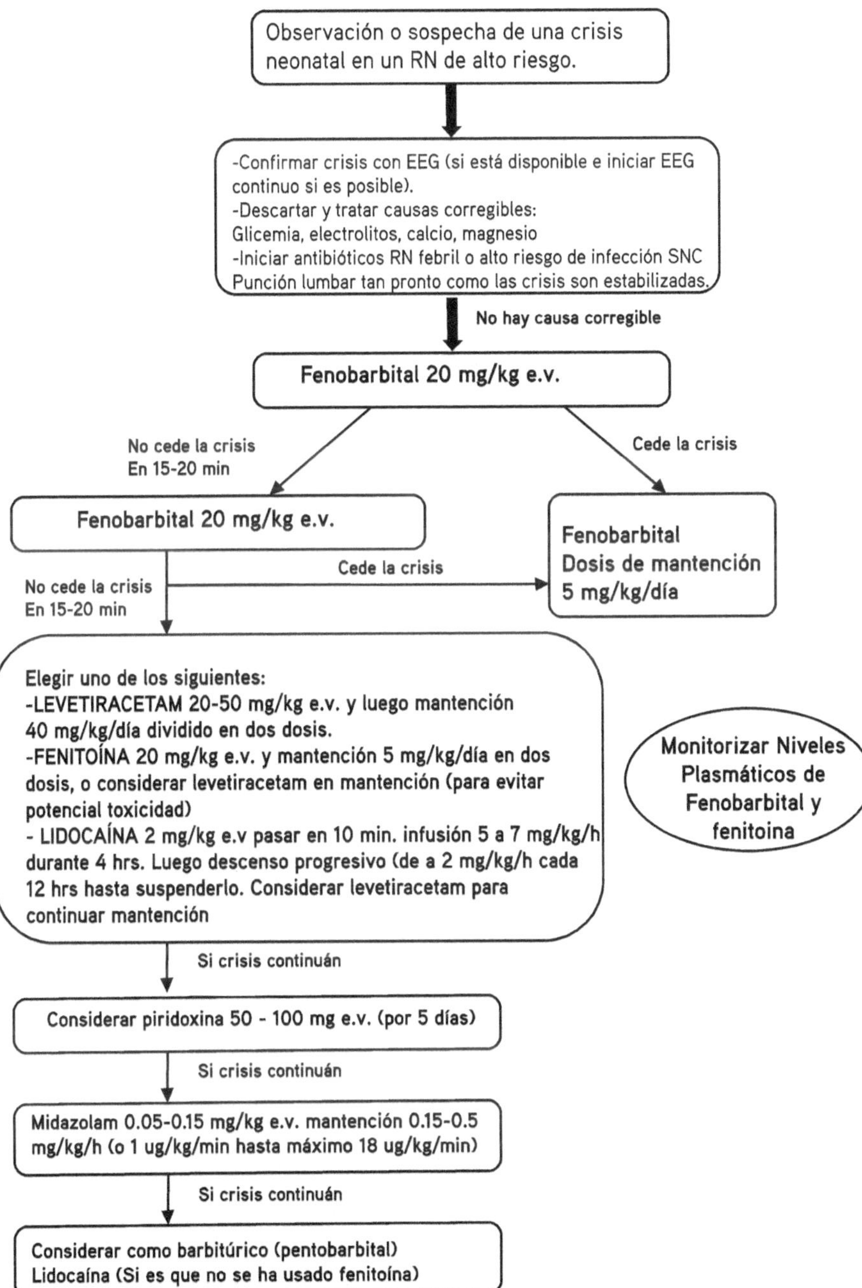

Convulsiones neonatales. Protocolo de manejo asociación española de pediatría, 2008.

Bibliografía

- Glass HC. Neonatal Seizures: Advances in mechanisms and management. Clin Perinatol 2014 March;41(1):177-190

- Hallberg B, Blennow M. Investigations for neonatal seizures. Semin Fetal Neonatal Med 2013;18:196-201

- Mruk A, Garlitz K, Leung N. Levetiracetam in neonatal seizures: a review. JPediatr Pharmacol Ther 2015;20(2):76-89

- Orivoli S, Facini C, Pisani F. Paroxysmal nonepileptic motor phenomena in newborn. Brain Dev 2015;37(9):833-39.

- Slaughter L, Patel A, Slaughter J. Pharmacological treatment of neonatal seizures: a systematic review. J of Child Neurol 2013;28(3):351-364

- Uria-Avellanal C, Marlow N, Rennie JM. Outcome following neonatal seizures. Semin Fetal Neonatal Med. 2013

- Varela X, Bertrán M. Actualización en el manejo de convulsiones neonatales. Rev Ped Elec (en línea) 2014;11(3):31-38

- Volpe, J. Neonatal Seizures. En: Neurology of the Newborn, 5th ed, WB Saunders Elsevier, Philadelphia 2008. Cap 5:203-244.

- Weeke L, Van Rooij L, Toet M, Groenendaal F, De Vries L. Neuroimaging in neonatal seizures. Epileptic Disord 2015;17(1):1-11

SÍNDROME DE DOWN

Paulina Schneider

El Síndrome de Down (SD) es la anomalía cromosómica más frecuente, que se presenta con rasgos fenotípicos característicos, condiciones médicas comúnmente asociadas y discapacidad intelectual en grado variable. Este síndrome es causado por material extra del cromosoma 21, producido en el 90% de los casos por no disyunción del cromosoma materno en meiosis (trisomía 21), y en menor frecuencia por traslocaciones (3-5%) y trisomías parciales o mosaicismo que se presentan con una línea celular normal y otra alterada (1%). En Chile, se registra una tasa de 2,4 por 1000 recién nacidos vivos.

Diagnóstico

El diagnóstico *prenatal* es variable y depende de protocolos locales y técnicas disponibles. Los métodos diagnósticos prenatales incluyen:

1) Pruebas de laboratorio: fracción libre de la porción beta de la BHCG, proteína A asociada al embarazo, DNA fetal en sangre materna.

2) Imágenes: en Chile la sospecha diagnóstica prenatal se centra en las características ecográficas, como son aumento de traslucencia nucal, ausencia o hipoplasia de hueso nasal y malformaciones congénitas sugerentes.

3) Técnicas invasivas: muestra de vellosidades coriales, amniocentesis o cordocentesis para realización de cariotipo.

De acuerdo al riesgo de SD según edad materna, pruebas de laboratorio y marcadores ecográficos se puede realizar en consenso con los padres un procedimiento invasivo, teniendo en cuenta el riesgo de pérdida del embarazo secundario al procedimiento.

De manera **post natal**, inicialmente se puede realizar una técnica molecular llamada hibridación fluorescente in situ (FISH) que permite detectar presencia de material extra de cromosoma 21 mediante sondas marcadas y está disponible en 24-48 horas, facilitando el diagnóstico y la información a los padres. Posteriormente siempre se debe realizar un cariograma para otorgar un adecuado asesoramiento genético, ya que el riesgo de recurrencia depende del cariotipo del paciente (mayor riesgo en traslocaciones específicas).

De acuerdo a un estudio realizado en Chile el año 2013, en un 84% de los casos el diagnóstico es post natal. Al momento de entregar la noticia, se recomienda que lo haga el obstetra y/o pediatra-neonatólogo tratante, en presencia de ambos padres y con el recién nacido presente, en un lugar tranquilo que permita a los padres resolver sus dudas y utilizando un lenguaje claro y no peyorativo.

Características clínicas: entre los rasgos físicos más comunes se encuentran:

Generalizado

- Hipotonía
- Hiperlaxitud

Cabeza y cuello

- Braquicefalia
- Cuello corto y microcefalia
- Pliegue epicántico
- Manchas de Brushfiels (manchas hipopigmentadas en iris)
- Nariz pequeña
- Puente nasal plano
- Orejas pequeñas
- Piel excesiva en la nuca
- Fisuras palpebrales inclinadas hacia arriba
- Macroglosia

Extremidades

- Pliegue palmar transverso único
- Quinto dedo corto con clinodactilia y espaciamiento amplio
- Surco plantar profundo entre el primer y el segundo dedo del pie

Condiciones médicas asociadas

Alimentación y crecimiento: Durante los primeros meses de vida pueden tener dificultad para incrementar peso por patologías asociadas, trastorno de succión-deglución o enfermedades intercurrentes. Desde la época escolar pueden tender a sobrepeso y obesidad.   Los pacientes con SD deben ser evaluados desde el nacimiento con curvas de crecimiento diseñadas para esta población.

Neurológico: Cursan con retraso del desarrollo psicomotor, por lo que la estimulación temprana se debe iniciar en los primeros meses de vida. Presentan mayor frecuencia de epilepsia, principalmente síndrome de West, por lo que se debe mantener un alto grado de sospecha y derivación oportuna.

Cardiológico: 50% presenta cardiopatía congénita, siendo lo más frecuente los defectos septales. En adolescentes y adultos se describe una mayor frecuencia de valvulopatías. Se debe realizar electrocardiograma y ecocardiografía a todo recién nacido y posteriormente ante la aparición de soplos derivar para estudio de valvulopatías.

Gastrointestinal: 12% presenta malformaciones del tubo digestivo, incluyendo atresia esofágica, atresia duodenal, malformaciones ano-rectales, ante sospecha pre o postnatal se debe estudiar al recién nacido con una ecotomografía abdominal. El reflujo gastroesofágico y la constipación son más frecuentes que en la población general, y se debe mantener un alto grado de sospecha de enfermedad de Hirschprung y enfermedad celíaca.

Respiratorio: Causa importante de morbimortalidad. Puede existir una obstrucción de vía aérea alta de origen multifactorial: macroglosia, hipoplasia de tercio medio facial, nasofaringe estrecha, hiperplasia de adenoamigdalas, malformaciones de vía aérea y pulmonares, lo que se exacerba por obesidad e hipotonía y se asocia a mayor incidencia de apnea obstructiva del sueño. Existe también una mayor frecuencia de malacias de vía aérea, sibilancias recurrentes y mayor suceptibilidad a infecciones del tracto respiratorio, siendo la neumonía la segunda causa de muerte después de las cardiopatías congénitas.

Inmunológico: Se han identificado alteraciones como subpoblaciones de linfocitos B y T disminuidas, disminución de la quimiotaxis de neutrófilos y alteraciones tímicas. En pacientes con infecciones recurrentes se debe considerar estudio inmunológico.

Hematológico: La poliglobulia y trombocitopenia son frecuentes en las primeras semanas de vida, las reacciones leucemoides son generalmente benignas y de remisión espontánea. El trastorno mieloproliferativo transitorio ocurre en las primeras semanas de vida en cerca del 10% de los casos y generalmente es benigno y autolimitado, aunque puede preceder una leucemia mieloide. 1% de los pacientes con SD desarrolla leucemia, siendo el riesgo 10 a 20 veces mayor que en la población general. Por lo anterior, se recomienda hemograma con recuento de plaquetas al recién nacido y posteriormente control anual.

Endocrinológico: Un 8-49% de los pacientes presenta alteraciones tiroideas. El hipotiroidismo congénito es 28 veces más frecuente que en la población general, siendo en un 30% de los casos transitorio y 70% permanente, el hipotiroidismo adquirido afecta a un 25% de los pacientes y es principalmente de origen autoinmune. La incidencia de hipertiroidismo varía de 0,07 a 2,5% y se inicia en general después de los 8 años de edad con mayor frecuencia en mujeres. Por lo anterior, se recomienda medición de TSH y T4 libre al nacer, 6 meses, 12 meses y luego anualmente.

Otorrinolaringológico: Estos pacientes tienen conducto auditivo externo estrecho, mayor frecuencia de otitis media serosa, infecciones óticas, sinusitis, hipoacusia y apnea obstructiva del sueño. Se recomienda evaluación auditiva al nacer con emisiones otoacústicas o potenciales evocados auditivos de tronco y evaluación rutinaria por especialista o ante sospecha de patología.

Oftalmológico: Más del 50% presenta alteraciones como cataratas congénitas o adquiridas, obstrucción de conducto lagrimal, estrabismo, nistagmus, vicio de refracción, conjuntivitis recurrentes y oclusión incompleta de párpados. Se recomienda rojo pupilar en todos los controles de salud, evaluación por oftalmólogo en los primeros 6 meses de vida y luego anualmente.

Ortopédico: La hipotonía e hiperlaxitud aumenta riesgo de pie plano, escoliosis y luxación de articulaciones. 15% presenta laxitud atlantoaxial con riesgo de luxación, pero actualmente se recomienda radiografía cervical sólo en pacientes sintomáticos o aquellos que realizarán actividades de riesgo ya que su rendimiento es discutido.

Atención al recién nacido

Los primeros días de vida se deben obtener historia familiar e información prenatal, particularmente estudio genético previo, y descartar patologías de alta prevalencia en SD. En el periodo de RN inmediato primero estabilizar, efectuar examen físico orientado a descartar la existencia de problemas cardíacos (soplos, pulsos, dificultad respiratoria, cianosis), digestivos (ano imperforado), metabólicos (poliglobulia, hipoglicemia), hematológicos (petequias, visceromegalia, equimosis). Vigilar efectividad del apego, inicio de la lactancia, y eliminación de meconio (descartar cuadros oclusivos intestinales).

En las horas posteriores, se debe obtener muestra sanguínea para estudio cromosómico, vigilar problemas en la alimentación, solicitar evaluación genética si es posible, cardiológica (ecocardiografía), hematológica (hemograma), auditiva (emisiones otacústicas), descartar presencia de cataratas (rojo pupilar), descartar procesos oclusivos intestinales (vómitos, eliminación de meconio) y trastornos metabólicos (hipoglicemia, hipotiroidismo, hiperbilirrubinemia). Si es necesaria la hospitalización fortalecer el contacto afectivo con los padres, fomentar una lactancia materna eficiente y vigilar el incremento ponderal. Al momento del alta derivar a estimulación temprana y seguimiento pediátrico.

Recomendaciones del cuidado de salud del niño y adolescente con SD

(Recomendaciones de cuidados en salud de personas con síndrome de Down: 0 a 18 años; Rev Med chile 2013; 141: 80-89)

	Prenatal	Al nacer	1-12 meses	1 a 5 años	5 a 12 años	12 a 18 años
Educación para los padres	X	X	X	X	X	X
Cariotipo y consejo genético	X E	X E				
Historia y Examen físico		X	X	X	X	X
Crecimiento y evaluación nutricional		X*	X*	X*	X*	X*
Evaluación del desarrollo		X	X	X	X	X
Educación sexual						X E
Vacunas[†]		X	X	X	X	X
Morbilidad asociada						
Cardiología	ECF	EcoCG y E				E[‡]
Gastro-intestinal	ECF	X[§]		EC[‖]		
Evaluación audición		T[¶]	E (6 m)	E anual	E cada 2 años	E cada 2 años
Evaluación visión			E	E	E anual	E anual
Evaluación dental				E desde los 2 años	E anual	E anual
Exámenes						
Tiroides		N**	N (6 y 12 m)	N anual	N anual	N anual
Hematología		H	H (12 m)			H anual en mujeres
Rx de col cervical				3 a 5 años (SCC)		
PSG o poligrafía				3-4 años (SCC)		

X: Evaluar en cada supervisión de salud; ECF: Ecografía fetal; EcoCG: Ecocardiograma; E: Evaluación por especialista; T: Test de Tamizaje (o "screening"); EC: Enfermedad Celíaca; N: nivel hormonas tiroideas (TSH y T4libre); H: hemograma con recuento de plaquetas; Rx: radiografía; SCC: según cada caso. *Uso de curvas de crecimiento adecuadas.[†]Vacunas del Programa nacional de inmunizaciones y vacunas para niños con necesidades especiales. [‡]En caso de soplo en adolescente sin cardiopatía congénita. [§]Evaluación clínica de deglución y tránsito intestinal. [‖]Anticuerpos antitransglutaminasa e IgA. [¶]Emisiones otoacústicas. **TSH, T4libre y T3.

Bibliografía

- An overview of respiratory problems in children with Down's síndrome, Arch Dis Child 2013;98:812-817

- ¿Cómo reciben los padres la noticia del diagnóstico de su hijo con síndrome de Down?, Rev. méd. Chile vol.141 no.7 Santiago jul. 2013

- El recién nacido con Síndrome de Down y el equipo de salud neonatal, Rev. Ped. Elec. [en línea] 2004, Vol 1, N° 1. ISSN 0718-0918

- Health Supervision for Children With Down Syndrome, Pediatrics 2011;128;393

- Medical Update for Children With Down Syndrome for the Pediatrician and Family Practitioner, Advances in Pediatrics 59 (2012)

- Recomendaciones de cuidados en salud de personas con síndrome de Down: 0 a 18 años, Rev Med chile 2013; 141: 80-89

- Thyroid function in Down síndrome, Expert Rev. Endocrinol. Metab, 525-532 2015

SÍNDROME DE TURNER

Paulina Schneider

El Síndrome de Turner (ST) es una condición genética producida por una monosomía parcial o total del cromosoma X, reportada en 1 en 2000 a 2500 recién nacidos vivos, siendo su incidencia en el total de concepciones mucho mayor, ya que es una causa común de aborto espontáneo en primer trimestre (99%). Normalmente los cromosomas de los progenitores son normales, siendo un trastorno de aparición esporádica con mínimo riesgo de recurrencia. Las dos principales características son la talla baja e insuficiencia ovárica primaria, pudiendo presentar también alteraciones de múltiples sistemas.

Diagnóstico

El diagnóstico se realiza en un paciente con al menos una manifestación clínica característica y que presenta un cromosoma X completo y ausencia parcial o total del segundo cromosoma X (45X). Un 30% de los pacientes tiene células con cariotipo normal, lo que se denomina mosaicismo (45,X/46,XX), estos pacientes suelen tener manifestaciones clínicas más leves. Puede existir también presencia de material de cromosoma Y (45,X/46,XY), en estos pacientes pueden haber signos de virilización y se describe un elevado riesgo de gonadoblastoma, por lo que se recomienda la gonadectomía.

Diagnóstico prenatal: La ecografía puede presentar hallazgos sugerentes, como son el aumento de la traslucencia nucal, higroma quístico, defectos aórticos o de corazón izquierdo, braquicefalia, displasia renal, poli u oligohidroamnios, retraso de crecimiento intrauterino y todas las características que pueden marcar el diagnóstico de un ST. En algunos países se realiza screening prenatal que considera, además de la ecografía, valores de laboratorio (concentraciones de alfafetoproteina, gonadotrofina coriónica, inhibina A, estriol, DNA fetal en sangre materna), y de acuerdo al riesgo se puede realizar cariotipo con muestra de vellosidades coriónicas o líquido amniótico.

Diagnóstico post natal: El diagnóstico es comúnmente postnatal luego de identificar características clínicas sugerentes, principalmente en la infancia debido a talla baja y ausencia de caracteres sexuales secundarios. El cariotipo siempre debe ser realizado para un diagnóstico definitivo, independiente del screening prenatal.

Tabla 1. Características clínicas de ST en periodo neonatal

Manifestaciones clínicas

general	Antecedente RCIU, PEG, mal incremento ponderal
linfático	Higroma quístico, hydrops, linfedema de extremidades
cardiovascular	Defectos corazón izquierdo, principalmente de arco aórtico y aorta bicúspide
facial	Micrognatia, paladar alto, pliegue epicántico, ptosis, estrabismo, deformidad pabellón auricular, orejas de implantación baja
tórax	Tórax ancho y en escudo, mamas separadas
cuello	Cuello ancho y corto, implantación baja del cabello, pterigion colli
renal	Riñón en herradura, anomalías de sistema colector, riñón ectópico
extremidades	Edema, deformidad de madelung, displasia/hipoplasia de uñas

Cardiovascular: 50% presenta alteraciones cardiacas, siendo lo más común la aorta bicúspide (50%), coartación aórtica (30%) y dilatación aórtica (5%). También se han reportado alteraciones de conducción, como prolongación de intervalo QT, alteraciones de onda T y de conducción aurículo-ventricular. A todo paciente con ST se le debe realizar una evaluación cardiológica con electrocardiograma y ecocardiograma.

Por otro lado, en la adultez estos pacientes tienen una mayor frecuencia de síndrome metabólico caracterizado por aumento de masa grasa secundaria a sedentarismo e hipogonadismo, resistencia a la insulina e hipertensión arterial, lo que condiciona una mortalidad hasta 4 veces mayor a la población general. Por lo anterior, es necesario fomentar la actividad física y alimentación saludable.

Renal: 30-50% presenta alguna alteración renal, lo más común son malformaciones o duplicaciones del sistema colector, riñón en herradura o alteraciones posicionales de los riñones. Todo paciente con ST requiere evaluación con ecotomografía renal y vesical al diagnóstico. Muchas alteraciones no obstructivas no se traducen en problemas funcionales y, en ausencia de infecciones del tracto urinario, sólo requieren seguimiento.

Endocrino: La talla baja afecta a un 100% de los pacientes y es debida a haploinsuficiencia del gen SHOX (Short Stature Homeobox-containing gene on the X chromosome), por lo que estos pacientes reciben terapia con hormona de crecimiento desde los 4-6 años de edad de acuerdo a recomendaciones aceptadas internacionalmente.

Un 90% presenta insuficiencia ovárica primaria con falta de aparición de caracteres sexuales secundarios, amenorrea primaria e infertilidad, por lo que se recomienda entre los 11 y 12 años iniciar terapia de reemplazo hormonal para una adecuada feminización y adaptación social, para lograr una mineralización ósea suficiente y para evitar el síndrome metabólico derivado de la falla ovárica precoz.

Un 30% de los pacientes desarrolla hipotiroidismo de origen autoinmune, también hay mayor frecuencia de tiroiditis e hipertiroidismo, por lo que se recomienda medición de TSH y T4 libre al diagnóstico y luego anualmente.

Se describen distintas alteraciones en el metabolismo de la glucosa como son hiperinsulinemia, resistencia a la insulina y disminución de la secreción de insulina, siendo el riesgo de diabetes tipo 1 10 veces mayor y el de diabetes tipo 2, 4 veces mayor a la población general, por lo que se recomienda medición anual de hemoglobina glicosilada a partir de los 10 años de edad.

Esquelético: Las alteraciones son resultado de la haploinsuficiencia del gen SHOX. Se observa desproporción de segmento superior/inferior con acortamiento distal, deformidad de madelung con acortamiento del cuarto o quinto metacarpiano, cubitus valgus, malformaciones esternales, retrognatia, escoliosis y mayor frecuencia de displasia de caderas por lo que deben ser estudiados precozmente.

No es infrecuente el desarrollo de osteoporosis debido al déficit estrogénico, por lo que es necesaria la sustitución hormonal asociado ingesta adecuada de calcio y vitamina D. Se recomienda medición de vitamina D cada 2-3 años y suplementación si es requerida.

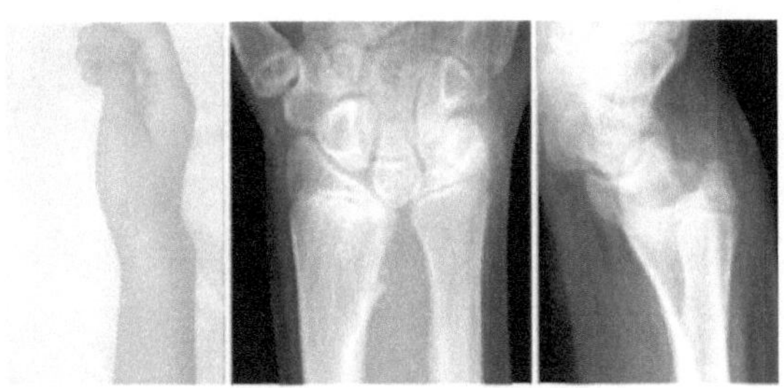

Malformación de Madelung: Acortamiento y arqueamiento de radio y cúbito, lo que conlleva una dislocación dorsal del cúbito distal y una movilidad limitada de muñeca y codo.

Gastroenterológico: Se describe un aumento asintomático de transaminasas en un 20 a 80% de los pacientes, con un riesgo de cirrosis hepática 6 veces mayor a la población general. Existe mayor frecuencia de enfermedad celiaca y enfermedad inflamatoria intestinal.

Ocular: El estrabismo y los vicios de refracción afectan a un 30-40% de los pacientes, otras alteraciones incluyen ptosis (16%), pliegue epicántico e hipertelorismo. Se recomienda evaluación por oftalmólogo entre los 12 y 18 meses de edad o al momento del diagnóstico, si se hace a edades posteriores.

Auditivo: Mayor frecuencia de otitis media e hipoacusia neurosensorial. Se recomienda realizar evaluación auditiva al momento del diagnóstico y posteriormente cada 4 años.

Dermatológico: Presentan un número mayor de nevus melanocíticos y hemangiomas comparado con la población general, mayor tendencia a desarrollar cicatrices queloídeas y mayor incidencia de vitíligo y dermatitis atópica.

Linfático: El higroma quístico y el linfedema son resultado de malformaciones linfáticas obstructivas, principalmente entre el saco linfático yugular y la vena yugular interna. El linfedema se presenta en el 65% de los pacientes principalmente en manos, pies y cuello originando el pterigion colli, y generalmente se resuelve de manera espontánea en los primeros dos años de vida.

Psicosocial: El coeficiente intelectual es normal, aunque pueden tener dificultades en el aprendizaje en áreas específicas y trastorno de déficit atencional. Las características físicas asociado a la infertilidad condicionan una baja autoestima y alta frecuencia de depresión.

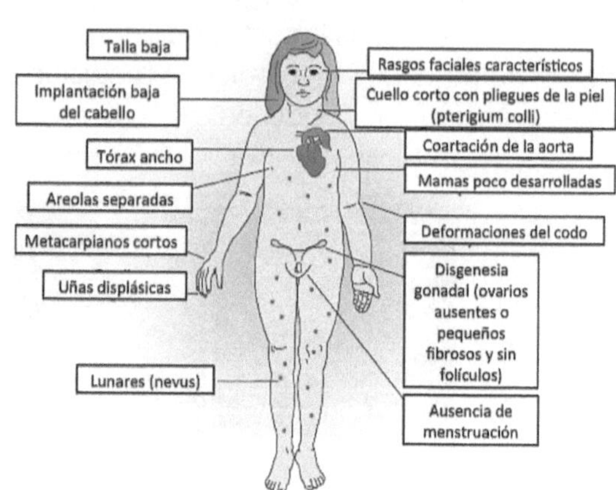

Características físicas del Síndrome de Turner

Tabla 2. Recomendaciones para el seguimiendo del paciente con Síndrome de Turner

	At diagnosis	After diagnosis (childhood)	After diagnosis (adults)
Weight/BMI	Yes	Every visit	Every visit
Blood pressure	Yes	Every visit	Every visit
Thyroid function (TSH and (free) T4)	Yes	Annually	Annually
Lipids			Annually if at least one cardiovascular risk factor[a] or regional recommendation
Aminotransferase, GGT and alkaline phosphatase		Annually after 10 years of age	Annually
HbA1c with or without fasting plasma glucose		Annually after 10 years of age	Annually
25-Hydroxyvitamin D		Every 2–3 years after 9–11 years of age	Every 3–5 years
Celiac screen		Starting at 2 years; thereafter every two years	With suggestive symptoms
Renal ultrasound	Yes		
Audiometric evaluation	Yes*	Every 3 years	Every 5 years
Ophthalmological examination	Yes[e]		
Dental evaluation	Yes, if no previous care has been established		
Clinical investigation for congenital hip dysplasia	Yes, in newborns		
Skin examination	At diagnosis	Annually	Annually
Bone mineral density			Every 5 years and when discontinuing estrogen
Skeletal assessment		5–6 years and 12–14 years (see 6.1.10.)	

Clinical practice guidelines for the care of girls and women with Turner syndrome: proceedings from the 2016 Cincinnati International Turner Syndrome Meeting, European Journal Of Endocrinology 2017.

Bibliografía

- Clinical practice guidelines for the care of girls and women with Turner syndrome: proceedings from the 2016 Cincinnati International Turner Syndrome Meeting, European Journal Of Endocrinology 2017.

- Síndrome de Turner, Protocolos diagnósticos y terapéuticos Sociedad Española de pediatría 2011

- Turner Syndrome Diagnostic and Management Considerations for Perinatal Clinicians, Clinical Perinatology 2018

ENFERMEDADES METABÓLICAS

Mónica Gajardo

Las enfermedades metabólicas (EM) o errores congénitos del metabolismo engloban en su mayoría enfermedades monogénicas, de herencia autosómica recesiva. Generalmente la alteración de un gen produce un defecto enzimático que lleva a las alteraciones bioquímicas características de cada enfermedad metabólica y provocan los fenotipos propios de cada patología

En su mayoría se manifiestan en la edad pediátrica desde las primeras horas de vida y hasta la adolescencia, dos tercios de ellas se presentan en la etapa neonatal, con síntomas y signos que se asemejan a otras patologías, lo que hace difícil su diagnóstico y el no reconocerlas a tiempo, lleva a importantes secuelas; las más frecuentes y graves son convulsiones en la etapa aguda y luego retraso mental y desnutrición.

Las manifestaciones clínicas en la etapa neonatal pueden ser muy agudas por lo que se considera una emergencia neonatal, la aparición en etapas posteriores de la vida puede ser más tórpida, pero no menos grave en sus secuelas.

Síntomas y signos en el recién nacido

- Síntomas y signos inespecíficos: en su mayoría son el resultado de acumulación de metabolitos en el sistema nervioso central, habitualmente los niños nacen sanos dado que durante el embarazo dichos metabolitos cruzan la placenta y son eliminados por la madre.

    1. Rechazo de la alimentación

    2. Vómitos explosivos, mayor en lactantes

    3. Letargia

    4. Somnolencia hasta llegar al compromiso de conciencia

    5. Convulsiones

    6. Compromiso hemodinámico

    7. Apneas, taquipnea

8. Distress respiratorio

9. Olor sui generis (anexo 1)

10. Edema cerebral

11. Hemorragia cerebral y/ cerebelosa

12. Coma (anexo 2)

13. Sepsis (riesgo aumentado).

14. Deshidratación inexplicable

15. Hidrops

16. Macrocefalia

17. Cataratas, luxación del cristalino

18. Dismorfias

19. Tricorrexis

20. Miocardiopatía

21. Hepatomegalia

22. Hipotonía

23. Quistes renales

24. Paladar hendido

25. Polidactilia y sindactilia

26. Muerte súbita

27. Síntomas y signos tardíos son: digestivos, neurológicos y musculares

- Antecedentes de hermano fallecido de muerte súbita, o con miocardiopatía y retardo mental

Diagnóstico: ante todo RN con sospecha de EM se debe solicitar:

1. Hemograma con recuento de plaquetas

2. Orina completa

3. Gases venosos, anion gap

4. Electrolitos plasmáticos

5. Glicemia

6. Amonio

7. Sustancias reductoras en orina

8. Cetonuria (si hay hipoglicemia y / o acidosis)

9. Cuantificación de aminoácidos en sangre y orina

10. Ácido láctico

11. Ácidos orgánicos

12. Espectrometría de masa en tándem

13. Pruebas hepáticas

14. Específico

ENFERMEDAD	OLOR CARACTERÍSTICO
Deficiencia de 3-metil-crotonilglicinuria	orina de gato
Aciduriaglutárica tipo 2	pie sudado
Acidemiaisovalérica	pie sudado
Trimetilaminuria	pescado
Enfermedad de orina olor a jarabe de arce	jarabe de arce
Tirosinemia tipo i	repollo cocido
Fenilquetonuria	humedad o ratón
Deficiencia dimetilglicina deshidrogenasa	pescad

Coma metabólico

1) Acidosis:

1.a) Con Cetosis: acidurias orgánicas, Enf. Orina Olor a jarabe de Arce,Glu 6-P.
1.b) Sin Cetosis: defectos de la Beta oxidación.

2) Hiperamonemia:

2.a)Con Normoglicemia: defectos ciclo de la urea.
2.b)Con Hipoglicemia: defectos de la Beta -oxidación.

3) Hipoglicemia:

3.a)Con Acidosis: enfermedad de orina olor a Jarabe de Arce.
3.b)Sin Acidosis: defecto de Beta-oxidación.

4) Hiperlactatemia:

4.a) Con Normoglicemia: Deficiencia de piruvato- kinasa.
4.b) Con Hipoglicemia: Glucogenosis, Defecto de Beta-oxidación.

Tabla 1. Enfermedades con presentación neonatal de encefalopatia aguda

PATOLOGÍA	EXAMENES DE LABORATORIO
Acidemias orgánicas: (Metilmalónica, Propiónica, Isovalérica, Defecto de Carboxilasas)	acidosis metabólica , anion gap aumentado, presencia de cetonas en sangre y orina, hiperamonemia, hiperlactemia. hiperlactatemia, ácidos en orina
Defectos del ciclo de Urea	alcalosis respiratoria, sin acidosis metabólica, hiperamonemia, aa en plasma alterados
Enfermedad de orina con olor a jarabe de arce	acidosis metabólica, anion gap aumentada, cetonas en plasma y orina, aminoacidemia alterada
Hiperglicinemia no cetosica	sin alteración de ph, electrolitos o Aminoacidemia alterada

Manejo nutricional

- Corrección de balance metabólico

- Acumulación de sustrato

- Suplementación de un producto

- Uso de drogas que eliminen el metabolito tóxico o bloqueen su síntesis

- Bloquear la producción de sustrato

- Corrección del desbalance secundario

Tratamiento de emergencia en encefalopatia aguda

- Remover metabolito acumulado
- Restablecer balance metabólico para promover anabolismo
- Soporte nutricional intensivo
- Hidratación y equilibrio ácido-base
- Nutrición parenteral
- Alimentación enteral
- Manejo de hipoglicemias

Bibliografía

- Errores innatos del metabolismo del niño. Rainmann, Cornejo y Colombo, Editorial Universitaria 2003.

TRASTORNOS DEL DESARROLLO SEXUAL

Mónica Gajardo

TDS o desorden del desarrollo sexual es una condición genética en la cual el desarrollo de sexo cromosómico, gonadal o anatómico es atípico, anteriormente llamados estados intersexuales o genitales ambiguos o hermafroditismo, constituyen un amplio abanico de patologías originadas en alguna de las etapas del desarrollo fetal imprescindibles para el desarrollo normal del sexo genético (cariotipo, cromosomas), del sexo gonadal (ovarios o testículos) o anatómico. Todo niño que al nacer no sea posible definir su fenotipo en femenino o masculino con certeza debe ser considerado un TDS.

De baja frecuencia, menor a 1/5000 RN, variable según las patologías.Su etiología es genética y monogénica en su mayor proporción, se han descrito a lo menos 40 genes en la cascada de proteínas para una normal diferenciación sexual, pese a ello aún hay algunos casos sin diagnóstico etiológico definido por falta de estudio molecular o a la espera de la descripción de un nuevo gen.

Diferenciación sexual normal

Durante la embriogénesis, tanto los genitales internos y externos son bipotenciales. En el sexo masculino, a las 6 semanas se expresa SRY que gatilla la diferenciación y maduración de los tipos celulares de testes (Leydig y Sértoli), a las 8 semanas las células testiculares empiezan a producir hormonas. La producción de testosterona por las células de Leydig desarrolla los conductos de Wolff que dará origen a los genitales internos (epidídimo , vasos eferentes y túbulos seminíferos). Por otra parte, las células de Leydig producen Hormona Antimülleriana, AMH, que determina la involución de estructuras femeninas. El desarrollo de genitales externos está determinada por DHT , que es convertida desde testosterona por 5-alfa-reductasa.La DHT induce el desarrollo de pene desde tubérculo genital, la uretra desde el seno urogenital y la fusión de la prominencia labio-escrotal para desarrollar escroto.

En ausencia de SRY, las células gonadales del embrión XX desarrolla en el ovario las células de la granulosa y teca. La ausencia de AMH lleva al desarrollo de genitales internos femeninos (útero, trompas de falopio y tercio superior de la vagina) y la regresión de túbulos de Wolff. Sin DHT y testosterona, el tubérculo genital evoluciona hacia el clítoris, la hendidura uretral a labios menores y la protuberancia labio-escrotal lleva a labios mayores, determinando genitales externos femeninos.

Clasificación trastornos de la diferenciación sexual

- TDS 46 XX

- TDS 46 XY

- TDS DE CROMOSOMAS SEXUALES

TDS 46 XX: Desorden por exceso de andrógenos o desorden del desarrollo del ovario

1.1-Exceso de andrógenos:

Fetal: Hiperplasia suprarrenal congénita.
Fetoplacentario: por Deficiencia de Aromatasa.
Causa materna: ingestión de andrógenos y progestágenos, tumores virilizantes adrenocorticales y tumores ováricos.

1.2-Trastorno del desarrollo de ovario: DSD ovotesticular y disgenesia gonadal.

1.3-Otras causas no hormonales: malformaciones múltiples urogenitales (Cloaca, agenesia Muller).

TDS 46 XY

2.1-Por desórdenes del desarrollo testicular (disgenesia gonadal completa o parcial, quimera ovotesticular o regresión testicular)

2.2-Por alteración de la acción de andrógenos (déficit enzimático o insensibilidad) y alteración de la síntesis de los andrógenos (mutaciones diferentes niveles, hipoplasia cels. de Leydig, deficiencia de 5-alfa-reductasa). resistencia o déficit de AMH.

2.3-Otros: síndromes malformativos que asocian anomalías del desarrollo, hipospadia aislada y criptorquidia aislada. Hipogonadismo de origen hipofisiario (CASI-PAIS.R-LH, defectos AMH y R.AMH).

TDS por cromosomas sexuales

Síndromes de Turner 45x, Klinefelter XXY , cariotipos mosaicos y disgenesia gonadal mixta.

Clínica

Antecedentes de consanguineidad, muerte infantil inexplicada, antecedentes familiares de genitales ambiguos, anomalías urológicas, infertilidad femenina, amenorrea, uso de medicamentos maternos, exposición a factores ambientales que provoquen feminización o masculinización, virilización materna que sugiera tumores productores de andrógenos, exámenes prenatales (ecofetal , cariotipo).

Características de genitales normales

A. Masculinos

Testículos descendidos al menos hasta la parte superior del escroto al nacer.
El pene debe medir 2.5cm y el orificio uretral debe estar en la punta.
El escroto tiene fusión en línea media y se localiza debajo del pene.

B. Femeninos

Labios mayores pueden no cubrir los menores especialmente en RN de pretérmino.
El clítoris no debe medir más de 1 cm de largo.
No debe haber fusión de labios.
Debe verse el orificio vaginal.

Examen

- Peso / Talla

- Defectos de la línea media

- Hipertensión

- Deshidratación

- Ictericia

- Pigmentación de la piel y los genitales

- Dismorfias generales asociadas

- Hernia inguinal en la niña

- Crisis adrenal en una niña

Examen del genitales externos incluyendo desarrollo de turbérculo genital (pene /clítoris), grado de fusión labio-escrotal, presencia de gonadas en canal inguinal, medir falo, medir gónadas, simetría, determinar apertura uretral o seno urogenital, diferenciación de la vagina/uretra, grado de hipospadia, ubicación respecto de la estructura fálica, epispadia, Ratio Ano-Genital. Considerar Estadios de Prader.

Laboratorio

- Glicemia, ELP, muestra crítica en hipoglicemia

- Cariograma

- Fish /PCR del SRY

- Eco pelviana, genital, abdominal, cardíaca

- RNM

- Hormonales: LH, AMH,,FSH 17 hidroxiprogesterona, cortisol, 17-pregnenolona, androstenediona, DHT, DHEAS, testosterona, ACTH , test de estimulación de ACTH, beta HCG estimulada, de acuerdo a orientación diagnóstica

- Biopsia

- Laparotomía exploradora

- Correción quirúrgica (vaginoplastía, gonadectomía, gonadoplastía) son posteriores.

Manejo

Equipo multidisciplinario, padres en conocimiento de la dificultad en asignación de sexo, mostrar y explicar alteraciones anatómicas encontradas. Usar términos genéricos. Asignación de sexo debe considerar sexo fenotípico, genético, hormonal, potencial sexo reproductivo y percepción de los padres. Proveer apoyo sicológico al paciente y familia. Posponer asignación.

Bibliografía

- International Consensus Conference, Lawson Wilkins Pediatric Endocrine Society and the European Society for Pediatric Endocrinology. Pediatr 2006; 118:e488-e500.

- Nat Rev Endocrinol.2015 11(8):478-88.

- Rev.chil.endocrinol.diabetes 2010;3(4):261-264

DIABETES Y EMBARAZO

Marcela Aravena - Jimena Viñuela

Diabetes Mellitus (DM) constituye la alteración metabólica que más frecuentemente se asocia al embarazo, afectando al pronóstico materno-perinatal. Aproximadamente un 1% de todas las mujeres embarazadas presentan DM pre-gestacional (DPG) y hasta un 12% de los casos, dependiendo de la estrategia diagnóstica empleada, presentará diabetes gestacional (DG) en el transcurso de su embarazo. En Chile, un 5,1% de las embarazadas presentan diabetes, representando un 17,7% de las gestantes controladas en Alto Riesgo Obstétrico (ARO), cifra en ascenso por co-morbilidades relacionadas al aumento de la obesidad y el hábito sedentario, entre otras.

La hiperglicemia al momento de la concepción aumenta el riesgo de malformaciones fetales durante el primer trimestre del embarazo, con una tasa de malformaciones congénitas de 5,9%, entre ellas destacan un 36,8% cardíacas, 20,8% neurológicas, 13,6% urogenitales, 12,8% músculo-esqueléticas, 8,8% digestivas, 1,6% oro-faciales y 5,6% de otros sistemas .

Existe una correlación altamente significativa entre el riesgo absoluto de malformaciones congénitas y el nivel de HbA1c periconcepcional:

- HbA1c >10% preconcepcional se asocia a tasa de 50% malformaciones congénitas

- HbA1c < 7.0% preconcepcional, esta tasa tiende a cero.

Definición

Diabetes pre-gestacional (DPG)

El término DPG se refiere a una mujer con diabetes, tipo 1 ó 2, que se embaraza, o que cumple con los criterios de diagnóstico de diabetes de la OMS1 durante el primer trimestre del embarazo, que son:

a) Síntomas clásicos de diabetes (polidipsia, poliuria, polifagia y baja de peso) y una glicemia en cualquier momento del día $\geq$ a 200 mg/dl.

b) Glicemia en ayunas en plasma venoso ≥ a 126 mg/dl. Debe confirmarse con un segundo examen en un día diferente (ayuno se define como un período sin ingesta calórica de por lo menos ocho horas).

c) Glicemia ≥ a 200 mg/dl dos horas post carga de 75 g de glucosa (PTGO).

Diabetes gestacional (DG)

Se refiere a cualquier grado de intolerancia a la glucosa que se pesquisa durante el embarazo.

a) Dos glicemias en ayunas entre 100 y 125 mg/dl en días diferentes y/o,

b) Glicemia a las 2 horas post carga ≥ a 140 mg/dl en el 2do o 3er trimestre del Embarazo.

Corresponde a una categoría clínica definida en la clasificación de la diabetes (2).

Diagnóstico

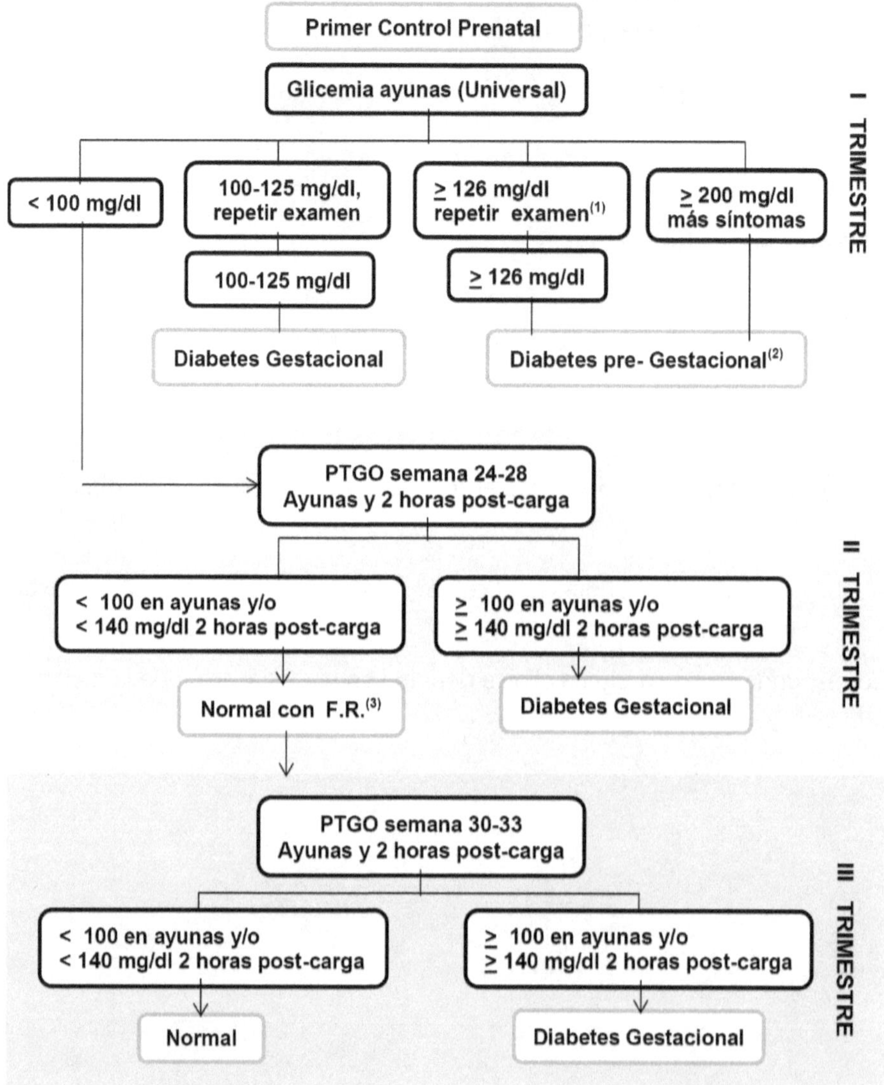

1) Opcional: Solicitar HbA1C junto con el 2º examen de glicemia y/o PTGO.

(2) Toda diabetes diagnosticada en 1º trimestre se considera DPG.

(3) Factores de riesgo de DG (Tabla factores riesgo DG).

FACTORES DE RIESGO PARA EL DESARROLLO DG
• Antecedentes de DG en un embarazo anterior.
• Antecedentes de DM en familiares de 1º grado (mujer, padre, hermanos).
• Mujeres con IMC ≥ 27 Kg/mt^2 al comienzo del embarazo.
• Antecedentes de macrosomía fetal (un hijo de 4000 g o más).
• Síndrome de ovario poliquístico.
• Crecimiento fetal cercano o > al percentil 90 o < o cercano al percentil 10.
• Glucosuria positiva.
• Polihidroamnios.
• Sospecha Macrosomía fetal embarazo actual.
• Aumento de peso mayor a 2 DS o cambio de curva según Gráfica Atalah.

Guia Perinatal, MINSAL, 2015.

Manejo Diabetes pregestacional (DPG)

Ecotomografía Primer trimestre (11 - 14 semanas)

- Viabilidad embrionaria (> tasa pérdida reproductiva).

- Identificar hasta un 50% de las malformaciones mayores.

- Doppler de arterias uterinas: identifica riesgo elevado de desarrollar preeclampsia (sensibilidad de 50%) y realizar prevención primaria con Aspirina 150 mg oral/día.

Ecotomografía segundo trimestre (20-24 semanas)

- Evaluación anatomía fetal: sensibilidad en malformaciones mayores en población general 50% a 85,5%. En Chile, la sensibilidad es de 50% para malformaciones mayores y aproximadamente un 30% para malformaciones cardiacas.

- Ecocardiografía fetal detallada: > sensibilidad en grupos de riesgo.

- Doppler de arterias uterinas en segundo trimestre: alta sensibilidad para detectar preeclampsia precoz (hasta 90%).

Ecotomografía tercer trimestre (34 a 36 semanas): evaluar crecimiento fetal, localización placentaria y cantidad de líquido amniótico.

- **Monitoreo materno de movimientos fetales (MMMF):** después de las 30 semanas, en reposo, decúbito lateral izquierdo y postprandial (6 o más movimientos fetales en 60 minutos).

- **Registro basal no estresante (RBNE):** evaluación básica de la unidad feto-placentaria semanal, a partir de la semana 32 y/o ante una prueba de movimientos fetales alterada (MMMF < de 6 movimientos fetales/hora).

- **Perfil Biofísico Fetal (PBF):** debe realizarse ante la presencia de un RBNE no reactivo o no concluyente. Ante un PBF alterado debe indicarse Doppler materno-fetal para evaluación de hipoxia.

- **Velocimetría Doppler:** Doppler uterinas, Arteria Cerebral Media y Umbilical, en especial en aquellas mujeres con DPG, mal control metabólico y/o con RCIU.

- **Tamizaje de Cardiopatía Congénita:** Se solicita ecocardiografía fetal a toda gestante con DPG a las 22-26 semanas de gestación, por mayor incidencia de Cardiopatía Congénita (2%) a diferencia de la incidencia de CC en DG que es similar a la que presenta la población general de embarazadas. En mujeres DG con mal control metabólico o RCIU, se debe agregar evaluación de la función cardiaca fetal.

Diabetes Gestacional (DG)

Aquellas mujeres con DG que no logran un adecuado control metabólico deben seguir el protocolo de control descrito para la mujer con DPG. El control y seguimiento de las mujeres con DG y buen control metabólico solo con dieta, requieren un control clínico estricto y evaluación de la unidad feto-placentaria con énfasis en la evaluación del crecimiento fetal clínico y ecográfico.

No existe un consenso sobre la vigilancia fetal prenatal en mujeres con DG bien controlada.

Ultrasonografía: los mismos exámenes indicados en DPG, salvo la ecocardiografía fetal y Doppler materno fetal. El Doppler está indicado en mujeres con mal control metabólico y/o pruebas de bienestar fetal alterados. Embarazadas de tercer trimestre con mal control metabólico y/o fetos con estimación de peso fetal > a percentil 90 y polihidroamnios, se debe evaluar antenatalmente signos ecográficos de hipertrofia ventricular fetal (34 - 38 semanas).

Pruebas de bienestar fetal: en mujeres con buen control metabólico con curva de crecimiento fetal normal y sin polihidroamnios, se indicara MMMF desde la semana 36 de gestación. Desde la semana 38 se indicará RBNE bisemanal hasta el momento del parto.

Tratamiento

Objetivos:

- Lograr normoglicemia: control metabólico óptimo

- Pesquisar y tratar patología(s) intercurrente(s)

- Reducir morbilidad grave perinatal

Estrategia:

- Evaluación nutricional

- Régimen diabético (periodo de observación tratamiento con dieta: 2 semanas).

- Insulinoterapia

- Monitoreo frecuente de los niveles de glicemia con ajustes en la dieta y el tratamiento con insulina cuando sea necesario para lograr normoglicemia.

Normoglicemia: reduce la probabilidad de aborto, anomalías congénitas, macrosomía y mortinatos. Idealmente se debe lograr normoglicemia antes de la concepción y mantenerla hasta el puerperio en paciente con Diabetes Pregestacional, por tanto se sugiere realizar un examen HbA1c en el primer trimestre del embarazo en estos casos.

Metas control de glicemia en Chile

Glicemia ayunas	60 a 90 mg/dl
Glicemia antes de otras comidas	60 a 105 mg/dl
Glicemia 1 hora post-prandial	< 140 mg/dl
Glicemia 2 horas post-prandial	< 120 mg/dl
Durante la noche	60-99 mg/dl
Hemoglobina glicosilada (Hb A1c)	< 6,0%

Guia Perinatal, MINSAL, 2015.

Autocontrol de los controles de glicemia durante el embarazo:

Diabetes pregestacional

Mediciones de glicemia capilar al menos cuatro veces al día. En aquellas mujeres que están en tratamiento con insulina se recomienda una medición adicional antes de acostarse por la mayor vulnerabilidad de hipoglicemia nocturna.

Cetoacidosis diabética: Es una emergencia médica y obstétrica que se asocia con riesgos materno fetales. Se debe más frecuentemente a infección y/o interrupción de la terapia con insulina o una terapia inadecuada. Ocurre generalmente cuando glicemia > 200 mg/dl: entre 10% y 30% Cetoacidosis diabética en el embarazo, se ha observado con niveles de glicemia < 250 mg/dl.

Diabetes gestacional

Monitoreo de las glicemias capilares. Frecuencia y los tiempos del monitoreo en función de la alteración de la prueba que llevó al diagnóstico. Uno o dos controles diarios alternados.

Tratamiento farmacológico

- Insulina NPH: Su seguridad y efectividad en el embarazo está demostrada.

Esquema cálculo Dosis Insulina NPH

Tipo de cálculo	Dosis	Distribución horaria
Peso Actual	0,1 - 0,3 U/kg/día	2/3 PM 1/3
Peso Ideal	0,3 a 0,5 U/kg/día	2/3 PM 1/3

Guia Perinatal, MINSAL, 2015.

Indicación de Ajuste de dosis Insulina NPH:

- Hiperglicemia repetida en ayuno: aumentar dosis de insulina nocturna.

- Hiperglicemia vespertina o pre-cena: incrementar dosis de insulina matinal.

Se sugiere incremento en 2 a 4 unidades según resultado Hemoglucotest (HGT).

Esquema de Refuerzo Insulina Cristalina, según resultado HGT pre-comidas

Resultado HGT mg/dl	Unidades Insulina Cristalina
90 - 120	2
121 - 160	4
161 - 200	6
201 - 250	8
251 - 280	10
> 280	Control por médico

Guia Perinatal, MINSAL, 2015.

Ajuste dosis: de acuerdo a esquema uso de insulina cristalina según HGT preprandial, 30 minutos antes de comida, en pacientes con HGT post-prandial alterado el día anterior.

Objetivos obstétricos terapia insulina para euglicemia durante embarazo

- Evitar la macrosomía fetal

- Lograr embarazo de término

- Evitar Membrana hialina del RN

- Evitar el traumatismo obstétrico

- Disminuir las complicaciones metabólicas de RN

- Evitar Mortinatalidad

- Mantener un buen control metabólico

Objetivos metabólicos con insulinoterapia

- Glicemias de ayunas entre 70 y 90 mg/dl

- Glicemias Pre comidas 60-105 mg/dl

- Glicemias post prandiales:
        - Post comidas (1hora) 90 - 140 mg/dl
        - Post comidas (2hrs) 90- 120 mg/dl

- Glicemia entre las 2- 4 AM > 60 mg/dl

- Cetonurias negativas

- Glucosurias negativas

Criterios de interrupción embarazo en gestante diabética

Tipo Diabetes		
Diabetes gstacional sin patología asociada	Sin insulinoterapia: 40 semanas	Con insulinoterapia: 38 semanas con madurez pulmonar demostrada
Diabetes gestacional con patología asociada	interrupción electiva con madurez fetal comprobada según patología y gravedad de esta.	
Diabetes Pre-gestacional estable sin patología asociada.	Clase B a D: 36-38 semanas y madurez fetal comprobada.	Clase F en adelante: 34-36 semanas y madurez fetal comprobada
Diabetes pre-gestacional con patología asociada	interrupción electiva con madurez fetal comprobada según patología y gravedad de ésta.	

Guia Perinatal, MINSAL, 2015.

Si mantiene uso metformina (rechazo a uso Insulina) suspender a las 36 semanas EG.

La inducción del parto de rutina en mujeres con DPG a las 38-39 semanas reduce el riesgo de mortinatos y de distocia de hombro sin aumentar el riesgo de cesárea. Sin embargo, no existe evidencia suficiente para determinar la edad gestacional precisa para hacer la inducción electiva.

Vía del parto

- Parto vaginal: se privilegiará en pacientes sin contraindicación parto vía vaginal.

- Parto cesárea: en diabética gestacional o pre-gestacional cuando exista estimación peso fetal > de 4000 grs., por alta incidencia de traumatismo del parto. Cuando existan otras co-morbilidades asociadas o situaciones que contraindiquen parto vaginal.

Pronóstico

Complicaciones Materno-Perinatales: en mujeres diabéticas (especialmente con sobrepeso u obesidad) aumenta incidencia de las siguientes patologías, al compararlas con gestantes de peso normal:

- Mayor tasa de cesárea

- Infección/dehiscencia de la herida operatoria

- Hemorragia post-parto

- ETE: enfermedad tromboembólica pulmonar y tromboflebitis venosa profunda

- Mayor tasa de endometritis puerperal

- El efecto de la obesidad materna también tiene consecuencias adversas a largo plazo en la vida del hijo (determinismo epigenético), como tendencia hacia obesidad, diabetes e hipertensión arterial.

Repercusión de diabetes mellitus (DPG tipo 1 y 2) sobre la gestante con mal control metabólico

- Infecciones urinarias

- Infecciones oportunistas: candidiasis vaginal

- Polihidramnios

- Síndromes hipertensivos del embarazo (40-45% aumento de hipertensión arterial, mayor frecuencia de pre-eclampsia en mujeres con DM tipo 1, aumento de HTA crónica en DM tipo 2). La presencia de proteinuria al inicio del embarazo se asocia a un incremento del riesgo de desarrollar hipertensión

- Función renal: se ha descrito el deterioro permanente de la función renal en mujeres con creatinina sérica elevada durante el embarazo

- Retinopatía diabética: mayor riesgo de progresión de retinopatía diabética.

Repercusión de diabetes mellitus sobre el feto y el neonato

Diabetes mellitus pre-gestacional: malformaciones y/o abortos (periodo de organogénesis) y crecimiento intrauterino restringido (CIR) en situaciones de vasculopatía materna y prematuridad.

En ambos tipos (DPG y DG) y como consecuencia del hiperinsulinismo fetal secundario a hiperglicemia materna, se puede presentar:

- Macrosomía fetal: peso recién nacido por sobre los 4 kg (distocias, traumatismo obstétrico y aumento de tasa de cesáreas). Es la principal complicación durante el parto de las mujeres con DG. En el examen físico del recién nacido destaca, mayor acumulación de grasa global, visceral y especialmente a nivel del tronco, atribuida a la presencia de hiperinsulinismo fetal secundaria al paso de altas concentraciones de glucosa desde la mujer al feto a través de la placenta. Existe un mayor riesgo de macrosomía fetal a mayor IMC y mal control metabólico materno (glicemia, colesterol y triglicéridos).

- Traumatismo del parto (por macrosomía fetal): Retención de hombros, fractura de clavícula y húmero, y parálisis o paresia del lexo braquial.

- Riesgo de pérdida de bienestar fetal ante o intraparto.

- Miocardiopatía hipertrófica.

- Inmadurez fetal que puede manifestarse como síndrome de distrés respiratorio y/o alteraciones metabólicas.

Repercusión del embarazo sobre la diabetes mellitus

- Diabetes pre-gestacional: los cambios hormonales fisiológicos del embarazo son responsables de las modificaciones en las necesidades terapia insulina, que habrá que adecuar a lo largo del embarazo. La gestación puede favorecer el inicio y/o la progresión de determinadas complicaciones vasculares específicas de la DPG (retinopatía diabética).

- Diabetes gestacional: los cambios hormonales fisiológicos del embarazo constituyen factor desencadenante de la intolerancia a la glucosa, responsable de la aparición de la diabetes.

Pronóstico materno

La aparición de DG constituye un marcador de desarrollo posterior de DM tipo 2 y síndrome metabólico (dislipidemia, obesidad e hipertensión arterial asociada (HTA). Ocasionalmente la DG está manifestando una disminución de reserva pancreática secundaria a destrucción autoinmune de la célula beta (DM tipo1 latente), dando lugar posteriormente a una DM tipo1.

Pronóstico neonato (epigenética)

Los niños que durante el periodo intrauterino han estado expuestos a un ambiente metabólico hiperglicémico tienen más riesgo de desarrollar obesidad, alteraciones del metabolismo de los hidratos de carbono y síndrome metabólico en la vida adulta.

Tamizaje postparto de la mujer con DG

A las 6 semanas en APS. El riesgo de desarrollar DM tipo 2 varía entre 2,6 a 70%, dependiendo del criterio diagnostico utilizado, edad, etnia, IMC y tiempo de seguimiento del estudio (nivel de evidencia 1).

Bibliografía

- Asistencia a la gestante con diabetes. Guía de práctica clínica actualizada en 2014, Grupo Español de Diabetes y Embarazo (GEDE), 2014.

- Guía Perinatal, MINSAL, 2015

RESTRICCIÓN DEL CRECIMIENTO FETAL

Marcela Aravena

Se define restricción del crecimiento fetal (RCF) como la incapacidad de lograr un crecimiento intrauterino óptimo dado por su potencial genético. El Colegio Americano de Obstetras y Ginecólogos ha optado por definir restricción crecimiento intrauterino (RCIU) como "aquella situación en la que el peso del feto está por debajo del percentil 10 para la edad gestacional", esto porque la mortalidad y la morbilidad perinatal aumentan cuando el peso al nacer es inferior a este percentil.

Su importancia radica en que los RCF se asocian a:

- 1/5 Muertes perinatales
- 1/5 Prematuros menores a 34 semanas
- 1/3 Morbilidad neonatal

Es importante diferenciar aquel feto que es pequeño para su edad gestacional el cual no se asocia a mayor morbimortalidad perinatal de aquel feto con RCIU. Se considera un feto pequeño para edad gestacional (PEG) aquel que tiene un peso estimado fetal entre percentil 3- 10 y RCF o RCIU a aquel feto que crece bajo el percentil 3 o cuyo estimación de peso fetal (EPF) esta entre Pc 3-10 con alteración del flujo cerebro umbilical o de las arterias uterinas.

Diagnóstico

Sospecha diagnóstica cuando la altura uterina se encuentra bajo la esperada para la edad gestacional (bajo Pc 10) y confirmación diagnóstica con ecotomografía si la EPF es menor del percentil 10 para su edad gestacional según tablas locales (Alarcon- Pittaluga; MINSAL), por tanto es indispensable contar con edad gestacional segura para hacer el diagnóstico.

Estudio de aquel feto que crece bajo percentil 10

1. Estudio Doppler: de arteria umbilical (AU), cerebral media (ACM) y arterias uterinas (AUt). Cálculo del índice cerebroplacentario (ICP):

IPACM / IPAU.

2. Exploración anatómica detallada.

3. Ecocardiografía anatómica/ funcional si se cumple alguno de los siguientes criterios:

- RCF segundo trimestre (diagnóstico < 24 semanas)
- En RCF severo (< p3) y precoz (diagnóstico 24-28 semanas)
- RCF estadio II o superior

4. Neurosonografía: En RCF severo (<p3)

5. Evaluación del riesgo de cromosomopatía: Se recomienda estudio de cariotipo en líquido amniótico si se cumple alguna de los siguientes criterios:

- Asociación a malformaciones
- RCF segundo trimestre (diagnóstico < 24 semanas)
- RCF severo (<p3) y precoz sólo si no se dispone de riesgo de primer trimestre o el riesgo es > 1 / 1000

6. Si presión arterial > 140/90 estudio de síndrome hipertensivo del embarazo (proteinuria/24horas, uricemia, LDH, plaquetas, Hematocrito, perfil hepático y renal; control ambulatorio de la TA 2-3/ semana).

7. Estudio infecciones: TORCH, solicitar IgG Rubéola, screening serológico materno IgG e IgM CMV sólo en los RCF (excluye PEG).

Clasificación

Según hallazgos de estudio realizado los clasificaremos en:

a) PEG normal: EPF > percentil 3 y <10 + todas las pruebas descritas anteriormente normales.

b) PEG anormal: EPF <p10 con anomalía estructural mayor o genética o infecciosa.

c) RCF

Tipo I: Alguno de los siguientes criterios

- EPF <p3 (Figueras F EJOGR 2008)
- ICP <p5 [en dos ocasiones> 12h] (Bachat AA UOG 2003)
- IPACM<p5 [en dos ocasiones> 12h] (Bachat AA UOG 2003)
- IP medio AUt> p95 (Gomez O, UOG 2008)

Tipo II: PFE <p10 + alguno de los siguientes criterios:

- Flujo diastólico ausente en Arteria Umbilical:> 50% de ciclos en asa libre en ambas arterias, en dos ocasiones separadas por 12h)
- Flujo diastólico reverso en el Istmo Aórtico, en dos ocasiones> 12h

Tipo III: PFE <p10 + alguno de los siguientes criterios:

- Flujo reverso diastólico en la arteria umbilical (en >50% ciclos, en las 2 arterias y en dos exploraciones separadas >12h)
- IP ductus venoso (DV)> percentil 95 (Hecher K UOG 1994)
- Pulsaciones venosas de manera dícrota y persistente en dos determinaciones en > 12 horas

Tipo IV: PFE <p10 + alguno de los siguientes criterios:

- Registro cardiotocográfico (CTG) patológico (variabilidad <5 en ausencia de medicación sedante y / o patrón desacelerativo)
- Flujo diastólico reverso en el DV

Evaluación y seguimiento

La **evaluación** se debe realizar con estudio doppler de los siguientes vasos:

- Arterias uterinas: solo al momento del diagnóstico
- ICP (Indice Cerebro Placentario): en todas los controles, por tanto Doppler de arteria umbilical y ACM
- Ductus venoso (DV)
- Istmo aórtico

Seguimiento

- PEG: cada 2 semanas
- RCF tipo I: cada semana
- RCF tipo II: cada 2-3 días
- RCF III: cada 24-48 horas
- RCF tipo IV: cada 12 a 48 horas

Interrupción

- PEG normal: finalización 40 semanas. No está contraindicado el parto vaginal
- PEG anormal: conducta según la causa (infecciosa, tóxicos, malformación, cromosomopatía) En general no requieren interrupción antes de 37 semanas
- RCF tipo I: interrupción a partir de las 37 semanas. No esta contraindicado el parto vaginal
- RCF tipo II : interrupción a partir de las 34 semanas - Cesárea
- RCF tipo III : interrupción a partir de 30 semanas - Cesárea
- RCF tipo IV : interrupción a partir de 26 semanas - Cesárea

Restricción del crecimiento fetal

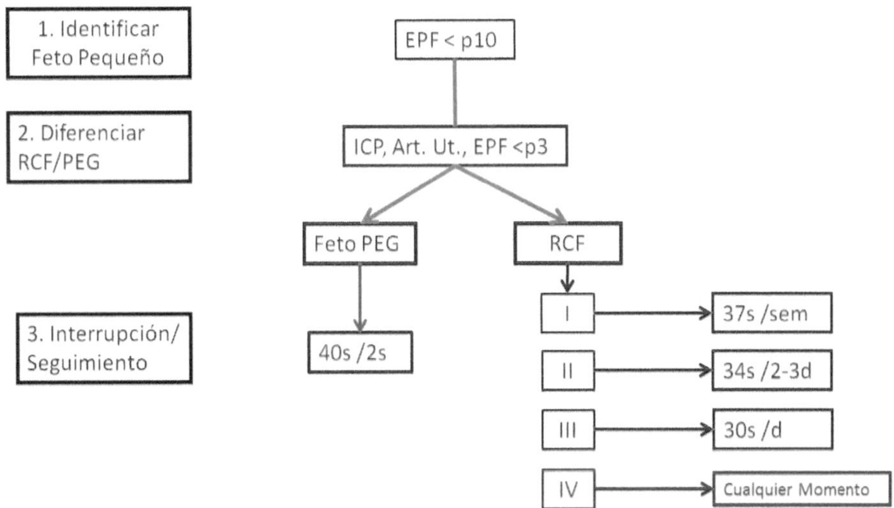

Enfermedad placentaria, crecimiento intrauterino Restringido y Preeclampsia. Medicina materno fetal, Barcelona, 2015

Bibliografía

- Enfermedad placentaria, crecimiento intrauterino Restringido y Preeclampsia. Medicina materno fetal, Barcelona, 2015.

SÍNDROME HIPERTENSIVO DEL EMBARAZO

Marcela Aravena

La enfermedad hipertensiva es una de las complicaciones médicas más frecuentes del embarazo (prevalencia 7-10%), y la primera causa de mortalidad materna en nuestro país (30% de las muertes maternas totales y el 40,8 % de muertes maternas directas; DEIS MINSAL 2011) Además principal causa de partos prematuros Iatrogénicos.

Fisiopatología

No obstante, los avances en el estudio de la preeclampsia, aún no está del todo esclarecido su mecanismo fisiopatológico, se sabe que es multifactorial. Actualmente se cree que la cadena de eventos que lleva a una preeclampsia incluye dos elementos centrales: isquemia placentaria absoluta o relativa, seguida de activación difusa de las células endoteliales, lo que finalmente produce las manifestaciones clínicas de la enfermedad.

El eslabón entre la hipoxia placentaria relativa y el síndrome clínico materno incluye una cascada de mecanismos secundarios incluyendo el desbalance entre factores pro-angiogénicos y anti-angiogénicos, estrés oxidativo materno, y disfunción endotelial e inmunológica. La isquemia placentaria se ha relacionado con una una remodelación deficiente de la vasculatura materna de perfusión en el espacio intervelloso o penetración trofoblástica superficial. Se desconoce el defecto de la interacción de los tejidos maternos y fetales que causa dicha penetración trofoblástica insuficiente, pero sí se sabe que persiste una vasculatura uterina de menor diámetro y mayor resistencia que disminuye el territorio de síntesis de sustancias vasodilatadoras (prostaciclina, óxido nítrico), y que la placenta isquémica libera a la circulación materna factores hipertensógenos aún desconocidos.

Estos factores por sí solos o asociados, poseen propiedades citotóxicas que dañan el endotelio, aumentan su permeabilidad y son responsables del edema; a nivel renal causan la tumefacción celular (endoteliosis propia de la PE) y favorecen la agregación plaquetaria. Factores inmunológicos podrían ser responsables de la placentación anormal, con falla del trofoblasto para inducir dilatación fisiológica y remodelación de las arterias espirales. Tales factores mediarían una respuesta inmunológica materna anormal a antígenos fetales derivados del semen paterno. El aumento de la frecuencia de la enfermedad en embarazos múltiples, enfermedad del trofoblasto y gestaciones asociadas a placentas de mayor tamaño, sugiere que la carga antigénica fetal y el volumen trofoblástico podrían tener un rol patogénico.

Riesgos Maternos y Fetales asociados a PE

Riesgos maternos

- Desprendimiento prematuro de placenta normoinserta (25% de las PE)
- Insuficiencia cardíaca y edema pulmonar agudo
- Insuficiencia renal
- Daño hepatocelular (HELLP y Hematoma subcapsular)
- Coagulación intravascular diseminada
- Accidente vascular encefálico
- Eclampsia.
- Muerte materna

Riesgos fetales

- Prematurez
- Retraso de crecimiento intrauterino
- Muerte fetal in útero
- Muerte neonatal

Diagnóstico

Se considera hipertensa, independiente de la etiología, a toda embarazada con:

1. Presión arterial $\geq$ 140/90 mm Hg (dos tomas separadas por 6 horas) ó
2. Una sola cifra tensional $\geq$ 160/110 mm Hg ó
3. Hipertensión arterial en rangos menores, asociada a proteinuria

Clasificación del SHE

- Pre-eclampsia, eclampsia

- Hipertensión Arterial Crónica (antes de las 20 semanas y persiste en el postparto tardío)

- Hipertensión arterial crónica con pre-eclampsia sobre-agregada

- Síndrome hipertensivo transitorio o hipertensión gestacional sin proteinuria: después de las 20 semanas sin asociación con proteinuria

Tamizaje (Screening)

Medidas para detección de población de mayor riesgo y estrategia para disminuir complicaciones severas de la pre-eclampsia:

Con respecto a la prevención de la PE se deben considerar los siguientes factores:

1. Ultrasonografía Doppler de arterias uterinas 11-14 semanas: técnica más utilizada para predecir riesgo de PE. en población de riesgo.

2. Paciente con historia de preeclamsia previa severa y que se manifiesta antes de las 34 semanas y paciente portadora de Síndrome anticuerpo antifosfolipidos, son beneficiadas con el uso de aspirina antes de las 16 semanas.

3. El uso de aspirina profiláctica, aparentemente, reduce el riesgo de PE severa.

Revisiones sistemáticas de la literatura y meta-análisis recientes concluyen que uso de Aspirina 150 mg antes de las 16 semanas en mujeres de alto riesgo reduce el riesgo de desarrollar PE severa.

Es considerada **población de alto riesgo** aquella con antecedentes de síndrome Anticuerpos antifosfolípidos y preeclampsia previa, en ambos casos el riesgo es 8 veces mayor que población general. En el caso de la PE previa el factor de mayor importancia es la **edad gestacional de debut de la enfermedad**. Es así que el riesgo de recurrencia si la PE se presenta antes de las 28 semanas es de 50%, y sólo 20% si debutó a las 37 semanas.

Factores epidemiológicos asociados a mayor riesgo de presentar preclampsia en menor cuantía (2-4 veces) tales como: primigesta, HTA crónica, enfermedad renal crónica, obesidad ICM > 35, diabetes mellitus entre otras; **con doppler de arterias uterinas patológico** (IP promedio > Pc 95) entre las 11-14 semanas se ven beneficiadas con el uso de Aspirina, pues reduce el riesgo de desarrollar P-E severa, o sea aquella que requiera interrupción antes de las 34 semanas.

Se sugiere realizar ecografía Doppler entre las 11-14 semanas EG para detectar pacientes de mayor riesgo P-E severa, las cuales se beneficiarán con el uso de Aspirina y cuyo inicio de tratamiento deberá ser antes de las 16 semanas de gestación, cuando éste es patológico. Otras estrategias como la utilización de calcio o vitaminas antioxidantes no han demostrado su utilidad.

Manejo hipertensión arterial crónica

a) Seguimiento en policlínico ARO

b) Aspirina 150mg en la noche si el   Doppler de arterias uterinas es patológico a las 11-14 semanas e iniciar antes de las 16 semanas.

c) En caso de uso previo de Atenolol, Enalapril o Losartán, suspender su uso y reemplazar de ser necesario por otros antihipertensivos (ej. metildopa, hidralazina).

d) Mantener cifras tensionales en rango 130/80- 150/100 mm Hg. Valores inferiores a esta cifra pueden provocar hipo-perfusión uterina.

e) Evaluar repercusiones multi-sistémicas(ECG, fondo de ojo, proteinuria de 24 horas)

f) Ultrasonografía seriada para curva de crecimiento fetal, por asociación a restricción del crecimiento fetal (a contar de las 28 semanas en intervalos cada 3 semanas).

g) Pesquisa de pre-eclampsia sobreagregada (aún antes de la exacerbación de la HTA) a través de exámenes de laboratorio periódicos a partir de 20 semanas: proteinuria cualitativa, índice proteinuria/creatininuria (positivo > 0.265 mg/mg), uricemia, hematocrito, recuento plaquetario; solicitar a las: 25-26 semanas, 31-32 semanas y 36 semanas y frente a alzas de cifras tensionales o edema significativo.

Pre-eclampsia

1. Definición:

- Hipertensión arterial con proteinuria positiva ≥ 300 mg/ 24hrs ó ≥ 1 gr aislada

- En ausencia de la proteinuria es suficiente con la presencia de:
  - Conteo de plaquetas < 100.000
  - Elevación de las transaminasas al doble de sus valores normales.
  - Aumento de la creatinina sérica a partir de 1,1 mg/% o el doble de su valor normal, en ausencia de enfermedad renal (valor normal creatinina en el embarazo es de 0,8 mg/%) edema pulmonar o aparición de alteraciones cerebrales o visuales

2. Clasificación (criterios de severidad)

Característica	Moderada	Severa
Presión Sistólica (mm Hg)	**< 160**	**≥ 160**
Presión Diastólica (mm Hg)	**< 110**	**≥ 110**
Diuresis (ml/24 horas)	**≥ 500**	**< 500**
Edema	**Moderado**	**Generalizado (Anasarca, Edema Pulmonar Agudo).**
Compromiso Neurológico	**Ausente**	**Irritabilidad SNC (Cefalea, hiperreflexia, Fotoopsia, Tinitus), Eclampsia**
Compromiso Coagulación Microangiopática	**Ausente**	**Trombocitopenia, Hemólisis**
Compromiso Hepático	**Ausente**	**Elevación Enzimas Hepáticas**
Edad Gestacional inicio (semanas)	**≥ 34**	**< 34**

Protocolo Manejo Síndrome Hipertensivo, Hospital Clínico Barcelona. Medicina Fetal Barcelona. 2015

Proteinuria en la actualidad, según normas ACOG, no es considerada factor de severidad.

Manejo PE moderada

Hospitalización

- Reposo, de preferencia en decúbito lateral izquierdo.

- Régimen normo-sódico. (si no está asociada a HTA crónica)

- Control de signos vitales maternos y LCF cada 4-6 hrs.

- Medición de peso materno y diuresis diaria.

- Ecografía obstétrica más Doppler fetal al ingreso o en las primeras 24 horas.

- Uso Antihipertensivos si PA diastólica $\geq$ a 100 mmHg.

- Conducta expectante hasta 37 semanas si paciente compensada y sin compromiso de la unidad feto-placentaria.

Criterios de interrupción

- Falla en el control de cifras de presión arterial.

- Presencia de signos de severidad o de daño parenquimatoso materno.

- Compromiso de la UFP.

- Embarazo de 37 o más semanas.

Nota: Realizar maduración pulmonar con administración Corticoides (Betametasona 12 mg IM cada 24 horas por 2 veces) si se plantea interrupción en embarazo < 35 semanas EG.

Manejo PE severa

- Hospitalización en preparto

- Reposo absoluto

- Régimen cero

- Sulfato de magnesio: dosis de carga de 5 grs y luego infusión continua 1-2 grs/ev/hr hasta 24-48 horas post parto

- Inducción de madurez pulmonar fetal con corticoides: betametasona 12 mg IM./día por dos veces (Gestaciones 24+0 a 34+6 semanas)

- Hipotensores por vía parenteral. (Objetivo PAS entre 140-155 mm. Hg y PAD entre 90 y 105 mm Hg) y luego desescalar a tratamiento hipotensor oral

- Sonda Foley: control de diuresis horaria

- Control signos vitales, reflejos osteotendinosos y LCF

- Exámenes de laboratorio: proteinuria/creatininuria (IPC), perfil hepático, hemograma, uricemia, LDH, pruebas coagulación

- Ecografía obstétrica, doppler materno y fetal

- Monitorización fetal (LCF, RBNS)

- Medias anti-trombóticas

- Mantención hipotensores en el puerperio

Interrupción del embarazo en caso de

- Eclampsia

- Compromiso sistémico materno

- Compromiso severo de unidad feto-placentaria

- DPPNI

- Embarazo $\geq$ 34 semanas

- HELLP

Observación: Si EG es < 34 semanas se recomienda diferir la interrupción del embarazo, siempre que haya estabilidad materna y fetal. Inducir maduración pulmonar fetal con corticoides y lograr mayor madurez fetal. La evidencia ha demostrado que conducta expectante en PE severa sin criterio de interrupción mejora el resultado perinatal sin aumento de morbilidad materna.

Manejo de la eclampsia

a. Hospitalización en preparto
b. Mantención de vía aérea permeable e instalación de vía venosa
c. Evaluación hemodinámica y del equilibrio ácido-básico
d. Manejo de cifras tencionales
e. Manejo crisis convulsiva: Sulfato de Magnesio: Dosis inicial o dosis de carga: 5 gramos en 200ml de suero glucosado al 5% a infundir endovenoso en 20 minutos. Dosis mantención: 1-2 gramos/hora ev. Vigilancia dosis de mantención sulfato magnesio:

- Reflejo patelar presente

- Frecuencia Respiratoria materna > 12 x minuto

- Diuresis > a 30 ml/hora

La vigilancia de signos clínicos de toxicidad del sulfato magnesio no requiere seguimiento de niveles plasmáticos para determinar rangos óptimos (6-8 mEq/Lt) o tóxicos (> a 10 mEq/L).
En caso de toxicidad al Sulfato Magnesio: administrar en forma inmediata 10 ml de Gluconato de Calcio al 10% en 3 minutos.

f) Interrupción del embarazo una vez controlado el cuadro convulsivo, cifras tensionales y recuperada la conciencia (inducción ocitócica o cesárea, según condiciones obstétricas).

Manejo de hipertensión gestacional

- Control en Policlínico ARO
- Régimen normosódico
- Autocontrol de presiones 1 vez por semana
- Screenning Doppler materno
- Exámenes de laboratorio a las 25 -26, 31-32 y 36 semanas (recuento globular, uricemia, índice proteinuria/cretininuria; si es positivo solicitar proteinuria de 24 horas)
- Control ecográfico a las 28-32- y 36 semanas, evaluación crecimiento fetal (EPF)

Interrupción del embarazo en los otros tipos de SHE

-HTA crónica con mal control: 37 semanas
-HTA crónica compensada y con tratamiento farmacológico: 38 semanas
-HTA crónica sin tratamiento farmacológico: a las 40 semanas
-HTA transitoria: 40 semanas

Manejo Postparto mujeres con SHE

a) Seguimiento de la presión arterial, y manejar las crisis hipertensivas
b) Mantener una presión sistólica < 160 mmHg y una diastólica < 110 mmHg. Durante la lactancia se puede utilizar: enalapril, captopril, nifedipino, labetalol, losartan y propanolol.
c) Si P.A. se mantiene elevada después de 3 meses posparto, se considera HTA crónica.

Bibliografía

- Guía Perinatal, MINSAL 2015

- Protocolo Manejo Síndrome Hipertensivo, Hospital Clínico Barcelona. Medicina Fetal Barcelona. 2015

RECIÉN NACIDO Y MADRE PORTADORA VIH/SIDA

Valeria De la Hoz

El VIH o Virus de la Inmunodeficiencia Humana, es un virus que se transmite entre las personas a través del contacto sexual, sanguíneo y el contacto vertical, que se produce cuando una gestante portadora de VIH se lo traspasa a su hijo, durante el embarazo y/o parto, por vía transplacentaria. Además, puede transmitirlo a su hijo por contagio directo, con secreciones de parto y/o su leche con la lactancia.

La prevención de la transmisión vertical (TV) del VIH, emana como necesidad de diversas organizaciones internacionales; a nivel transversal es parte del tercer Objetivo de Desarrollo Sostenible trazado por la ONU. A nivel local, desde el año 2012 se publicó como norma general técnica la " Norma Conjunta de Prevencion de la Transmision Vertical del VIH y Sífilis". Sin embargo, en nuestro país, desde el año 2005 se incluye el ofrecimiento universal del test para VIH, protocolo de tratamiento farmacologico a todas las gestantes VIH (+) y a sus hijos/as, además de garantizar por medio del GES, sucedáneos de la leche materna hasta los 6 meses de vida siendo estas intervenciones más costo efectivas para evitar la trasmisión a los recien nacidos.

A nivel mundial en el año 2016 alrededor del 76% de las mujeres embarazadas que vivían con el VIH tuvieron acceso a medicamentos antirretrovíricos para evitar la transmisión del VIH a sus hijos (ONUSIDA, 2017).

Detección de la infección en gestante

Exámenes de detección y confirmación

El acceso del test para detección de VIH es de carácter universal, es decir, para todas las gestantes durante el primer control prenatal. Si el resultado es negativo y presenta factores de riesgo tales como: antecedentes de abuso de alcohol o drogas, múltiples parejas, antecedentes de ella o su pareja de otras ITS, se debe repetir el examen entre las semanas 32 y 34 de gestación.

Si el exámen es (+) para VIH, el laboratorio respectivo confirmará resultado con Instituto de Salud Pública (ISP).

En caso que se presente una gestante con trabajo de parto y sin serología conocida para VIH se debe realizar el test de urgencia para rápidamente iniciar profilaxis medicamentosa y suspensión de la lactancia materna.

Derivación de gestante VIH (+)

A todas las gestantes VIH (+) confirmado por ISP, se debe realizar prueba de identidad y ser derivadas inmediatamente a **UNIDAD DE ALTO RIESGO OBSTÉTRICO** y **POLICLINICO DE DE ITS/VIH- SIDA**, cuyo objetivo es asegurar que la gestante acuda con su pareja para realizar estudio y aplicar protocolo de prevención de transmisión vertical, además debe generar coordinacion con el nivel terciario para determinar la conducta obstétrica (vía del parto), que dependerá de la carga viral y recuento de linfocitos CD4 realizado a las 34 semanas de gestación.

Manejo y tramiento del parto en gestantes VIH (+)

*Casos especiales

Amenaza de parto prematuro

Definido por presencia de contracciones uterinas, 1 a 2 contracciones en 10 minutos por 30 minutos + borramiento ≥ 50% y/o dilatación de 1 cm antes de las 37 semanas de gestación. Deben adoptarse todas las medidas necesarias para prevenir al parto prematuro en gestantes VIH (+).(MINSAL, 2010).

Junto con el tratamiento tocolítico se debe iniciar la administración de antirretroviral:

- Zidovudina endovenoso 2 mg/kilo/hora, durante la primera hora, luego continúa:

- Zidovudina endovenoso 1 mg/kilo/hora, hasta que ceda la dinámica uterina.

Al no frenarse el cuadro y se descencadena el parto prematuro o se produce rotura de membranas, se deberá realizar una cesárea.

Rotura de membranas

El riesgo de TV aumenta un 2% por cada hora que las membranas permanecen rotas. El manejo dependerá fundamentalmente de la edad gestacional que presente (MINSAL, 2010), asegurándose la administración de antirretovirales y la resolución del parto vía cesárea.

En embarazos de término con RPM se aconseja llevar a cabo una inducción inmediata del parto si el indice de BISHOP es favorable y si no existe contraindicación del parto vaginal.

Vía del parto

En mujeres que no se presenten con serología conocida para VIH al momento del trabajo de parto y no está disponible el test rápido o no alcanza a llegar el resultado, **SE DEBE APLICAR EL PROTOCOLO COMPLETO** incluyendo la suspensión de la lactancia.

La vía del parto se evalúa en forma particular en cada gestante, decisión se toma en conjunto nivel secundario y/o terciario.

Si corresponde, se realizará cesárea electiva a las 38 SEG, en caso que no se presenten situaciones especiales anteriormente señaladas.

- Indicar cesárea en las mujeres con infección VIH sin tratamiento antirretroviral durante el embarazo, en aquellas que no tengan resultado de carga viral a las semana 34 o si ésta es > a 1.000 copias/mL.

- Puede permitirse parto vaginal en madres con tratamiento antirretroviral desde las 24 semanas de gestación o antes, con carga viral < 1.000 copias/mL en la semana 34 y que además cumplan con las siguientes condiciones: Edad gestacional mayor de 37 semanas, Feto único en presentación cefálica, condiciones obstétricas favorables y atención por médico especialista.

- Evitar maniobras invasivas amniocentesis, biopsia de vellosidades coriales, monitorización interna, rotura artificial de membranas, parto instrumental (fórceps, espátulas).

- Evitar el uso de metilergonovina si la paciente utiliza inhibidores de proteasa.

Antiretrovirales durante parto o cesárea

Medicamentos preoperatorios

Se deberá utilizar ZIDOVUDINA (AZT) de presentación en frasco que tiene 200 mg/mL vía de administración endovenoso intraparto en las dosis que se indican, independiente de la vía escogida.

¿Cuándo iniciar con dosis de carga?

- CESÁREA, 4 horas antes de la intervención.

- PARTO VAGINAL, al inicio del trabajo de parto o RPM.

DOSIS DE CARGA:
Zidovudina endovenoso 2 mg/kilo a pasar en una hora en bomba de infusión continua.

DOSIS DE MANTENCIÓN:
Se continúa 1mgr/kilo/hora en suero glucosado al 5% hasta el momento de la ligadura del cordón umbilical.

Deberá asociarse Nevirapiana en dosis de 200 mg por una vez antes de la cesárea, en cualquiera de las siguientes situaciones:

- Inicio tardío del protocolo (después de la semana 34 y que no alcanza a completar 4 semanas TAR al parto).

- Carga viral de semana 34 mayor a 1.000 copias/mL.

- Diagnóstico de VIH (+) intraparto que no recibió TAR.

Atención del recién nacido expuesto a VIH

Manejo inmediato del recién nacidow

- Evitar monitoreo invasivo.

- Aspiración orofaríngea prolija y suave con máquina de aspiración y lavado bucofaríngeo.

- Baño con abundante agua, jabón y enjuagar (eliminar agua previa cloración).

- Aseo de la piel donde se admistrará vitamina K y otros medicamentos inyectables.

- Alimentar con sucedáneo de la leche materna.

Evaluación Inmediata

Debe ser evaluado en forma cuidadosa cuyo objetivo es la búsqueda de elementos que sugieran infección por VIH y efectos tóxicos de los antiretrovirales recibidos durante el embarazo.

La evaluación del RN incluye:

- **Examen físico:** dirigir exámen para descartar hepatomegalia, esplenomegalia, adenopatías, etc.

- **Exámenes de evaluación general:** realizar inmediatamente hemograma, para descartar anemia en el RN, ya que es el efecto adverso más frecuente del AZT.

- **Exámenes infectológicos:** dependerá de los antecedentes maternos; se debe adjuntar fotocopias de los exámenes maternos en ficha de recién nacido para justificar situación de no toma de exámenes; en casos pertinentes realizar exámenes para descartar TORCH, Sífilis, Hepatitis B, Chagas, entre otras.

- **Evaluación inmunológica en el recién nacido expuesto al VIH:** solicitar dentro de la primeras 48 horas de vida recuentos de linfocitos CD4 (para evitar multipunción en el RN extraer muestra para PCR para VIH), con el fin de completar o diferir el programa de vacunación en el recién nacido. **NO ADMINISTRAR VACUNA BCG,** hasta que el médico del policlínico de VIH/SIDA autorice con documento escrito, se deberá adjuntar al listado de recién nacidos vacunados del Programa Nacional de Inmunizaciones.

- El seguimiento de la inmunidad celular y de la inmunidad humoral, será programada por el médico tratante de SIDA Pediátrico correspondiente a nivel secundario de atención.

Diagnóstico de infección por vih del recien nacido y segumiento

El diagnóstico de VIH en niños menores de 2 años es generada por dos muestras sanguíneas de PCR para VIH positvos, la primera muestra se debe tomar dentro de las primeras 48 horas de vida, se envian 4 mL de sangre en un tubo que contenga anticoagulante EDTA dirigidos al ISP, el envío la realiza el laboratorio central del HCHM. En caso que se pueda programar la cesárea, avisar a laboratorio para coordinar la oportuna toma y envío de la muestra sanguínea.

Si el primer resultado del PCR es positivo, se tomará de inmediato la segunda muestra.

Si el resultado del primer PCR es negativo, se tomará uan segunda muestra a los 15 y 30 días de vida y se repertirá una tercera a los 3 meses de edad. Para descartar infección por VIH se deben tener 2 resultados negativos de PCR posterior a los 15 días.

Todos los hijos de madre VIH (+) deben ser derivados a nivel secundario de atención con pediatra capacitado en VIH/SIDA, lugar donde deberán continuar sus controles de forma ambulatoria, éste autorizará la entrega de sustitutos de la leche materna, indicará tratamiento profiláctico de infecciones oportunistas y evaluará la pertinencia del uso de tratamiento antiretroviral según el caso ADEMÁS DE REALIZAR IPD correspondiente y notificará al Ministerio de Salud la infección por VIH en los casos pertinentes.

Antiretrovirales al recién nacido

A todos los RN hijos de madre VIH (+) se debe iniciar la administración de AZT, en base a la evidencia existente de eficacia de la profilaxis post exposición.

ZIDOVUDINA EN SUSPENSIÓN ORAL:
Inicio: Entra las 6 y 12 horas de vida del recién nacido.
Dosis: 2 mg/kg cada 6 horas, por 6 semanas.

En recién nacidos que no puedan ser alimentados por vía oral se deberá administrar vía endovenosa hasta que se pueda utilizar vía oral. En las madres que recibieron Nevirapina (NVP) como parte de la prevención de la transmisión vertical, en los recién nacidos se debe administrar además de AZT, Nevirapina 2 dosis:

NEVIRAPINA SOLUCIÓN ORAL:
Primera dosis a partir de las primeras 4 horas de vida: 2 mg/kilo vía oral.
Segunda dosis a las 48 a 72 horas de vida: 2 mg/kilo vía oral.

ZIDOVUDINA ENDOVENOSA:
*Dosis RN término: 1,5 mg/kilo cada 6 horas ev para RN término.
*Dosis RN pretérmino < 35 semanas: 1,5 mg/kilo cad 12 horas.

A los RN de madres que no recibieron protocolo de prevención de la transmisión vertical o que sólo recibieron profilaxis intraparto se les debe administrar AZT por 6 semanas, en las dosis antes señaladas y 2 dosis de NVP.

A los RN de madres con viremia persistente a pesar de la administración de ARV o de madres con resistencia conocida a ARV se les deben administrar ARV adicionales en base a los antecedentes clínicos, virológicos, a la disponibilidad de formulaciones pediátricas y a la evaluación de expertos.

Lactancia materna y alimentación del recién nacido y lactante hijo madre VIH (+)

Suspender lactancia materna en todas las mujeres VIH (+), ya que reduce la tasa de transmisión de VIH a los niños, tanto por la cantidad de virus libre en la leche materna y el sistema inmunológico del recién nacido inmaduro. Todos los hijos de madres VIH (+) deben recibir leche maternizada exclusiva hasta los 5 meses, 29 días. A partir de los 6 meses los lactantes deben ingresar al Programa Nacional de Alimentación Complementaria.

Se interrumpe farmacológicamente la lactancia materna, se administra Cabergolina 0,25 mg cada 12 horas por 4 veces vía oral.

Bibliografía

- Hoja informativa: Últimas estadísticas sobre el estado de la epidemia de sida. Disponible en: http://www.unaids.org/es/resources/fact-sheet link

- Ministerio de Salud. Guía Clínica AUGE "Síndrome de la Inmunodeficiencia adquirida VIH/SIDA", Santiago. Minsal 2013.

- Ministerio de Salud. Guía Clínica "Prevención Parto Prematuro", Santiago. Minsal 2010.

- Ministerio de Salud. "Guía Perinatal", Santiago. Minsal 2015.

- Ministerio de Salud: Norma General Técnica "Normal Conjunta de Prevención de la Transmisión Vertical del VIH y la Sífilis", Santiago. Minsal 2015.

SÍFILIS EN EL EMBARAZO

Alejandra Sandoval

La sífilis congénita corresponde a la infección transplacentaria producida por un bacilo Gram negativo, del género de las espiroquetas, el Treponema pallidum. Se produce producto del traspaso desde una madre con Sífilis no tratada o inadecuadamente tratada. Esta infección puede afectar al feto en cualquier etapa del embarazo y el riesgo de infección varía según la etapa evolutiva de la enfermedad en la gestante. La infección produce compromiso multisistémico, siendo varias las manifestaciones clínicas en el RN y pueden estar presentes al nacer o desarrollarse en los primeros 2 años de vida.

Epidemiología

En Chile, la tasa de incidencia de sífilis en la población general fue de 22,3 por 100.000 habitantes en el año 2014, el 23% de los casos notificados de sífilis correspondieron a embarazadas. La tasa de sífilis congénita confirmada fue de 0,25 por 1000 recién nacidos vivos.

Los factores de riesgo materno relacionados con la infección durante el embarazo son: falta de control del embarazo, abuso de sustancias, antecedentes de otras infecciones de transmisión sexual, comercio sexual, haber recibido tratamiento para la sífilis con antimicrobianos distintos a la penicilina benzatina, haber tratado a la embarazada infectada menos de un mes antes del parto, sospecha de reinfección o historia de tratamiento no documentado, gestantes VIH positivo, adolescentes, parejas no tratadas y sífilis diagnosticada en etapa secundaria durante el embarazo.

La principal vía de transmisión es la transplacentaria, si bien, se describen casos adquiridos por contacto directo con secreciones o lesiones activas ricas en *Treponemas pallidum*, presentes al momento del paso del RN por el canal del parto. No se transmite por leche materna. El riesgo de transmisión, varía según la etapa de la enfermedad en la embarazada, es de 75%-95% en sífilis con menos de un año de evolución (sífilis primaria, secundaria y latente precoz) y del 10-35% en sífilis con más de un año de evolución (sífilis latente tardía y sífilis terciaria); la situación de mayor riesgo para el feto se produce cuando la embarazada cursa una sífilis secundaria.

La infección no tratada en la embarazada da un 25% de abortos, 25% de mortinatos y del 50% restante, 40% de los RN nacen con sífilis congénita sintomática, de los que nacen asintomáticos pueden desarrollar la enfermedad en los primeros 2 años de vida. Si la gestante recibe un tratamiento adecuado, antes de las 16-20 semanas de gestación, el 100% de los recién nacidos nacen sanos, posterior a esto se ha observado de un 1% a 3 % de secuelas. La severidad de la infección se relaciona con el momento en que la embarazada adquiere la infección, la edad gestacional, la carga infectante que afecta al feto y la oportunidad con que la embarazada establece una respuesta inmune.

Sífilis y embarazo

La detección de la sífilis a través del tamizaje con serología no treponémica en la embarazada, ha demostrado ser una buena estrategia, tanto en prevención de la sífilis congénita, como disminuyendo la incidencia de parto prematuro y de muerte fetal y perinatal, por esta causa. El tamizaje durante el embarazo debe realizarse siempre con técnicas no treponémicas cuantitativas, entre las recomendadas están el RPR y el VDRL. Es recomendable utilizar la misma técnica durante toda la gestación, dado que esto permite evaluar la evolución de la curva serológica, su respuesta al tratamiento y detectar posibles reinfecciones. La confirmación del diagnóstico de la primoinfección en la embarazada se realiza con pruebas serológicas treponémicas (MHA-Tp, FTA-Abs), las cuales no son útiles para realizar seguimiento, dado que en la mayoría de los casos permanecen reactivas durante toda la vida posterior a la infección. Tanto las pruebas serológicas no treponémicas como las treponémicas detectan IgG, por lo tanto, se produce paso de anticuerpos al feto, a través de la barrera placentaria.

En nuestro país la normativa del MINSAL establece el tamizaje en la embarazada con pruebas no treponémicas, VDRL o RPR cuantitativo, al momento de la primera consulta, a las 24 semanas, entre las 32-34 semanas de gestación y al parto. Entre el 65-85% de las madres de casos de sífilis congénitas probables y confirmadas, adquieren la infección en el tercer trimestre del embarazo. Por lo anterior, la situación serológica de la madre siempre debe ser conocida antes del alta desde la maternidad; porque esto define en gran medida la conducta a seguir con el recién nacido.

Se considera tratamiento adecuado de la embarazada, el haber recibido 2 dosis de penicilina benzatina de 2.400.000 UI con un intervalo de una semana, un mes antes del parto, y al parto contar con seguimiento serológico de pruebas no treponémicas que evidencien una disminución en comparación al momento del diagnóstico. La ceftriaxona se encuentra entre las opciones de tratamiento de la sífilis en la población general y en la embarazada pero no hay estudios que avalen su eficacia en prevenir la sífilis congénita. En cuanto a los macrólidos como eritromicina y azitromicina, la transferencia placentaria es baja y las concentraciones alcanzadas en el suero fetal también. Por lo tanto, cualquier tratamiento antimicrobiano recibido por la gestante, distinto a penicilina benzatina se considera inadecuado y obliga a tratar y estudiar al RN.

Cuadro clínico

Se describen 2 formas de presentación de la sífilis congénita, la forma precoz, que se manifiesta en los 2 primeros años de vida y la forma tardía que se presenta después de los 2 años de vida. Las manifestaciones clínicas de la sífilis congénita precoz, va desde la forma multisistémica, oligosintomática a la asintomática, correspondiendo esta última a la más frecuente.

Forma multisistémica: RN gravemente enfermo, aspecto séptico, PEG, hepatoesplenomegalia, anemia, trombocitopenia, compromiso del sistema nervioso central, hepatitis, neumonia alba, glomerulonefritis, osteocondritis, coriorretinitis en "sal y pimienta", uveítis, lesiones en la piel e incluso shock séptico. La manifestación más frecuente es la hepatoesplenomegalia, asociada a la presencia de anemia, trombocitopenia, con leucocitosis o leucopenia. La hepatitis puede ser de tipo colestásica y se resuelve lentamente, al igual que la anemia hemolítica, luego de una terapia adecuada, pero inicialmente puede apreciarse una exacerbación del cuadro posterior a la administración de penicilina G sódica. El 10% de los RN que presentan neumonia alba quedan con daño pulmonar crónico, especialmente en prematuros y RN que requieren ventilación mecánica invasiva, se asocia a fibrosis obliterante focal. El diagnóstico se confirma habitualmente con serología no treponémica (VDRL ó RPR) a diluciones elevadas en el suero.

Forma oligosintomática: se presenta generalmente en los primeros 6 meses de vida y las manifestaciones clínicas más frecuentes son las lesiones de piel, mucosas y las alteraciones óseas. También pueden presentar poliadenopatías, síndrome nefrótico, hepatitis y hemoglobinuria paroxística nocturna. Las lesiones cutáneas y mucosas se manifiestan con mayor frecuencia desde la segunda a la décima semana de vida, y pueden ser: exantema máculopapular simétrico, lesiones descamativas y ampollares palmoplantares que corresponden al pénfigo sifilítico. Las manifestaciones a nivel de las mucosas se presentan con mayor frecuencia entre los 7-10 días de vida, pueden corresponder a: rinitis mucosa, mucopurulenta o sanguinolenta, parches mucosos o placas blanquecinas en la lengua y faringe e incluso a nivel laríngeo, estas lesiones se caracterizan por ser ricas en espiroquetas. Dentro de las manifestaciones óseas se describe la osteocondritis, la pseudoparálisis de Parrot, epifisitis, periostitis; generalmente presentes después del mes de vida.

Forma asintomática: es la más frecuente. Los RN no presentan síntomas ni signos clínicos al nacer, la serología no treponémica es reactiva en similar o menor dilución a la observada en la madre, e incluso puede ser no reactiva, si la infección materna ocurrió muy cercana al parto; por lo tanto, en esta situación el diagnóstico de sospecha se debe establecer con los antecedentes epidemiológicos y serológicos de la madre. El 60% de los RN infectados nacen asintomáticos y desarrollarán la enfermedad en las siguientes 3 a 8 semanas de vida, de no ser tratados.

La neurosífilis puede estar presente en cualquiera de estas formas, habitualmente es asintomática, y en pocos casos se pueden observar alteraciones del citoquímico del líquido cefalorraquídeo (LCR). Si bien, las alteraciones en el citoquímico del LCR son infrecuentes, en el RN la presencia de más de 25 glóbulos blancos por ml y/o proteínas sobre 150 mg/dl son sugerentes de neurosífilis. Entre el 40-50% de los RN con sífilis sintomática presentan neurosífilis.

El VDRL reactivo en LCR se considera muy específico de neurosífilis [20] y la detección de material genético, a través de técnicas de reacción en cadena de polimerasa en LCR, confirma el diagnóstico de neurosífilis.

La sífilis congénita en su forma tardía, es muy poco frecuente y se presenta en los casos de sífilis congénita no tratada. Generalmente se manifiesta en la pubertad y el cuadro clínico es similar a las manifestaciones de la sífilis terciaria del adulto: queratitis intersticial, granulomas necrotizantes (gomas), neurosífilis y la forma cardiovascular. En algunos casos se pueden evidenciar las secuelas o estigmas, como son: los dientes de Hutchinson, molares de mora, perforación del paladar duro, nariz en silla de montar, tibias en "sable"; opacidades corneales, atrofia óptica, sordera por compromiso del octavo par, hidrartrosis (articulación de Clutton).

Diagnóstico

Sífilis congénita confirmada:

- Caso en el que se confirma la presencia del Treponema pallidum en secreciones o tejidos.
- Caso sintomático o asintomático en el que la serología no treponémica (VDRL o RPR) en el suero de sangre periférica del RN, se encuentra ≥2 diluciones por sobre la materna, al momento del parto.
- Caso sintomático o asintomático con VDRL reactivo en LCR del RN.
- Caso sintomático o asintomático que después del año de vida presenta pruebas serológicas treponémicas reactivas.

Sífilis congénita probable. Caso en el que se plantea la sospecha clínica de sífilis congénita en base a la evaluación de los antecedentes epidemiológico, serológicos del binomio madre e hijo y del tratamiento de la madre, y que no cumple con los criterios de confirmada, por lo cual no se puede descartar ni confirmar la infección.

Manejo: hay 2 situaciones que se pueden presentar:

- **RN hijo de madre con sífilis sin tratamiento o inadecuadamente tratada o con reinfección:** El RN se debe tratar y estudiar. El estudio básico recomendado para RN sintomático y asintomático, abarca: VDRL en sangre o suero periférico, punción lumbar para estudio de citoquímico y VDRL en LCR, radiografía de huesos largos y cráneo, fondo de ojo, screening auditivo, hemograma con recuento de plaquetas, pruebas hepáticas. En pacientes sintomáticos se debe completar el estudio con radiografía de tórax, estudio de función renal y otros exámenes de acuerdo a la sintomatología y nivel de gravedad de cada caso.

- **RN hijo de madre con sífilis adecuadamente tratada:** En estos RN no se recomienda realizar estudio ni hospitalizar, pero sí es necesario determinar el VDRL o RPR en sangre periférica para establecer su condición serológica basal. Si la prueba serológica no treponémica en el RN resulta no reactiva o reactiva a una dilución menor o igual a la observada en la madre al momento del parto, al paciente sólo se le realiza seguimiento del VDRL o RPR hasta verificar su negativización.

Si la prueba serológica no treponémica en el RN resulta reactiva a una o más diluciones por sobre la observada en la madre al momento del parto, el RN se debe tratar y estudiar. Esto se observa en madres que se reinfectan o cuando se produce un fracaso del adecuado tratamiento con penicilina benzatina, en la embarazada, lo cual si bien, es muy infrecuente, se asocia a pacientes con VIH y con sífilis secundaria.

Tratamiento

De elección es la penicilina G sódica. Actualmente, se recomienda 10 días de tratamiento en los casos de sífilis congénita con y sin neurosífilis (TABLA 1). No hay evidencia que avale el uso de otros antimicrobianos ni tampoco de otros betalactámicos para el tratamiento de la sífilis congénita.

Seguimiento: se diferencian 3 situaciones específicas:

1. **RN hijos de madres con sífilis adecuadamente tratadas** control médico y de la serología no treponémica mensualmente hasta su negativización, que habitualmente ocurre antes de los 4 meses de vida.

2. **RN con sífilis congénita probable y sífilis confirmada:** control clínico y con serología no treponémica (VDRL, RPR) al mes, 2 meses, 3 meses, luego al 6° mes y al año de vida. Si el VDRL o RPR permanece reactivo a los 6 meses de vida se debe estudiar al paciente y evaluar la necesidad de retratar. Después de los 12 meses se realizan pruebas treponémicas, que en los casos de sífilis probables permitirían confirmar la infección. En los casos sintomáticos las pruebas treponémicas pueden permanecer reactivas durante toda la vida.

3. **RN con neurosífilis:** realizar el seguimiento correspondiente a una sífilis confirmada, además se debe determinar el VDRL en LCR a los 6 meses de vida, para verificar su negativización. La presencia de celularidad, aumento de las proteínas y/o VDRL reactivo en LCR a los 6 meses de vida, es indicación de repetir el tratamiento. En estos pacientes se recomienda realizar seguimiento neurológico, oftalmológico y por otorrinolaringólogo (3, 6 y 12 meses).

Tabla 1. Tratamiento del RN con sífilis congénita

Edad	Dosis PNG	Vía	Frecuencia	Duración
0 – 7 días	50.000 UI /Kg/dosis	ev	c/12 horas	10 días
8 - 28 días	50.000 UI /Kg/dosis	ev	c/8 horas	10 días
> 28 días	50.000 UI /Kg/dosis	ev	c/4 ó 6 horas	10 días

Bibliografía

- Hawkes.S, Matin.N, Brotet.N, Low.N Effectiveness of interventions to improve screening for syphilis in pregnancy: a systematic review and meta-analysis. Lancet infect Dis 2011 Sep;11(9):684-91

- Lukehart SA, Fohn MJ, Baker-Zander SA. Efficacy of azithromycin for therapy of active syphilis in the rabbit model. J Antimicrob Chemother 1990; 25 (Suppl A):91-9.

- MINSAL, Norma Conjunta de Prevención de la Transmisión Vertical del VIH y Sífilis Norma General Técnica Nº 0141 del 2012

- Remington and Kleins. Infectious diseases of de fetus and newborn infant. Eighth edition.

- Reyes. A, Bustos M, Muñoz P. Características clínica, serológicas y seguimiento de binomios madre-hijo con sospecha de sífilis congénita en el hospital Félix Bulnes Cerda. Evaluación de 6 años (2008-2014). XXXI Congreso Chileno de Infectología 2014, P-48.

- Shah MC, Barton L, Congenital syphilitic hepatitis. Pdiatr. InfectDisJ8,891-892.1989

- Thorley JD, Kaplan JM, Holmes RK, McCracken GH Jr, Sanford JP.Passive transfer of antibodies of maternal origin from blood to cerebrospinal fluid in infants. Lancet 1975;1:651-3.

- Wendel.G, Sheffield.J, Hollier.L, Hill.J, Ramsey.P, Sánchez.P Treatment of Syphilis in Pregnancy and Prevention of Congenital Syphilis. Clinical Infectious Diseases 2002; 35 (Suppl 2):S200-9.

- Woods CR. Syphilis congenital and adquired. Semis.Pediatric Infect. Dis16:245-257,2005.

SÍNDROME DE TORCH

Alejandra Sandoval

Muchas infecciones bacterianas, virales y parasitarias pueden transmitirse desde la madre al feto o recién nacido (RN) significando un riesgo que se puede traducir en varias situaciones clínicas: aborto, mortinato, malformaciones congénitas, RN prematuros, retardo del crecimiento intrauterino (RCIU), enfermedad aguda in útero en el RN o post parto, infección asintomática pero persistente en el periodo neonatal con secuelas neurológicas crónicas o un niño sano sin secuelas. La sigla TORCH se utiliza para caracterizar aquel feto o RN con un cuadro clínico compatible con una infección congénita y permitir un enfrentamiento racional tanto diagnóstico como terapéutico. Los microorganismos clásicamente incluídos son Toxoplasma gondii, Treponema pallidum, Tripanozoma cruzi, Rubeola, Citomegalovirus, Herpes simplex y otros (VIH, Hepatitis B, Parvovirus B-19, Varicela Zoster, Enterovirus, Listeria monocytogenes, Micobacterium tuberculosis).

En el RN los hallazgos clínicos habituales que sugieren una infección congénita aguda son: ictericia, petequias, hepato/esplenomegalia o microcefalia al momento de nacer o inmediatamente posterior al parto en un RN habitualmente PEG. (Tabla 1 y 2).

Tabla 1. Hallazgos ecográficos sugerentes de TORCH

Retardo del Crecimiento Intrauterino	Hepato/esplenomegalia
Microcefalia	Calcificaciones hepáticas
Ventriculomegalia cerebral o hidrocéfalo	Intestino ecogénico (*)
Calcificaciones intracraneales	Ascitis fetal
Cataratas	Hidrops fetal
Cardiomegalia	Oligohidroamnios
Insuficiencia cardiaca congestiva	Polihidroamnios

Feigin & Cherry`s Textbook of Pediatric Infectious Diseases 6th Ed.

Tabla 2. Manifestaciones Clínicas En El Rn Según Agente Etiológico

	Toxoplasmosis	Rubeola	CMV	HSV	Sífilis	Chagas
RCIU	+	+	+	-	-	+
Rash, petequias, púrpura	+	+	+	+	+	+
Ictericia	+	-	+	-	-	+
Hepato/Esplenomegalia	+	+	+	+	+	+
Microcefalia	+	-	+	+	-	+
Hidrocefalia	+	+	+	-	-	-
Calcificaciones intracraneales	+	-	+	+	-	+
Corioretinitis	+	+	+	+	+	-
Cataratas	+	+	-	+	-	-
Hipoacusia	+	+	+	+	-	-
Cardiopatías congénitas	-	+	-	-	-	-

Indian J Pediatr (2011) 78:88-95

Para un mejor diagnóstico es importante considerar antecedentes orientadores de ciertas patologías como: síntomas clínicos del RN, epidemiología (ingesta de carnes crudas, quesos blancos, etc), estado de vacunación materno, screening serológico en el embarazo, viajes a zonas endémicas o conductas sexuales. Para que el apoyo con pruebas de laboratorio tenga buen rendimiento debe solicitarse muestras adecuadas y utilizarse exámenes precisos con buena sensibilidad y especificidad. El concepto de "test de TORCH" sin consideraciones especificas a cada paciente, hoy en día se considera inadecuado y debe reemplazarse por exámenes específicos para ciertos patógenos en circunstancias bien definidas.

Revisaremos los patógenos más frecuentemente por prevalencia y epidemiología actual en nuestro país, involucrados en el estudio de pacientes con sospecha de TORCH. Se excluye VIH, por representar una entidad normada a nivel MINSAL y la rubeola, debido a la baja epidemiología actual gracias a la vacunación.

Toxoplasmosis

Toxoplasma gondii es un protozoo tisular de distribución cosmopolita, intracelular obligado, del Phylum Apicomplexa. Es la zoonosis más frecuente en el mundo, con prevalencias hasta 80-90% en algunos países. El hombre se infecta principalmente al ingerir carne cruda o insuficientemente cocida que tenga quistes del parásito o por el consumo de frutas y hortalizas que estén contaminadas con ooquistes de T.gondii eliminados por las heces de gatos jóvenes infectados. En Chile, la infección adquirida comienza al año o año y medio de vida y va aumentando con la edad, es así que el 40% de la población mayor de 21 años ha tenido exposición a esta parasitosis. La toxoplasmosis congénita (TC) es una enfermedad poco frecuente, y se produce un caso por cada 1.000 partos.

La transmisión del parásito de la madre al hijo ocurre principalmente cuando la infección se adquiere por primera vez durante el embarazo. Los niños con TC, en su mayoría tienen un desarrollo normal. Sin embargo, el 4% tiene posibilidades de morir, tener un daño neurológico permanente o compromiso visual desde los primeros años de vida. La infección materna es subclínica en la mayoría de los casos, por lo tanto, el diagnóstico se basa en pruebas serológicas. Luego de la primoinfección materna durante el embarazo puede causar una amplia gama de manifestaciones que van desde el aborto espontáneo hasta el nacimiento de un niño con diferentes manifestaciones clínicas. Sin embargo, la mayoría de los neonatos infectados son asintomáticos y pueden presentar las manifestaciones de la infección años después del nacimiento. La transmisión placentaria ocurre en relación lineal con el tiempo de gestación: es baja la frecuencia en el primer trimestre y aumenta hacia el final del embarazo (Tabla 3).

Tabla 3. Riesgo de transmisión y afectación fetal de la toxoplasmosis congénita según el momento del embarazo en que se produce la infección

Edad gestacional	Transmisión vertical	Afectación fetal	Tipo de afectación
< 14 semanas	<10%	60%	Puede ser grave. Lesiones intracraneales y oculares.
14-28 semanas	15-55 %	25%	En general no es grave, lesiones oculares

| **>28 semanas** | 55-80% | 15% | Excepcional afectación intracraneal, lesiones oculares. |

An Pediatr (Barc). 2013;79(2):116.e1-116.e16

La enfermedad se manifiesta en la vida intrauterina o después del nacimiento. El compromiso varía de acuerdo al grado de afectación: coriorretinitis, ceguera, hidrocefalia, calcificaciones intracerebrales, epilepsia, retraso mental o psicomotor. El riesgo de generar lesiones es mayor en las primeras semanas y poco frecuente después de las 26 semanas de gestación. El riesgo global de transmisión vertical del parásito en la infección materna es alrededor de 40%, pero se reduce significativamente con la administración de espiramicina en la mujer embarazada infectada. En las 2 a 3 últimas semanas el riesgo de trasmisión alcanza un 90% y no debieran dejar de tratarse.

Clínica: existen cuatro formas de presentación clínica

- **Enfermedad neonatal**: RN gravemente afectado con enfermedad generalizada, compromiso del sistema nervioso central (SNC) y secuelas no siempre modificables con el tratamiento.

- **Enfermedad manifiesta en los primeros meses de vida**: se incluyen los niños nacidos con enfermedad, reconocimiento tardío de la enfermedad independientemente de la gravedad de los síntomas y niños que nacieron asintomáticos y se manifestaron tardíamente. Los signos y síntomas pueden desaparecer con el tratamiento.

- **Enfermedad que se manifiesta tarde en la vida:** se diagnostica por la presencia de una secuela o la reactivación de una infección no diagnosticada durante la infancia. La manifestación principal es la coriorretinitis y menos frecuente los síntomas neurológicos como convulsiones o hidrocefalia.

- **Infección asintomática**: El 90% de los niños infectados son clínicamente sanos y muestran IgG persistentes o crecientes como única expresión de su infección. Pueden padecer secuelas o pueden desarrollar coriorretinitis, sordera, hidrocefalia, retardo mental o psicomotor años más tarde, por lo que requieren tratamiento.

Sintomatología en el RN: los signos y síntomas de la TC son muchos y muy variados, pero no específicos (Tabla 4).Por frecuencia y características clínicas, las lesiones coriorretinianas y el compromiso encefálico son las más típicas y también, las más graves y deben buscarse en forma dirigida.

Tabla 4. Manifestaciones clínicas de toxoplasmosis congénita

Clínica en enfermedad neurológica	Clínica en enfermedad generalizada
Coriorretinitis (94%)	Esplenomegalia (90%)
Alteraciones en el LCR (55%)	Alteraciones del LCR (84%)
Calcificaciones encefálicas (50%)	Ictericia (80%)
Convulsiones (50%)	Anemia (77%)
Anemia (50%)	Fiebre (77%)
Hidrocefalia (29%)	Hepatomegalia (77%)
Ictericia (28%)	Linfoadenopatías (68%)
Esplenomegalia (21%)	Coriorretinitis (66%)
Linfoadenopatías (17%)	Neumonitis (41%)
Microcefalia (13%)	Exantema (25%)
Cataratas (5%)	Eosinofilia (18%)
Eosinofilia (4%)	Hidrocefalia/microcefalia (0%)
Microftalmía (2%)	Microftalmía (0%)

An Pediatr (Barc). 2013;79(2):116.e1-116.e16

Diagnóstico

Lo ideal sería realizar el tamizaje sistemático de IgG anti-Toxoplasma en toda embarazada en el primer trimestre de gestación. Ante un resultado negativo la embarazada se considera en riesgo de contraer la infección aconsejándose realizar medidas preventivas primarias. Ante un resultado positivo se debe buscar infección reciente mediante detección de IgM; un resultado de IgM negativo indica que la infección fue antes del embarazo y, por tanto, sin riesgo para el feto. Cuando el diagnóstico se plantea en el segundo o tercer trimestre de gestación y no se dispone de una muestra del inicio del embarazo, la serología no nos permite descartar que se haya producido una infección al inicio del embarazo. El diagnóstico prenatal es necesario cuando los resultados serológicos en la embarazada son indicativos de infección o existe evidencia ecográfica de daño fetal. Para esta situación el estudio que más nos ayuda es la detección por PCR en muestras de líquido amniótico por amniocentesis, ya que, es más rápida, más sensible y segura que los métodos tradicionales (serología, por ejemplo), siendo el método de elección. La PCR en líquido amniótico obtenido por amniocentesis a partir de la semana 18 de gestación tiene una buena sensibilidad y una especificidad del 100% y, por tanto, con un valor predictivo positivo del 100%, aunque un resultado negativo no descarta totalmente la infección. La amniocentesis debe realizarse al menos 4 semanas posterior al período de infección aguda en la gestante.

En el RN la detección de IgM y/o IgA (esta última no disponible en Chile) en sangre se considera diagnóstico de infección fetal. La IgM o IgA pueden no ser detectadas hasta en un 70% de los niños infectados en el primer trimestre de gestación, por lo que en estos casos se debe hacer el seguimiento serológico con IgG, durante el primer año de vida. La desaparición de ésta en el primer año de vida excluye la infección.

Otros procedimientos diagnósticos incluyen la detección del parásito por PCR en sangre, LCR, orina y placenta; al nacimiento. Sin embargo, la sensibilidad de la PCR para detectar T. gondii a partir de muestras de placenta es menor que otros métodos diagnósticos.

Estudio complementario

Al RN con TC confirmada o probable deben realizarse: Hemograma y perfil bioquímico completo con función hepática y función renal. Carece de especificidad y solo es útil para determinar el grado y la extensión de la enfermedad. Fondo de ojo realizado idealmente por un oftalmólogo pediátrico. Neuroimágenes: ecografía cerebral o RM cerebral. Una ecografía cerebral realizada por una persona experta puede obviar la RM. Los hallazgos más característicos son las calcificaciones y la hidrocefalia. Estudio citoquímico del LCR. Estudio microbiológico: Obligado: IgM e IgG en la primera semana de vida. Si está disponible, realizar también IgA. Recomendado: PCR en sangre, LCR y orina.

Tratamiento

Todos los pacientes con toxoplasmosis congénita, independientemente de su condición clínica al nacimiento, deben recibir tratamiento (Tabla 5).

Tabla 5. Tratamiento de la toxoplasmosis congénita

Infección	Tratamiento	Dosis	Duración
Infección congénita sintomática	P	Inicio: 1 mg/kg/12 h, durante 48 h Posteriormente:1 mg/kg/día, hasta los 6 meses	12 meses
	S	Del mes 6 al 12: 1 mg/kg L-M-V. Dosis máxima: 25 mg.	12 meses
	AF	100 mg/kg/día, repartido en 2 dosis 5-10 mg/3 días por semana	12 meses y 1 semana
Infección congénita sintomática con afectación de LCR o coriorretinitis activa con alt, visión	P + S + AF Corticoides	Igual que apartado anterior 1 mg/kg/día repartido en 2 veces al día	Igual que en apartado anterior. Hasta normalización LCR o reducción inflamación de la retina
Infección congénita asintomática	P + S + AF	Igual que el primer apartado A partir de los 2 -6 meses puede adm pirimetamina días alternos, hasta el mes 12	12 meses
Infección dudosa	P + S + AF	Igual que en el primer apartado	Se mantendrá hasta descartar la infección (seguimiento de IgG). De confirmarse la pauta se mantendrá durante 12 meses

P: pirimetamina   S: sulfadiazina   AF: ácido folínico An Pediatr (Barc). 2013;79(2):116.e1-116.e16

El seguimiento de cualquier niño con toxoplasmosis congénita debe hacerse hasta pasada la pubertad. Una vez finalizado un año de tratamiento, se debe realizar un fondo de ojo, una serología completa y una ecografía cerebral o tomografía computarizada según la historia al nacimiento.

Si existen signos de curación se hace un fondo de ojo anual hasta la pubertad, momento en que el estudio oftalmológico se realiza cada 6 meses por el riesgo de recaída a pesar de un tratamiento correcto. Si en ese momento se produce una elevación significativa de IgG, lo que no es habitual, o signos de reactivación de coriorretinitis, se aconseja realizar retratamiento con pirimetamina-ácido folínico más sulfadiazina durante 2-3 meses.

Prevención primaria en la embarazada sin toxoplasmosis. A toda mujer embarazada que presente una serología IgG negativa en la primera visita del embarazo:

- Lavado de manos antes de ingerir alimentos.
- Ingestión de carnes rojas bien cocidas (no sirven ahumadas o en salmuera).
- Lavado minucioso de las manos luego de manipular carne cruda o vegetales frescos.
- Limpieza de las superficies y utensilios de cocina que tuvieron contacto con carne cruda.
- No ingerir vegetales crudos cuando no se pueda asegurar que fueron bien lavados.
- Si realiza trabajos de jardinería, debe usar guantes y luego lavarse las manos.
- Evitar contacto con excretas de gato. En el caso de poseer mascota felina se recomienda remover las excretas diariamente, con guantes y lavado de manos posterior, ya que, los ooquistes son infectantes a partir de las 36 horas de su eliminación y sobreviven a temperaturas entre 4° y 37°C.

Enfermedad de Chagas

La enfermedad de Chagas es una zoonosis parasitaria causada por el Tripanozoma cruzi cuyo vector es el Triatoma infestans y es endémica en 21 países de Latinoamérica, incluido Chile, perteneciendo al grupo de las "neglected diseases". El parásito se transmite a través deposiciones de un triatoma infectado (vectorial), transfusiones de sangre o transplante de órganos sólidos (transfusional), transplacentaria, ingestión oral de alimentos o líquidos contaminados (alimentaria).

Epidemiología

En zonas no endémicas la transmisión congénita o transplacentaria es el principal modo de transmisión del T. Cruzi. La tasa de transmisión congénita reportada en Latinoamérica varía de 0,7-18,2%, con un promedio de 5% en áreas endémicas. La enfermedad de Chagas congénita puede presentarse en las fases aguda y crónica de la infección materna, puede repetirse en cada embarazo y transmitirse desde una generación a otra (vertical), pero generalmente se da en el contexto de una madre seropositiva que se encuentra en la fase crónica indeterminada o asintomática de la enfermedad.

Infección vertical

La infección crónica materna no tiene efecto en el resultado del embarazo o del RN si no existe transmisión al feto. Cuando el feto resulta infectado hay un aumento del riesgo de parto prematuro, RCIU y rotura prematura de membranas. Durante el primer trimestre del embarazo la transmisión es probablemente rara y ocurre más frecuentemente durante el segundo o tercer trimestre del embarazo cuando el flujo sanguíneo placentario se hace continuo y difuso, facilitando el intercambio sanguíneo feto-placentario. Sin embargo como la mayoría de las mujeres se infectan previo al embarazo es imposible determinar el momento exacto de la transmisión del parásito.

Los factores de riesgo para la transmisión congénita son:

1) Madres que viven o han migrado de zonas endémicas.
2) Madres que viven o han migrados de áreas con altas tasas de transmisión.
3) Antecedente de hermanos con infección congénita.
4) Madre con parasitemias detectables (PCR en sangre positiva).
5) Madres con disminución de la respuesta inmune mediada por células T.
6) Coinfección materna con VIH.

Cuadro clínico

La mayoría de los RN son asintomáticos (40-100%). De los niños sintomáticos, los signos y síntomas clínicos son inespecíficos y comunes a otras infecciones congénitas encontrándose frecuentemente prematurez y RCIU. Puede haber distress respiratorio por neumonitis parasitaria y es frecuente la ictericia, hepatomegalia y esplenomegalia.

Se considera sospechoso de Chagas congénito aquel RN hijo de madre infectada que presenta convulsiones, hepatoesplenomegalia, cardiomegalia, distress respiratorio, hidrops fetal, prematurez, o que es asintomático pero con antecedentes maternos de la enfermedad (Tabla 6). La mortalidad de la infección congénita es de un 5% y está dada principalmente por miocarditis y meningoencefalitis lo que se asociada a altas parasitemias en el RN.

Tabla 6. Elementos clínicos para la sospecha de enfermedad de Chagas congénita sintomática

Signos y síntomas de infección congénita:
Prematurez
Pequeño para la edad gestacional
Apgar bajo
Síndrome de distress respiratorio
Hepato/esplenomegalia
Ictericia
Madres seropositiva para *T. cruzi*
Hermano con enfermedad de Chagas congénita
Evidencia de miocarditis o meningoencefalitis

BioMed Research International 20

Diagnóstico

El diagnóstico de infección en la madre se realiza por serología mediante inmuflofluorescencia y/o ELISA y se recomienda en toda embarazada:

1) residente en zonas endémicas.
2) residente en zonas no endémicas y que han recibido transfusiones de sangre en zonas endémicas.
3) residentes en zonas no endémicas y que han nacido o vivido en zonas endémicas o cuya madre o abuela que haya nacido en zonas endémicas.

Dado que en nuestro país la presencia del T. infestans es endémica desde la región de Arica-Parinacota hasta la región del Libertador Bernardo O'Higgins a partir del año 2016 es de regla y rutina realizar el screening serológico con IgG a todas las embarazadas en su primer control prenatal.

El diagnóstico en el RN se hace por la demostración de la parasitemia mediante métodos directos (parasitemia en sangre) y moleculares (PCR en sangre); lactantes menores de 9 meses de vida requieren 2 PCR (+) para confirmación diagnóstica. El clearence de anticuerpos maternos se produce entre los 8 y 12 meses de vida por lo que la serología convencional (métodos indirectos) no permite hacer el diagnóstico precoz de infección congénita pero si permite hacer diagnóstico de infección congénita en lactantes mayores de 8 meses. Si bien una PCR positiva durante los primeros 12 meses de vida es diagnóstica de infección es esencial el seguimiento serológico cuando la PCR es negativa dado que no necesariamente traduce la ausencia del parasito (Figura 1).

Figura 1. Algoritmo diagnóstico de infección congénita en el recién nacido hijo de madre con enfermedad de Chagas

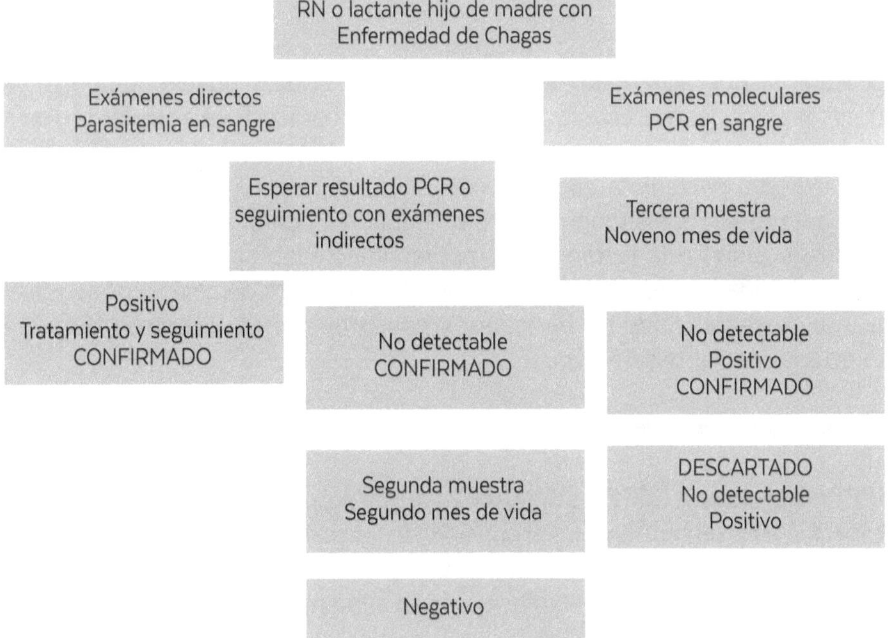

Norma General Técnica. Control y Prevención de enfermedad de Changas. Minsal 2014

La infección congénita se considera frente a 1) un RN hijo de una madre infectada (serología o PCR en sangre positiva para T. cruzi), 2) un RN en que se logra identificar el T. cruzi al momento de nacer o 3) un lactante con serología o PCR positiva para T. cruzi luego del período de RN en que se ha descartado la transmisión por vectores y/o transfusión sanguínea.

Ante todo diagnóstico confirmado de enfermedad de Chagas, sintomático o asintomático, de la madre y/o el RN debe realizarse la notificación ENO según lo establecido por la normativa del Ministerio de Salud de Chile.

Tratamiento

Una vez hecho el diagnóstico el inicio del tratamiento debe ser inmediato con Benznidazol o Nifurtimox; existiendo disponibilidad en Chile sólo del Nifurtimox. Si bien no existen estudios randomizados, la experiencia clínica indica que ambas drogas son igualmente efectivas. La dosis recomendada de Benznidazol en niños y adultos es de 5-7 mg/kg/día y en RN y menores de 1 año pueden usarse dosis de 10 mg/kg/día. La dosis recomendada de Nifurtimox en RN y niños es de 10-15 mg/kg/día. La duración del tratamiento recomendada es de 60 días y no menos de 30 días. El tratamiento generalmente es exitoso y sin las reacciones adversas de los adultos si se realiza el primer año de vida, llegando hasta un 100% de efectividad.

Aunque el tratamiento de las madres infectadas crónicamente no garantiza su cura, la posibilidad de infección congénita si disminuye tratando a las mujeres seropositivas en edad fértil previo al embarazo. Para aquellas mujeres embarazadas infectadas por el T. Cruzi no existen medidas específicas o directas para prevenir la infección congénita, dado que no se recomienda el tratamiento antiparasitario durante el embarazo por su efecto teratogénico. La suspensión de la lactancia en madres infectadas no está recomendada como medida de prevención de la infección congénita pero se recomienda el estudio sistemático de los hermanos y parientes que conviven con la madre infectada mediante serología.

Citomegalovirus (CMV)

El Citomegalovirus (CMV) es un virus ADN, ubicuo, de la familia Herpesviridae y específico del ser humano. Es el principal agente causal de infección congénita y la primera causa de hipoacusia neurosensorial (HNS) no genética y de retardo mental (RM) adquirido en la infancia. Pese a lo anterior la HNS congénita sin otras anomalías clínicas, rara vez se diagnostica como relacionada con el CMV en la primera infancia. Es incluso más frecuente que la mayoría de los defectos de nacimiento (síndrome de Down y espina bífida) y de las condiciones congénitas evaluadas en el tamizaje a los recién nacidos (RN) realizados en Estados Unidos y Europa, convirtiéndose por ende en la causa más común de infección congénita y afectando al 0,5-2% de todos los RN.

Epidemiología

La incidencia de la transmisión congénita por CMV se ve muy afectada por la seroprevalencia de CMV en mujeres en edad fértil. Estudios prospectivos de mujeres embarazadas indican que la tasa de adquisición de CMV es de 2% anual en el nivel socioeconómico medio-alto y 6% en los más bajos. En Chile, la seroprevalencia materna de CMV fue de un 98% en 1978 y actualmente este cifra es de un de 90% en embarazadas de nivel socioeconómico bajo y 50% en el alto.

Los estudios han demostrado que existe transmisión de la infección materna al feto tanto en la primoinfección (30-40%), como en la reinfección o reactivación (1-2%), evidenciando que la inmunidad materna preexistente no previene la transmisión intrauterina o el desarrollo de la enfermedad. La incidencia de la infección congénita por CMV es alta tanto en poblaciones con baja o alta seroprevalencia poblacional, sin embargo, los déficits neurológicos y el resultado de la enfermedad fetal más grave son más comunes después de la infección primaria materna, que ocurre, habitualmente en poblaciones con más baja seroprevalencia. El riesgo de la transmisión vertical de CMV se incrementa con el avance de la gestación, pero el riesgo de complicaciones fetales/neonatales es inversamente proporcional a la edad gestacional de la infección. La infección afecta en promedio, al 1% de todos los RN, siendo variable según la población estudiada. En Chile, la tasa de infección congénita por CMV fue de 1,7% en 1978, no existiendo nuevos registros al respecto.

Entre el 10-15% de los niños infectados congénitamente son sintomáticos al nacer, de los cuales 35% tienen HNS, hasta dos tercios tienen déficits neurológicos y un 4% muere durante el período RN. Estos niños desarrollarán también en un 90-95% de los casos alguna secuela neurológica a largo plazo: HNS (58%), retardo mental (55%), parálisis cerebral (12%) y defectos visuales (22%) entre otros. Igualmente, los niños asintomáticos (90%) desarrollarán HNS (6-23%), microcefalia (2%), RM (4%) y coriorretinitis (2.5%), durante los primeros dos años de vida; en ellos la pérdida de audición es progresiva en el 50%, bilateral en el 50% y de aparición tardía en el 20% de los casos. La progresión se pesquisa en promedio a los 18 meses de vida y la presentación tardía puede manifestarse hasta los 6-7 años de edad (Figura 2).

Figura 2. Riesgo de infección congénita por CMV en la embarazada

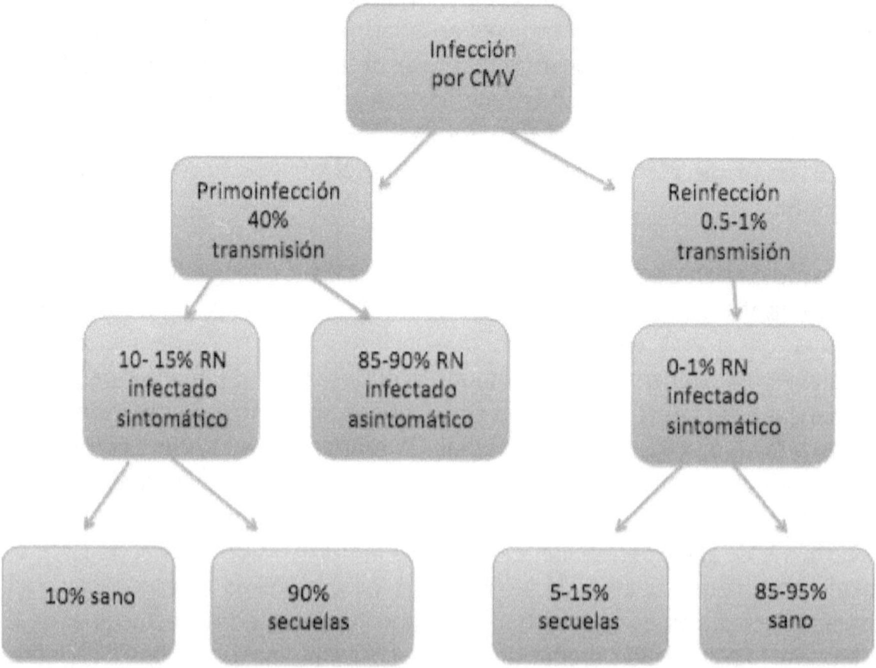

Infección por CMV

- Primoinfección 40% transmisión
  - 10-15% RN infectado sintomático
    - 10% sano
    - 90% secuelas
  - 85-90% RN infectado asintomático
- Reinfección 0.5-1% transmisión
  - 0-1% RN infectado sintomático
    - 5-15% secuelas
    - 85-95% sano

CID 2013; 57 (S4): S171-3.

El compromiso del sistema nervioso central (SNC) se asocia a pérdida progresiva de la audición, retraso del desarrollo sicomotor, epilepsia, parálisis cerebral y alteraciones visuales en porcentajes no bien definidos.

La HNS asociada a la infección por CMV puede presentarse al momento del parto o en forma tardía, y su severidad varía desde pérdida de audición unilateral a frecuencias altas hasta sordera profunda bilateral, siendo frecuentes la progresión y la fluctuación de la enfermedad. Debido a que la HNS es la secuela más frecuente de la infección congénita por CMV, logra representar el 25% de todos los casos de sordera infantil en Estados Unidos, resultando ser la mayor causa de discapacidad pediátrica a largo plazo. Su identificación temprana toma relevancia debido a lo potencialmente tratable de la HNS.

Diagnóstico

Embarazo: No existe hasta ahora consenso en realizar screening universal de detección de CMV en el embarazo, debido a la falta de una terapia eficaz que haya logrado demostrar efectivamente la prevención de la infección congénita y, en muchos países europeos en casos de infección demostrada se ofrece el aborto terapéutico.

RN: La sospecha clínica se establece en base a los antecedentes prenatales, lo cual muchas veces no ocurre en nuestro medio enfrentándonos por ende, al diagnóstico en un paciente RN. Los RN infectados pueden presentar al nacer diversa sintomatología aguda y no aguda como: trombocitopenia, hepatitis, hepatoesplenomegalia, hipoacusia neurosensorial, coriorretinitis, microcefalia, calcificaciones cerebrales, etc.

El diagnóstico se realiza con la detección de CMV en cultivos acelerados (shell vial) de muestras de orina y saliva, ya que estas, presentan altas y constantes concentraciones de CMV; las muestras deben ser obtenidas durante las primeras 2 o 3 semanas de vida, debido a que la excreción viral después de ese plazo puede reflejar una infección adquirida postnatal (canal del parto o leche materna). En los últimos años, los métodos de detección rápida, como la PCR, han demostrado ser extremadamente sensibles en diferentes muestras y comparable a los cultivos. La PCR para CMV en muestras de sangre almacenada en papel filtro prometió ser un buen método de detección, sin embargo, un reciente estudio a gran escala demostró que la PCR en papel filtro tuvo fallas para identificar la mayoría de los CMV, obteniéndose una sensibilidad aproximada de un 30% comparándola con muestras de cultivo en saliva. El diagnóstico no debe basarse en PCR de sangre, ya que la viremia es oscilante y pudiesen obtenerse falsos negativos más frecuentemente.

Como parte complementaria de la evaluación general del paciente se deben incluir algunos exámenes de laboratorio como: recuento hematológico, pruebas hepáticas, función renal y PCR en sangre cuantitativa. En algunos países sobre todo europeos, se estudia el LCR con el fin de verificar alteraciones en el citoquímico y la replicación viral mediante PCR cuantitativa de CMV.

Tratamiento: debido a que las complicaciones auditivas y neurológicas asociadas al CMV, continúan desarrollándose a lo largo de los primeros 2 años de vida en pacientes infectados congénitamente, la supresión de la replicación del CMV puede prevenir o mejorar algunas de estas secuelas. Hasta ahora, los grupos de expertos sólo recomiendan el tratamiento del CMV congénito sintomático con compromiso del SNC o compromiso órgano específico (neumonía, hepatitis, hepato/esplenomegalia, trombocitopenia severa y/o persistente y compromiso multisistémico) en menores de 30 días de vida. Hace varios años el Grupo Colaborativo Antiviral estableció que el tratamiento por 6 semanas con ganciclovir intravenoso (6 mg/kg/dosis cada 12 horas), que mostró una clara mejoría en el resultado de audición total a los 6 meses, no evidenciándose deterioro de la audición en comparación al grupo control, el cual, tuvo deterioro de la audición a los 6 meses de un 41% lo cual fue significativo. En lo que respecta al desarrollo neurológico, los niños con CMV congénito sintomático con compromiso del SNC que reciben la terapia ganciclovir ev tienen menos retrasos en el desarrollo a los 6 y 12 meses en comparación con los niños no tratados, siendo más marcado a los 12 meses.

El mayor efecto adverso fue la neutropenia, un efecto secundario conocido de esta droga, que se produjo en dos terceras partes de los RN. El mismo grupo posteriormente realizó un estudio farmacocinético que confirmó que el valganciclovir oral, una prodroga del ganciclovir, en neonatos con CMV congénito sintomático (dosis de 16mg/kg/dosis cada 12 horas) alcanzó niveles plasmáticos y en LCR similares al ganciclovir ev, teniendo un perfil de efectos secundarios equivalentes y proporcionando así una opción práctica oral para el tratamiento de la enfermedad por CMV congénita. La última publicación de este grupo con respecto al valganciclovir oral, fue su uso por 6 meses en comparación con el uso clásico de ganciclovir ev por 6 semanas observándose significativamente mejoría de la audición total a los 12 y 24 meses de vida y mejoría del neurodesarrollo (cognitivo, lenguaje y motor) también a los 12 y 24 meses en el grupo que usó valganciclovir por 6 meses. Por otra parte, la incidencia de neutropenia fue similar en los grupos tratados con placebo y valganciclovir entre 6 semanas y 6 meses, lo que sugiere que la neutropenia en los bebés tratados con valganciclovir puede ser al menos en parte atribuible a la infección viral. Por lo tanto, los niños con infección congénita por CMV que muestran secuelas neurológicas asociadas al CMV deben recibir tratamiento con valganciclovir y tener controles hematológicos, función renal y pruebas hepáticas al menos semanales las primeras 6 semanas de tratamiento. Lamentablemente no existe valgancoclovir en su formulación en jarabe en Chile, por lo que aún en muchos lugares se debe utilizar ganciclovir ev por 6 semanas.Pese a que entre 10-20% de los niños asintomáticos pueden desarrollar secuelas como HNS tardía, se necesita aún más estudios para determinar si estos pacientes se beneficiarían con el tratamiento antiviral y no existen recomendaciones de los expertos para su uso.

Prevención

Gamaglobulina hiperinmune contra CMV (Cytogam): los resultados de un estudio retrospectivo inicial prometedor respecto al uso de gammaglobulina contra CMV, sin embargo en otro estudio posterior, los resultados no fueron tan alentadores por lo cual no existe aún evidencia fundamentada para recomendarla. Actualmente, están en curso más estudios prospectivos, de los cuales aún no hay resultados publicados.

Vacunas: múltiples ensayos se han realizado desde la década de los 70, pero hasta ahora no existe la formulación adecuada que logre la eficacia esperada y se está a la espera de ensayos en fase 3 que puedan dar mejores resultados. Debido a que aún no hay vacunación disponible y las opciones de tratamiento antenatal son limitadas, la prevención y/o reducción de CMV congénito debe centrarse en las medidas educativas y de higiene para todas las mujeres en edad fértil. Las mujeres con mayor riesgo de primoinfección incluyen a aquellas en edad fértil como: trabajadoras al cuidado de niños, trabajadoras de la salud en contacto con niños y mujeres con niños pequeños en su hogar. Todas las mujeres en edad fértil, independientemente de la presencia o ausencia de factores de riesgo, deben ser aconsejadas para reducir el riesgo de adquisición de CMV mediante prácticas de una higiene de manos adecuada y evitando el contacto con fluídos (saliva, orina) de niños, especialmente con aquellos menores de 36 meses (Tabla 7).

Tabla 7. Recomendaciones del CDC para le prevención de la infección por CMV en la embarazada

Lavar manos con agua y jabón por 15-20 segundos, especialmente luego de cambiar pañales, alimentar, sonar la nariz o manipular juguetes de niños pequeños
No comparta comida, bebidas o cubiertos con niños pequeños
No ponga el chupete de su hijo en su boca
No comparta cepillos de dientes con niños pequeños
Evite el contacto con la saliva al besar niños
Limpie juguetes, mudadores u otras superficies que estén en contacto con orina o saliva de niños

Rev Med Virol 2014; 24: 420- 433.

Herpes simplex (HSV)

Los virus Herpes simplex (VHS) 1 y 2 pertenecen a la familia Herpesviridae. Son virus con un DNA de doble hebra recubiertos por una nucleocapside icosaedrica; estructuralmente son prácticamente indistinguibles entre sí. El hombre sólo es el único reservorio natural conocido. El contagio es desde un individuo con lesiones en la piel o mucosas o por excreción asintomática a través de la saliva (VHS-1), el semen o secreción vaginal (VHS-2). Mediante el contacto directo la mayoría de las personas se infectan de manera asintomática. Los factores de riesgo para la adquisición genital del virus son: sexo femenino, bajo nivel socioeconómico, historia previa de otras infecciones genitales, número de parejas sexuales (Tabla 8). Los VHS tienen la capacidad de permanecer latente en el ganglio sensitivo del hospedero de por vida y pueden reactivarse periódicamente y viajar por el axón hasta el sitio inicial de la infección o cerca de éste resultando en una recurrencia clínica con lesiones evidentes o en una excreción asintomática del virus por las secreciones.

Tabla 8. Factores de riesgo para la transmisión de la infección por HSV de la madre al hijo

Tipo de infección materna: primaria v/s recurrente
- Estado serológico contra HSV materno
- Duración de la rotura de membranas
- Integridad de las barreras mucocutaneas, ejemplo eso de electrodos en el cuero cabelludo del RN
- Via del parto: cesárea v/s parto vaginal
- Tipo de HSV: HSV-1 v/s HSV-2

Pediatrics 2013; 131: e635.. Ped Clin N Am 2013; 60: 351-365. Clin Perinatol 2015; 42: 47-59.

Epidemiología

La infección neonatal por virus VHS es infrecuente con una incidencia estimada de 1: 3000-20000 RN vivos y puede darse frente a la infección sintomática y la excreción asintomática materna. Es muy rara su presentación como infección congénita, pero debido a la relevancia de su cuadro clínico de presentación neonatal, se mencionará en este documento.

La primoinfección se refiere a la adquisición de la infección por VHS -1 o VHS-2 sin exposición previa y sin formación previa anticuerpos. La infección no primaria se refiere a la adquisición de infección por VHS-2 en un individuo con anticuerpos previos para VHS-1 o viceversa. La reactivación se refiere al aislamiento del mismo tipo viral en las lesiones genitales con anticuerpos formados previamente. Las infecciones recurrentes son la forma clínica de presentación más frecuente durante el embarazo y de ellas 2/3 son asintomáticas o presentan síntomas no sugerentes de infección herpética. Sin embargo, aquellos RN de madres que cursan con una primoinfección por VHS cercana al término del embarazo y que tienen excreción viral al momento del parto tienen un riesgo mayor (57%) de desarrollar la infección que aquellos RN hijos de madre con reinfección por otro VHS (25%) y que RN hijos de madre con infección recurrente (2%).

Cuadro clínico

La infección en el RN se adquiere por 3 vías diferentes: intrauterina (in útero), intraparto (perinatal) o postparto (postnatal); el 85% de los RN se infecta por la vía intraparto, un 10% por la vía postnatal y solo un 5% in útero (Tabla 9)

Tabla 9. Presentaciones clínicas de la infección neonatal por HSV

	Enfermedad diseminada	Enfermedad SNC	Enfermedad piel- ojo- boca
Modo infección	Periparto/postparto	Periparto/postparto	Periparto/postparto
Frecuencia	25%	30%	45%
Órganos comprometidos	SNC, pulmón, hígado, glándula suprarrenal, piel, ojo, membranas mucosas	SNC con o sin compromiso de piel	piel, ojos, membranas mucosas
Presentación clínica	encefalitis, falla respiratoria, falla hepática, CID con o sin rash vesicular	convulsiones, letargia, irritabilidad, rechazo alimentario, inestabilidad térmica con o sin rash vesicular	con o sin rash vesicular
Mortalidad	29%	4%	----
Desarrollo neurológico normal al año	83%	31%	100%

Ped Clin N Am 2013; 60: 351-365.

La infección in útero es extremadamente rara con una incidencia de 1: 300.000 partos. Los RN infectados presentan hallazgos clínicos dermatológicos: cicatrices, rash, aplasia cutis, hiperpigmentacion o hipopigmentacion; hallazgos oftalmológicos: microftalmia, corioretinitis, atrofia óptica y hallazgos neurológicos: calcificaciones intracraneales, microcefalia y encefalomalacia.

Las infecciones adquiridas intraparto o postparto se pueden presentar clínicamente como enfermedad diseminada con o sin compromiso del SNC, encefalitis herpética o enfermedad piel-ojo-boca. De manera global aproximadamente un 50% de la infección por HSV neonatal cursa con compromiso del SNC (encefalitis y/o enfermedad diseminada con compromiso de SNC) y un 70% tiene lesiones vesiculares características en la piel (Tabla 10).

Infección diseminada: da cuenta de un 25% de las infecciones neonatales por HSV y 2/3 de los RN afectados tiene concomitantemente compromiso de SNC. Se presenta a los 10-12 días de vida con compromiso multisistémico, incluyendo SNC, pulmones, hígado, glándula suprarrenal, piel, ojos y boca. Un 20% de los RN infectados puede no presentar vesículas. Clínicamente se presenta como una sepsis viral, incluyendo falla respiratoria, falla hepática y coagulación intravascular diseminada y la muerte se produce generalmente por coagulopatía severa y compromiso extenso hepático y pulmonar. Aproximadamente, la mitad de los RN con infección diseminada presentará recurrencias cutáneas.

Infección SNC: se da en 1/3 de las infecciones herpéticas neonatales y se clasifica en con y sin compromiso cutáneo (70% y 30% respectivamente). La aparición es un poco más tardía, alrededor de los 16-19 días de vida. En el compromiso del SNC los síntomas son inespecíficos y similares a una infección bacteriana grave y el estudio del LCR si es muy precoz puede ser normal o con poca actividad inflamatoria. El neurotropismo se expresa como rechazo alimentario, letargia, convulsiones, compromiso de conciencia y compromiso hemodinámico. Aunque la encefalitis herpética clásica compromete preferentemente el lóbulo temporal, en la infección neonatal el compromiso incluye múltiples áreas cerebrales. En ausencia de compromiso cutáneo el cuadro clínico es indistinguible de otras causas virales o bacterianas de sepsis neonatal. La mortalidad está dada por la destrucción cerebral extensa y la disfunción autonómica.

Infección piel-ojo-boca: da cuenta de un 45% de los casos de infección neonatal y se presenta a los 10-12 días de vida. La infección es limitada en extensión y el 80% presenta rash vesicular en el examen físico.

Diagnóstico

El aislamiento de VHS por cultivo viral sigue siendo el método definitivo de diagnóstico de la infección por VHS neonatal; sin embargo, la detección de ADN de VHS es un método aceptable de forma rutinaria y hoy en día es el examen más utilizado. Los estudios serológicos no se recomiendan de forma rutinaria para fines de diagnóstico en las infecciones por VHS neonatal. Antes del inicio de la terapia con aciclovir parenteral empírico en un lactante con sospecha de infección por VHS neonatal, se sugiere obtener las siguientes muestras para procesar PCR de VHS: Hisopado de boca, nasofaringe, conjuntiva y ano, muestra de la base de vesículas cutáneas destechadas, LCR, sangre. Además, adicionalmente se sugiere muestra de alanina aminotransferasa, ya que se ha visto que su elevación se asocia con una mayor mortalidad.

El gold estándar para el diagnóstico de encefalitis por VHS es la PCR en LCR, sin embargo hay que considerar que los primeros tres días el rendimiento es menor llegando sólo a un 70%, este aumenta hasta cerca de 100% si la muestra de LCR se obtiene entre el tercer y quinto día de evolución, por lo cual se sugiere repetir la muestra de LCR si esta resultó negativa los primeros 3 días de evolución. La obtención de una muestra de sangre para PCR para VHS puede ser útil para establecer un diagnóstico de la infección neonatal, especialmente en bebés que se presentan sin lesiones cutáneas. La muestra es positiva en la mayoría de los pacientes con infección por VHS neonatal independientemente de su clasificación clínica y, por lo tanto, no debe utilizarse para determinar la extensión de la enfermedad o la duración apropiada del tratamiento. Esto es más relevante en el escenario de un lactante con enfermedad de piel, ojo y mucosas, en quienes la muestra en sangre también pueden resultar positiva la mayoría de las veces. Pese a ello, sobre la base de los datos disponibles actualmente, este escenario no justificaría la reclasificación como enfermedad diseminada por VHS, ya que, en ausencia de cualquier evidencia de compromiso diseminado de varios sistemas, el ADN del VHS detectable en plasma mediante PCR por sí mismo no es requisito para terapia intravenosa prolongada. Poco se sabe acerca de si la persistencia de la positividad de la PCR en sangre se correlaciona clínicamente con la resolución de la enfermedad. La muestra en sangre puede permanecer positiva durante todo el curso del tratamiento antiviral, pero el significado clínico de esto es desconocido. En la actualidad, los ensayos en serie de PCR en sangre no se recomiendan para controlar la respuesta a la terapia.

Tratamiento

La mayoría de las infecciones neonatales por VHS resultaban en una morbimortalidad elevada antes del uso de la terapia antiviral, y es así como los niños con enfermedad diseminada (ED) y con enfermedad del SNC tenían una mortalidad del 85% y del 50% respectivamente. El uso de aciclovir 60 mg/kg/día en 3 dosis, ha mejorado las tasas de mortalidad al año de vida a un 4% y 29% para enfermedad diseminada y del SNC respectivamente. Además, ha demostrado mejorar los resultados del desarrollo neurológico en los niños con enfermedad diseminada, sin lograr evidenciarse una mejoría en los resultados neurológicos de los niños con enfermedad del SNC.

El uso de la terapia supresiva con aciclovir oral en dosis de 300 mg/m²/ dosis por 3 veces al día, administrada por vía oral durante 6 meses posterior al término del tratamiento endovenoso, demostró mejores resultados en el neurodesarrollo y menores recurrencias de lesiones en la piel en pacientes con ED y con enfermedad del SNC que recibieron la terapia. Gracias al uso de esta terapia supresiva se ha logrado mejorar el outcome neurológico en aquellos pacientes con enfermedad del SNC.

Por lo anteriormente mencionado, la recomendación actual para la infección neonatal por VHS es con Aciclovir endovenoso en las dosis descrita, por 14 días en caso de enfermedad de piel, ojo y mucosas y por un período mínimo de 21 días en caso de ED y enfermedad del SNC. Todos los niños con afectación del SNC deben tener una PL repetida al final de la terapia para documentar un resultado negativo de PCR para VHS en LCR. Si esta repetición de PCR muestra un resultado positivo al final de la terapia, el aciclovir se debe continuar por al menos 7 días más y hasta conseguir la negatividad de la PCR. Posterior al tratamiento endovenoso debe administrase terapia supresiva con aciclovir oral sólo en los casos de ED y enfermedad del SNC, ya que en ellos se ha visto un mayor beneficio.

El recuento absoluto de neutrófilos (RAN) se debe seguir dos veces por semana en la terapia con aciclovir endovenoso y luego con la terapia supresiva (aciclovir oral) el RAN se debe controlar a las 2 y 4 semanas de su inicio y luego mensualmente durante los 6 meses que dura la supresión antiviral. El reconocimiento precoz y el inicio oportuno de la terapia antiviral empírica son de gran valor en el tratamiento de las infecciones neonatales por VHS. Los mejores resultados se observan cuando se inicia la terapia antiviral apropiada antes del inicio de la replicación viral significativa dentro del SNC o difusión generalizada del virus por todo el organismo.

Prevención

La cesárea ha probado ser efectiva en la prevención de la infección del RN en madres con lesiones genitales activas si se realiza al menos 4 horas previo a la rotura de membranas, pero es importante tener en cuenta que se reportan casos de infección del RN pese a nacer por cesárea, dado probablemente por el tiempo de rotura de membranas, indemnidad de las mucosas y la posibilidad de infección in útero. Actualmente, el American College of Obstetricians and Gynecologists (ACOG) y la American Academy of Pediatrics (AAP) recomiendan la cesárea electiva como vía de parto en mujeres con lesiones genitales sugerentes de una infección herpética activa.

Bibliografía

- Abarca, K. Infecciones en la mujer embarazada transmisibles al feto. Rev Chil Infect 2003; 20 (Supl 1): S41 - S46.

- Avendaño, L; Ferrés, M; Spencer, E. Virus Herpes en Virología Clínica. 1ª Edición. Ed. Mediterráneo. 2011.

- Bialas KM, Swamy GK, Permar SR. Perinatal cytomegalovirus and varicella zoster virus infectios: epidemiology, prevention and treatment. Clin Perinatol. 2015;42:61-

- Carlier I, Truyens C. Congenital Chagas Disease as an Ecological Model of Interactions between Trypanosoma cruzi parasites, pregnant women, placenta and fetuses. Acta Tropica 2015; 151: 103-115.

- Consenso Argentino de Toxoplasmosis congénita. R. Durlach et al. Medicina (Buenos Aires) 2008; 68: 75-87.

- De Jong E, Vossen ACTM, Walther FJ, et al. How to use neonatal TORCH testing. Arch Dis Child Educ Pract Ed 2013;98: 93 - 98.

- Diagnóstico de infección congénita. Martínez A. et al. Enferm Infecc Microbiol Clin. 2011;29 (Supl 5):15-20.

- Diagnóstico y tratamiento de la Toxoplasmosis congénita. Fernando del Castillo. An Pediatr Contin. 2005;3(2):65-72

- Guía de la Sociedad Española de Infectología Pediátrica para el diagnóstico y tratamiento de la toxoplasmosis congénita. F. Baquero-Artigao. An Pediatr (Barc). 2013;79(2):116.e1-116.e16

- Hamilton ST, van Zuylen W, Shand A, Scott GM, Naing Z, Hall B, et al. Prevention of congenital cytomegalovirus complications by maternal and neonatal treatments: a systematic review. Rev. Med. Virol. 2014; 24:420-33.

- Infecciones por parásitos más frecuentes y su manejo. Werner Apt. Rev. Med. Clin. Condes. 2014; 25(3) 485-528

- James, S; Kimberlin, D. Neonatal Herpes simplex virus infection. Epidemiology and treatment. Clin Perinatol 2015; 42: 47-59.

- Minsal 2011. Protocolo de atención clínica de la enfermedad de Chagas.

- Minsal 2014. Norma general tecnica. Control y Prevención Nacional de la Enfermedad de Chagas.

- Murcia L, Carrilero B, Munoz-Davila MJ, Thomas MC, López M, Segovia M. Risk Factors and Primary Prevention of Congenital Chagas Disease in a Nonendemic Country. CID 2013; 56: 496-502.

- Pinninti, S; Kimberlin, D. Neonatal Herpes simplex virus infections. Ped Clin N Am 2013; 60: 351-365.

- Pinninti, S; Kimberlin, D. Maternal and neonatal herpes simplex virus infections. Am J Perinatol 2013; 30: 113-120.

- Remington J, Mc Leod R, Wilson C, Desmonts G. Toxoplasmosis. Remington J, Klein J, Wilson C, Nizet V, Maldonado Y. Infectious Diseases of the Fetus and Newborn Infant. 7th Edition. Philadelphia. Sauders Elsevier; 2011, p 918-1041.

- Remington, J; Klien, J; Wilson, C; Nizet, V; Maldonado Y. Infectious Diseases of the Fetus and Newborn Infant. 7 Edition. Elsevier. 2011.

- Sanchez P, Demmler-Harrison G. Viral Infections of the Fetus and Neonate. Feigin R, Cherry J, Demmler-Harrison G, Kaplan S. Feigin & Cherry's Textbook of Pediatric Infectious Diseases. 6th Edition. Philadelphia. Sauders Elsevier; 2009, p. 895- 941.

- Sampedro A, Aliaga L, Mazuelas P, Rodriguez-Granger J. Diagnóstico de Infección Congénita. Enferm Infecc Microbiol Clin. 2011;29(Supl 5):15-20

SEPSIS NEONATAL

Patricia Martínez

La sepsis de origen bacteriano constituye una de las principales causas de morbimortalidad en el período neonatal. Sin embargo, los signos de sepsis son inespecíficos, y algunos síndromes inflamatorios de origen no infeccioso pueden simular una sepsis neonatal. La mayoría de los recién nacidos con sospecha de sepsis, se recuperan con cuidados de soporte, con o sin uso de tratamiento antimicrobiano. Los desafíos para los clínicos que abordan esta patología se resumen en:

- Identificar a los neonatos con alta probabilidad de presentar sepsis precoz e iniciar terapia antibiótica.

- Diferenciar aquellos neonatos de alto riesgo para sepsis neonatal con buen estado general o con signos clínicos que no requieren terapia antibiótica.

- Suspender el tratamiento antibiótico una vez descartada la sepsis.

La sepsis neonatal se clasifica de acuerdo a la edad de presentación, en **precoz** (menos de 72 hrs de vida), o **tardía** (más de 72 horas de vida). Estas difieren en su etiología y vías de contagio: vertical en sepsis precoz y horizontal en las tardías y pueden ser bacterianas, virales, parasitarias o fúngicas.

La etiología es fundamentalmente bacteriana, pues las sepsis por hongos y virus suponen menos del 1% de los casos. Dentro de las bacterias, las más frecuentemente implicadas en las sepsis precoces son Streptococcus agalactiae o Estreptococo del grupo B (SGB) y E. coli. En relación con el peso al nacimiento, el SGB es más frecuente en niños de más de 1500 gramos y E. coli en niños menores de 1500 gramos. Otros gérmenes implicados en las sepsis tardías, aunque más infrecuentes, son E. faecalis, otros Streptococcus y Lysteria monocytogenes, dentro de los Gram positivos y Klebsiella, H. influenzae y Enterobacter dentro de los Gram negativos.

Criterios de uso protocolo

Se debe considerar candidato a manejo con protocolo de sepsis a los RN que presenten los siguientes factores de riesgo para sepsis neonatal precoz.

Factores de riesgo para sepsis neonatal precoz

1. Corioamnionitis: la sospecha principal se basa en la temperatura > 38°C, y al menos dos de los siguientes criterios:

   a. Leucocitosis materna (>15.000 cel/mm3)
   b. Taquicardia materna (>100 latidos/minuto)
   c. Taquicardia fetal (> 160 latidos/minuto)
   d. Dolor uterino
   e. Líquido amniótico de mal olor

2. Ruptura prematura de membranas (RPM) > 12 O 18 horas.

3. Profilaxis antimicrobiana intraparto indicada pero inadecuada: se define como el uso de un antibiótico distinto a penicilina, ampicilina o cefazolina, o si la duración de los antibióticos antes del parto es menor de 4 horas.

4. Madre portadora de Estreptococo grupo B.

5. Estado desconocido colonización gestante en embarazo < 37 semanas, RMP > 12 horas o temperatura > 38 °C.

6. Bacteriuria (+) para SGB durante embarazo.

7. Hijo de embarazo previo con enfermedad por SGB

8. Apgar bajo, sin una causa clara de depresión neonatal

9. Bajo peso al nacer < 2500 gramos

10. Todo neonato que requiera reanimación, se considera con riesgo séptico

Pruebas diagnósticas para sepsis precoz

1. **Hemocultivo**: sólo uno por neonato con sospecha de sepsis es suficiente. El mínimo de volumen de sangre a extraer es de **1ml**; la evidencia actual demuestra que menos de 1 cc volumen no es confiable para detectar bajo nivel de bacteriemia.

2. **Punción lumbar:** su realización es controversial. En neonatos de alto riesgo con buen estado general o neonatos con clínica atribuible a etiología no infecciosa como un Síndrome de Distrés Respiratorio, la evidencia muestra que la probabilidad de meningitis es baja. Sin embargo, neonatos con bacteriemia la posibilidad de meningitis es tan alta como el 23%. Debe realizarse en:

a. Todo paciente con hemocultivo positivo
b. Neonatos con evolución o laboratorio fuertemente sugerente de sepsis
c. Neonatos que no responden inicialmente a terapia antibiótica
d. Sospecha de sepsis tardía (no es el objetivo de esta guía)

3. **Recuento leucocitario y diferencial:** el recuento de leucocitos tiene poco valor diagnóstico para sepsis precoz y tiene un pobre valor predictivo positivo. Es más útil para excluir neonatos sin infección que identificar neonatos con sepsis. Neutropenia puede ser mejor marcador para sepsis neonatal y tiene mayor especificidad que un elevado número de neutrófilos, debido a que pocas condiciones, además de sepsis, deprimen el recuento de neutrófilos. **NOTA: las definiciones de neutropenia varía con la edad gestacional, tipo de parto, sitio de muestra y altitud según ubicación a nivel del mar.**

4. **Recuento de plaquetas:** a pesar de que en neonatos infectados es frecuente encontrar un recuento bajo, la trombocitopenia no es específica, no es sensible y es un indicador tardío de sepsis.

5. **Reactantes de fase aguda:** la PCR se eleva a las 6-8 horas con un peak a las 24 horas. Tiene mayor sensibilidad si se toma entre las 6-12 horas de vida. La procalcitonina se eleva a las 2 horas con un peak a las 12 horas de vida. Es modestamente, más sensible que la PCR, pero menos específica.

Laboratorio NO indicado en sospecha sepsis neonatal precoz (sin valor diagnóstico)

1. Urocultivo
2. Cultivo Aspirado Gástrico
3. Cultivo de superficie corporal
4. Cultivo y Gram de aspirado traqueal

Tratamiento en RNs con sospecha de sepsis neonatal

- Inicialmente, comenzar con terapia antibiótica de amplio espectro: ampicilina en combinación con un aminoglicósido (usualmente amikacina) para cubrir los gérmenes más frecuentes (Estreptococo agalactiae (SGB), Echerichia coli, y Listeria monocytogenes).

- Como alternativa al aminoglicósido se puede usar cefotaxima, aunque se aconseja restrigir su uso a meningitis atribuible a gram negativos.

- Al identificar el agente causal, se debe **acotar terapia a ese agente específico.**

- La ceftriaxona se prefiere no utilizar en RN por riesgo de hiperbilirrubinemia (desplaza la unión de la albúmina a la bilirrubina).

- Bacteremia sin foco debe ser tratada por 10 días.

- Meningitis por SGB se trata por un mínimo de 14 días y 21 días para gran negativos.

- Evidencia sugiere que mantener la terapia antibiótica por más de 5 días en RN con buena evolución clínica y hemocultivo negativo, aumenta la mortalidad y el riego de ECN. **Se deben suspender** los antibióticos dentro de 48 horas en RN con hemocultivos negativos y clínica satisfactoria.

Dosis antibióticos

- **Ampicilina**: 100-200 mg/kg/día cada 12 hrs ev

- **Gentamicina**

  - ≤ 37 semanas 5mg/kg/dosis cada 36-48 hrs ev

  - 37 semanas 5mg/kg/dosis cada 24 hrs ev o im

- **Amikacina**
  - ≤ 30 semanas 18 mg/kg/dosis cada 36-48 hrs ev

  - 31-33 semanas 16 mg/kg/dosis cada 38 hrs ev

  - 33 semanas 15 mg/kg/dosis cada 24 hrs ev o im

- **Cefotaxima**: 100 mg/kg/día ev cada 12 horas

Flujograma para evaluación de RN asintomático ≥ 37 semanas con factores de riesgo para sepsis neonatal

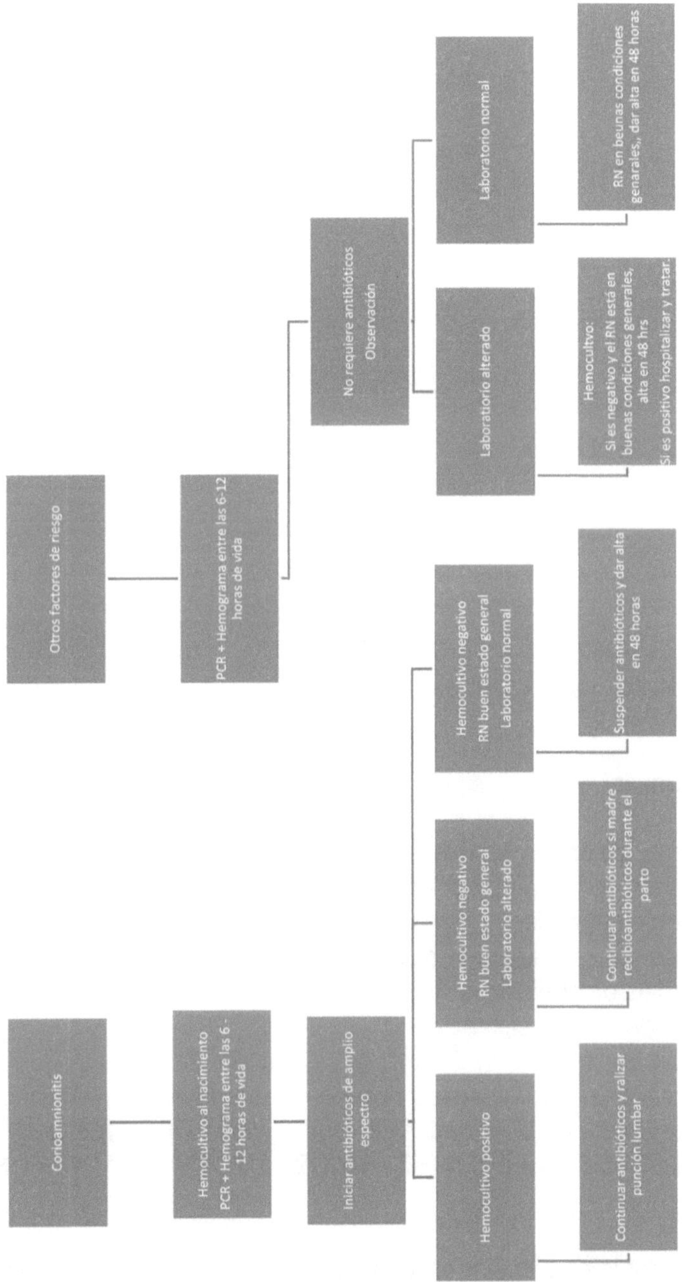

Management Of Neonates With Suspected Or Proven Early-Onset Bacterial Sepsis Richard A. Polin And The Committee On Fetus And Newborn (2013).

Flujograma para evaluación de RN asintomático < 37 semanas con factores de riesgo para sepsis neonatal

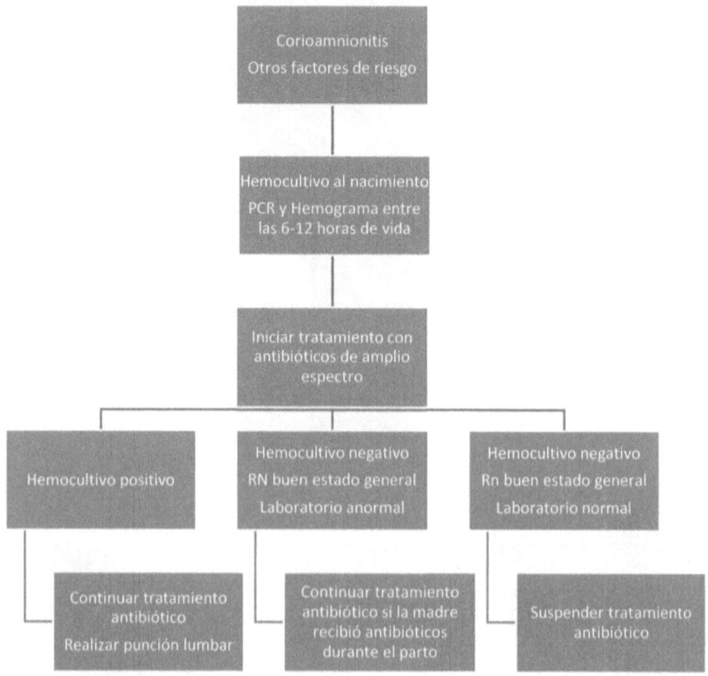

Management Of Neonates With Suspected Or Proven Early-Onset Bacterial Sepsis Richard A. Polin And The Committee On Fetus And Newborn (2013).

Sepsis neonatal tardía

Generalmente de origen nosocomial, en RN que puede ser contaminado por el personal que lo atiende, por otro recién nacido, por microorganismos del entorno ambiental, o bien por su madre. Recordar que en este período pueden presentarse algunas infecciones de origen connatal pero de presentación tardía (formas tardías de streptococcus grupo B o listeria). Diferentes etiologías de acuerdo a cada centro asistencial.

Todo RN con sospecha de sepsis nosocomial debe ser pancultivado previo inicio de antibióticos biasociados, lo que incluye: **DOS HEMOCULTIVOS PERIFÉRICOS DE DIFERENTES SITIOS, UROCULTIVO Y PUNCIÓN LUMBAR.**

Lo recomendable es emplear esquema eficaz que cubra estafilococcus más otro antibiótico para bacilo gram negativo. Lo importante es definir la epidemiología y los gérmenes más frecuentes de cada unidad de neonatología; lo mismo ocurre en caso de brotes.

Esquema 1°: cloxacilina + amikacina

Esquema 2: Vancomicina (para Stafilococcus meticilino resistente) + cefotaxima.

A todo recién nacido con hemocultivos positivos, debe tomarse hemocultivo de control entre las 48 y 72 horas desde el inicio de tratamiento antibiótico para comprobar su negativización. Completar 10 días de terapia desde el hemocultivo negativo y/o 14 días si es que el cultivo del LCR es positivo. Ajustar esquema antibiótico de acuerdo a antibiograma.

Todos los RN con compromiso de SNC o con urocultivo positivo deben ser tratados por al menos 14 días desde la negativización del hemocultivo.

Profilaxis antifúngica

Se debe CONSIDERAR profilaxis antifúngica en todos los recién nacidos menores de 750 grs. y/o menores de 26 semanas. Iniciar durante los primeros 5 días de vida Fluconazol 3 mg/kg dos veces por semana (martes y jueves) durante 6 semanas y/o hasta que deje de utilizar vías centrales y/o procesos invasivos. Es de vital importancia considerar la incidencia de infecciones fúngicas en cada Unidad Neonatal para decidir la utilidad de esta medida.

Bibliografía

- Management Of Neonates With Suspected Or Proven Early-Onset Bacterial Sepsis Richard A. Polin And The Committee On Fetus And Newborn (2013).

- Intrauterine infection and preterm labor, Varkha Agrawala, Emmet Hirsch. Seminars in Fetal & Neonatal Medicine (2012).

- ChorioamnionitisImplications for the Neonate, Jessica E. Ericson, Matthew M. Laughon, Clin Perinatol 42 (2015) 155-165.

ASFIXIA NEONATAL

Patricia Martínez

La encefalopatía hipóxico-isquémica (EHI), sigue siendo uno de los más importantes problemas médicos perinatales de todo el mundo. La incidencia de EHI en los países desarrollados es de aproximadamente 1-2 casos por cada 1.000 nacidos vivos. En Chile, se dispone de pocos registros, algunos de ellos resúmenes de congresos científicos, pudiendo estimar que la incidencia de EHI en todos sus grados es de 4 a 6 casos por 1.000 nacidos vivos y los casos moderados y severos de 2 a 3 por mil. La EHI es una importante causa de muerte neonatal y de discapacidad permanente del desarrollo neurológico, evidenciado por diferentes grados de parálisis cerebral y/o secuelas neurosensoriales. En las últimas décadas se han realizado muchos esfuerzos para mejorar el manejo y pronóstico de la EHI.

Durante todo el siglo XX no había existido ninguna aproximación terapéutica específica que permitiese prevenir o aminorar el daño cerebral asociado a la agresión cerebral hipóxico-isquémica perinatal. El manejo de estos pacientes se restringía a aportar cuidados de soporte general, así como tratar las complicaciones asociadas y las crisis convulsivas. Esta ausencia de tratamiento específico, para prevenir o aminorar el daño cerebral asociado a la agresión hipóxico-isquémica perinatal, dió lugar a que la Academia Americana de Pediatría considerase, en el año 2006, a la EHI como "una de las frustraciones clínicas no resueltas en la medicina neonatal contemporánea". Afortunadamente, en los últimos quince años, diversos ensayos clínicos han mostrado que la reducción de la temperatura corporal en 3-4°C (hipotermia moderada) mediante un enfriamiento corporal total o selectivo de la cabeza, iniciado precozmente (antes de las 6 h de vida) y mantenido durante 72 h, es una intervención eficaz para reducir la mortalidad y la discapacidad mayor en los niños que sobreviven tras una agresión hipóxico-isquémica perinatal.

Definición

La asfixia neonatal es un síndrome clínico caracterizado por depresión cardiorrespiratoria, cianosis y palidez, secundario a hipoxia y/o isquemia fetal intreuterina. **Academia Americana de pediatría y El Colegio Americano de Obstetricia y Ginecología** la definen como:

- Apgar menor a 3 a los 5 minutos

- pH de cordón menor a 7,0 (obtenido al nacer de arteria umbilical)

- Manifestaciones multisistémicas de asfixia (incluyendo EHI moderada a severa, SAM, hipertensión pulmonar, falla cardiaca, falla renal aguda, NEC, entre otros)

Fisiopatología: cualquiera sea la etiología las manifestaciones serán: **hipoxemia, hipercapnia y/o isquemia tisular**. El feto tiene una mejor adaptación a situaciones de hipoxia gracias a la menor utilización energética y más reserva del músculo liso cardiaco, cuando el flujo útero- placentario disminuye a menos de un 90% se produce colpaso cardiovascular, disminución flujo cerebral y daño neuronal. Las **manifestaciones clínicas corresponden a una** falla multiorgánica y los síntomas dependen de la alteración de cada órgano.

- **SNC:** en condiciones normales, el cerebro regula el flujo sanguíneo cerebral independiente de la variación de la presión arterial sistémica, en función de la PO2 y PCO2. En la asfixia se pierde la capacidad de regulación del flujo sanguíneo cerebral y se hace dependiente de la presión arterial. Lo más característico a nivel de sistema nerviso central es la EHI (nivel de conciencia, tono, reflejos, moro, succión, convulsiones)

- **Cardiovascular:** isquemia miocárdica con insuficiencia cardiaca y compromiso del músculo papilar, electrocardiograma con isquemia y aumento de las enzimas cardiacas.

- **Respiratorio:** vasoconstricción pulmonar, aumento de la resistencia pulmonar y shunt de derecha a izquierda, hipertensión pulmonar y síndrome de aspiración meconial.

- **Riñón:** necrosis tubular aguda y depósitos de mioglobina, la asfixia es la causa más frecuente de insuficiencia renal aguda en el período neonatal.

- **Sistema digestivo**: úlceras de estrés, NEC, disminución del tránsito intestinal.

- **Sistema hematológico e hígado:** leucopenia o leucocitosis, desviación izquierda, trombocitopenia, aumento de las transaminasas y coagulación intravascular.

- **Metabólico:** acidosis metabólica, hipoglicemia (por glicolisis anaeróbica) e hipocalcemia (disminución de calcitonina).

Causas

La mayoría de las causas de asfixia neonatal se producen durante el trabajo de parto. Dentro de las causas tenemos:

Antes del parto (10%): Síndrome hipertensivo del embarazo, hipertensión arterial crónica, diabetes materna no controlada, infección urinaria, corioamnionitis, edad gestacional dudosa, sensbilización a factor Rh, antecedente de óbito fetal, oligo o polihidroamnios, gestación múltiple, embarazo múltiple, consumo de drogas maternas.

Intraparto (90%): distocia de presentación, rotura prematura de membranas, registro ominoso, desprendimiento prematuro de placenta normoinserta, anestesia general, procidencia de cordón, rotura uterina, parto prematuro, parto instrumentalizado.

Manejo y tratamiento

Reanimación del RN en la sala de partos y Unidad de Cuidados Críticos

- Iniciar reanimación con oxígeno mezclado con aire comprimido al 21%.

- Mantener una adecuada oxigenación, no hiperventilar normoxemia y normocapnia.

- En casos en que la causa sea por DPPNI considerar utilizar sangre y/o suero fisiológico durante la reanimación.

- Monitoreo cerebral con electroencefalograma de amplitud integrada (más de la mitad de los asfixiados tienen convulsiones sin manifestaciones clínicas).

- Anticonvulsivantes.

- Restricción de líquidos como prevención del edema cerebral.

- Euglicemia y equilibrio metabólico e hidroelectrolítico.

- Uso de inótropos.

- Sedación y analgesia especialmente en RN que ingresen a terapia con hipotermia.

- Nutrición adecuada.

- Disminuir al mínimo el gasto metabólico.

Tratamiento: terapia con hipotermia

Se debe considerar candidato para hipotermia a neonatos con:

- Evento perinatal agudo hipóxico, como bradicardia fetal, prolapso de cordón, desprendimiento de placenta, anestesia general.

- Si es un RN ≥ 35- 36 semanas de gestación.

- Acidosis dentro de los primeros 60 minutos de vida, definida como presencia en sangre de cordón umbilical, arterial, venosa o capilar de pH < 7,00 o déficit de base ≥ 16 mmol /L.

- Apgar a los 10 minuto de ≤ 5 o necesidad de reanimación con ventilación endotraqueal o por máscara ≥ 10 minutos).

- Signos de encefalopatía de moderada a severa, que consiste en estado alterado de conciencia (letargia, estupor o coma) más al menos uno de las siguientes condiciones: hipotonía, reflejos anormales (incluyendo anormalidades oculomotoras o pupilar), succión débil o ausente y convulsiones clínicas.

- En pacientes con evento perinatal hipóxico agudo que cumplen con los criterios antes mencionados, cuando EEG de amplitud integrada (aEEG) está disponible, será evaluado con esta tecnología, leída por personal capacitado, que permita establecer la condición eléctrica cerebral y progresión de la encefalopatía.

Hipotermia cerebral: estudios iniciados durante las primeras 6 horas del evento asfíctico con una temperatura corporal total o cerebral selectiva a 33,5°c +- 0,5°c, disminuye la extensión del daño neuronal de la corteza parasagital, disminuye los requerimientos metabólicos neuronales, la producción de radicales libres también. Mejora el resultado neurológico a largo plazo (criterios de ingreso: RN más de 36 semanas, menos de 6 horas de vida, evidencia de EHI moderada y severa, signos de compromiso neurológico clínico. Se debe discutir caso a caso cuando en RN cumple todos los criterios antes mencionados y tiene entre 6 y 12 horas de vida. Evaluar en caso de ser necesario el traslado a centro de referencia para iniciar hipotermia pasiva.

Pronóstico: difícil de predecir, sólo el seguimiento a largo plazo permite asegurar la normalidad psicomotora. Factores de mal pronóstico: convulsiones precoces y prolongadas, insuficiencia cardiorrespiratoria, EEG y ECO cerebral anormal, TAC o RNM anormales, examen neurológico anormal al momento del alta. EHI grado I: buen pronóstico y sin secuelas, grado II: 20 a 30% de secuelas neurológicas a largo plazo, grado III: 50% mortalidad en el período neonatal, de los sobrevivientes 99% con secuelas.

Secuelas: parálisis cerebral y retardo psicomotor, sde. convulsivo, sordera, ceguera y trastornos de aprendizaje en edad escolar, hipoacusia.

Seguimiento: Al alta se debe derivar a control en policlínico de neonatología, neurología infantil, kinesiología y terapia física. Realizar previo al alta potenciales auditivos y visuales.

Bibliografía

- Azzopardi DV, Strohm B, Edwards AD, Dyet L, Halliday HL, Juszczak E, et al for the TOBY Study Group. Moderate hypothermia to treat perinatal asphyxial encephalopathy. N Engl J Med 2009; 361: 1349-58.

- Consenso Sobre Manejo Integral del Neonato con Encefalopatía Hipóxico Isquémica: Rev Chil Pediatr 2012; 83 (5): José M. Novoa P., Marcela Milad A., Jorge Fabres, Juan A. Fasce C, Paulina A. Toso M., Manuel Arriaza O., Mª Carolina Gandolfi, Mª margarita Samamé M., Carlos aspillaga M.

- Gluckman PD, Wyatt JS, Azzopardi D, et al: Selective head cooling with mild systemic hypothermia after neonatal encephalopathy: multicentre randomised trial. Lancet 2005; 365 (9460): 663-70.

- Jacobs SE, Morley CJ, Inder TE, et al for Infant Cooling Evaluation Collaboration. Whole-body hypothermia for term and near-term newborns with hypoxic-ischemic encephalopathy: a randomized controlled trial. Arch Pediatr Adolesc Med 2011; 165 (8): 692-700.

- Perlman JM, Wyllie J, Kattwinkel J, et al: Part 11: neonatal resuscitation: 2010 International Consensus on Cardiopulmonary Resuscitation and Emergency Cardiovascular Care Science with Treatment Recommendations. Circulation 2010; 122: S516-38.

- Seetha Shankaran MD, Abbot R. Laptook, et al for the National Institute of Child Health and Human Development (NICHD) Neonatal Research Network: Whole-Body Hypothermia for Neonates with Hypoxic-Ischemic Encephalopathy. N Engl J Med 2005; 353: 1574-84.

- Volpe JJ: Neurología del recién nacido. 5º Edición, 2008. Unidad III.

REANIMACIÓN NEONATAL

Patricia Martinez

Aproximadamente, un 10% de todos los recién nacidos requieren algún tipo de asistencia para iniciar su respiración al nacer y menos de un 1% requiere medidas complejas de reanimación. De aquellos que necesitan apoyo, la inmensa mayoría sólo necesita una ventilación efectiva, ya que la acción más importante en neonatología es **VENTILAR LOS PULMONES** del recién nacido. Sin embargo, el retardo en el inicio de la reanimación o maniobras inefectivas pueden tener consecuencias muy importantes en términos de morbilidad y mortalidad asociada.

En todo parto debe haber al menos una persona entrenada en reanimación neonatal. La reanimación de un neonato deprimido requiere la participación de al menos 2 personas. En los partos múltiples debe existir un equipo de reanimación completo por cada neonato, más aún si estos son prematuros.

Es impresciendible realizar el chequeo de los implementos necesarios para la reanimación en sala de partos así como también conocer el funcionamiento de cada equipo. El líder es quién coordina y distribuye roles y funciones dentro del equipo.

Se debe contar con sala de partos a temperatura adecuada de 26°c, placa radiante y compresas precalentadas. Bolsa plástica en caso que se reciba prematuro de menos de 1500 grs. Equipo para vía aérea: bolsa autoinflable, mascarillas, reanimador con pieza en T en caso de disponibilidad.

La evaluación inicial responde a estas tres preguntas:

- **¿Embarazo de término?**
- **¿Respira o llora?**
- **¿Buen tono muscular?**

Si la **respuesta a estas tres preguntas es "SÍ"**, el RN no necesita reanimación y debe permanecer con su madre completando el tiempo máximo de apego. El RN debe ser recibido en una sala con la temperatura adecuada, poner en contacto piel con piel con la madre y cubrirlo con una manta. Se debe reevaluar cuando esté junto a su madre de manera constante la respiración, actividad y color del RN.

Si la **respuesta a alguna de estas tres preguntas es "NO",** en RN deberá recibir alguna de estas categorías de acción en secuencia (ver algoritmo de la AHA 2015 que se expone a continuación)

- Pasos iniciales de reanimación (proveer calor, despejar la vía aérea si es necesario)

- Ventilación

- Compresiones torácicas

- Administración de medicamentos y/o expansión de volumen

A. Pasos iniciales de la reanimación

Estos consisten en proveer calor bajo una placa radiante, secar, estimular (con frotes suaves en la espalda o pequeños golpes en la planta del pie) y reposicionar en posición de olfateo. La aspiración de secreciones en este punto se realizará sólo si obstruyen la vía aérea de tal forma que no permita una respiración en forma normal. Se deberá aspirar con una sonda primeramente la boca y luego la nariz evitando estímulos innecesarios que pudiesen deprimir al RN.

Para los RN que nacen con meconio: la recomendación actual es que se privilegia la ventilación; es decir, siempre realizar pasos iniciales y despejar secreciones sólo en caso de ser necesario y luego evaluar la frecuencia cardiaca. Si se encuentra menos de 100 lpm se debe continuar con la ventilación a presión positiva.

Aproximadamente en 60 segundos (el minuto de oro), se deberá determinar la continuación de la reanimación. Después de los pasos iniciales nos debemos guiar por dos signos vitales: **respiración** (apnea, gasping o respiración dificultosa) y **frecuencia cardiaca** (debe ser mayor a 100 LPM). La FC debe ser determinada mediante auscultación del precordio o bien en la base del cordón umbilical (contar los latidos en 6 segundos y ese resultado multiplicado por 10 nos permite obtener la frecuencia cardiaca en 1 minuto). Se recomienda también implementar el uso de monitorización electrocardiográfica que es más fiable y más rápida de indicar FC especialmente en niños que van a requerir masaje cardíaco.

B. Ventilación

Si después de los pasos iniciales de la reanimación el RN se encuentra apneico, tiene frecuencia cardiaca menos de 100 LMP o respira con dificultad, se deberá iniciar la VPP. La ventilación de debe realizar en una frecuencia de 40 a 60 respiraciones por minuto e iniciar con una presión máxima de 20 mmHg con una bolsa autoinflable, bolsa inflada por flujo o reanimador con pieza en T (usted debe revisar y conocer el equipamiento con el que cuenta en su hospital).

Al iniciar la VPP se debe instalar un oxímetro de pulso preductal (mano derecha) y se iniciará la ventilación con mezcla de oxígeno y aire comprimido a una concentración de 21% para los RNT y a los recién nacidos pretérmino se iniciará con 30%. Posteriormente, ir adecuando requerimientos de acuerdo a objetivos de saturación. Se adjunta curvas de saturación normales en niños sanos que nacen a nivel del mar en flujograma de reanimación neonatal.

C. Masaje cardíaco

Si a pesar de 30 segundos de VPP EFECTIVA el RN persiste con frecuencia cardiaca menos de 60 LPM se deberá iniciar el masaje cardíaco. Recordar siempre que una de las principales causas de que no mejore la frecuencia cardíaca es por ventilación inefectiva.

Se debe aplicar la nemotecnia MRSOPA antes realizar otras manioabras (M: máscara R: reposicionar vía aérea S: aspirar secreciones en la vía aérea O: abrir la boca P: aumento de presión A: considera una vía aérea alternativa).

Preferir la técnica de los dos pulgares que comprimen en el tercio inferior del esternón 1/3 del diámetro anteroposterior del tórax en una relación de 3:1. En 1 minuto se deberán realizar 90 compresiones y 30 ventilaciones (120 ciclos en 1 minuto). Se recomienda, en lo posible, intubar al RN para coordinar de mejor manera el masaje cardíaco con la ventilación.

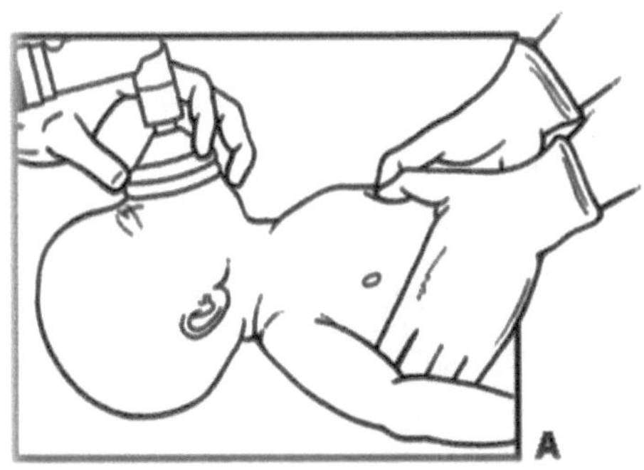

D. Administración de medicamentos y/o expansores de volumen

Cuando la frecuencia cardíaca se mantenga menos de 60 LPM luego de 30 segundos de VPP coordinadas con otros 30 segundos de masaje cardiacos efectivos y coordinados. Dosis: 0,01 a 0,03 mg/kg (0,1 a 0,3 ml/kg de sol 1:10000). Vía ET: 0,03 a 0,1 mg/kg (0,3 a 1 ml/kg de sol 1:10000). Preferir siempre la vía endovenosa ya que la absorción por vía endotraqueal es errática (también se recomienda utilizar la vía intraósea). Al momento de iniciar masaje cardíaco, independiente de la saturación actual, se debe aumentar oxígeno al 100% e instalar monitor electrocardiográfico.

Considerar uso de suero fisiológico y/o glóbulos rojos en dosis de 10 ml/kg en casos de pérdidas de volumen y/o en casos de pérdidas sanguíneas documentadas (antecedente de DPPNI por ejemplo). Se debe tener especial precaución en la administración de volumen en prematuros.

Consideraciones especiales No iniciar reanimación

- Edad gestacional confirmada < 23 semanas.

- Peso de Nacimiento < 400 gramos.

- Anencefalia.

- Trisomía 13 o 18 confirmada prenatalmente.

- Discontinuar la reanimación si después de 10 minutos no se logran obtener latidos cardiacos.

Algoritmo de Reanimación Neonatal 2015

La acción más importante y efectiva en la reanimación neonatal es la ventilación de los pulmones

A) Vía Aérea
- Coloque al RN en la posición de olfateo.
- Aspire boca, luego nariz.

B) Adecuada Respiración
- VPP en apnea, gasping / jadeo, o FC <100 lpm.
- Administre 40-60 ventilaciones por minuto.
- Verifique aumento de la FC, sonidos respiratorios audibles.
- Verifique movimientos torácicos con cada ventilación.
- Use detector de CO_2 tras la intubación.
- Conecte un oximetro de pulso.

C) Circulación
- Inicie compresiones torácicas si la FC es < 60 lpm después de 30 segundos de VPP efectiva.
- Administre 3 compresiones /1 ventilación cada 2 segundos.
- Comprima 1/3 del diámetro antero-posterior del tórax.

D) Drogas
- Administre epinefrina si la FC es < 60 lpm después de 45-60 segundos de compresiones y ventilaciones.
- Atención :la dosis de epinefrina EV es diferente a la dosis ET.

Pasos correctivos de la VVP (MR. SOPA)

M	Ajuste la mascarilla
R	Reposicione la vía aérea
S	Succione boca y nariz
O	(Open) abra ligeramente la boca
P	Aumente la presión de ventilación
A	Alternativa de VA: TT, ML, otra

Intubación traqueal

Edad gestacional (semanas)	Peso (kg)	Tamaño del TT (diámetro Interno, mm)	Profundidad de inserción* (cm desde labio superior)
<28	<1	2.5	6 – 7
28 – 34	1 – 2	3	7 – 8
34 – 38	2 – 3	3.5	8 – 9
>38	>3	3.5	9 – 10

*Profundidad de inserción (cm) = 6 + peso (en kg)

Objetivo de la Saturación Preductal después del nacimiento	
1 min	60-65%
2 min	65-70%
3 min	70-75%
4 min	75-80%
5 min	80-85%
10 min	85-95%

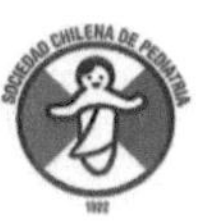
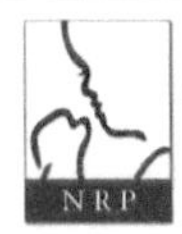
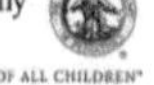

Las presentes recomendaciones no constituyen un esquema excluyente de tratamiento. Ciertas variaciones, considerando las circunstancias individuales, pueden ser apropiadas.

Medicamentos a usar durante o luego de la reanimación

Medicamentos	Via/Dosis*	Concentración	Peso (kg)	Volumen Total IV (ml)	Precauciones
epinefrina	IV (acceso de elección: CVU – intra Óseo)	1: 10.000	1	0.1 – 0.3	• Pasar rápidamente
	0,1– 0.3 ml/kg		2	0.2 – 0.6	• Repetir cada 3 – 5 minutos si la FC
	Megadosis IV no recomendada		3	0.3 – 0.9	persiste < 60 lpm con VVP –
	Endotraqueal: 0.5 – 1 ml/kg		4	0.4 – 1.2	compresiones.
Expansores de volumen:	IV o Intra Oseo: 10 ml/kg		1	10	• Indicado en el shock.
Cristaloides Isotónicos			2	20	• Pasar en 5 – 10 minutos.
(SF) o sangre			3	30	• Reevaluar tras cada bolo.
			4	40	• Usar con precaución en < 30 semanas

*Nota: ya que la vía ET puede resultar inefectiva para alcanzar niveles plasmáticos útiles, se debe establecer un acceso vascular lo más pronto posible. Las drogas administradas por vía ET requieren mayores dosis que cuando son usadas por vía IV.

Algoritmo de reanimación neonatal 2015. Sociedad Chilena de Pediatria, Rama de Neonatologia.

Bibliografía

- Normas de Reanimación Cardiopulmonar (RCP) y Cuidado Cardiovascular de Emergencia publicadas por la AHA Diciembre de 2005.

- Part 11: Neonatal Resuscitation: 2010 International Consensus on Cardiopulmonary Resuscitation and Emergency Cardiovascular Care Science With Treatment Recommendations, American Heart Association (AHA) Octubre de 2010. http://circ.ahajournals.org/cgi/content/full/122/16_suppl_2/S516

- Part 13: Neonatal Resuscitation Guidelines, AHA Noviembre 2005 http://circ.ahajournals.org/cgi/content/full/112/24_suppl/IV-188

- Perlman JM, Wyllie J, Kattwinkel J, Wyckoff MH, Aziz K, Guinsburg R, Kim HS, Liley HG, Mildenhall L, Simon WM, Szyld E, Tamura M, Velaphi S; on behalf of the Neonatal Resuscitation Chapter Collaborators. Part 7: neonatal resuscitation: 2015 International Consensus on Cardiopulmonary Resuscitation and Emergency Cardiovascular Care Science With Treatment Recommendations. Circulation. 2015;132(suppl 1):S204-S241.

- Wyckoff MH, Aziz K, Escobedo MB, Kapadia VS, Kattwinkel J, Perlman JM, Simon WM, Weiner GM, Zaichkin, JG. Part 13: neonatal resuscitation: 2015 American Heart Association Guidelines Update for Cardiopulmonary Resuscitation and Emergency Cardiovascular Care. Circulation. 2015;132(suppl 2):S543-S560.

HIPOGLICEMIA NEONATAL

Patricia Martínez

La hipoglicemia es uno de los trastornos metabólicos más frecuentes en pediatría, su pesquisa y tratamiento precoz es decisivo para prevenir las potenciales secuelas neurológicas. Sin embargo, este trastorno continúa siendo un problema clínico ya que actualmente existen controversias sobre una definición operacional numérica y el manejo clínico óptimo para los diferentes escenarios clínicos que puedan presentarse.

Un panel de expertos convocado por los Institutos Nacionales de Salud en el año 2008 llegó a la conclusión de que no ha habido ningún progreso sustancial basado en la evidencia médica, relativo a la definición de lo que constituye una HN clínicamente significativa y la relación con lesiones cerebrales. Además, la vigilancia, prevención y tratamiento sigue siendo en gran medida empírico. Es importante destacar la importancia de concomitancia de otras condiciones médicas que están asociadas con lesión cerebral, tales como hipoxia-isquemia o infección, las cuales podrían por sí solas, o en conjunto con HN afectar negativamente un cerebro lábil y en desarrollo. A pesar de esto, siempre es importante adelantarse a la aparición del problema, debiendo evaluarse a todos los recién nacidos con riesgo de desarrollarla, ya que puede ocurrir en neonatos sin sintomatología clínica aparente.

En el año 2011 una revisión de la Academia Americana de Pediatría, definió grupos de riesgo de pesquisa y una estandarización de manejo para los RN de término y pretérmino durante las primeras 24 horas de vida, según características particulares de dichos neonatos, conformando una herramienta válida para normar un tratamiento oportuno y adecuado. Se trata de medidas simples que pueden llevarse a cabo en cualquier centro de atención clínica, con especial énfasis en no interferir en el proceso de apego del binomio madre-hijo.

Fisiología y fisiopatología

El feto recibe un aporte continuo de nutrientes a través de la placenta, cuyas concentraciones están estrechamente controladas por el metabolismo materno con una mínima necesidad de regulación endocrina fetal. El principal combustible en útero es la glucosa y, al nacer, el neonato debe adaptarse inmediatamente al nuevo ambiente metabólico de alimentación enteral con leche alternando con períodos de ayuno.

En el RNT normal existe una caída importante del nivel de glucosa durante las primeras horas de vida. Concentraciones tan bajas como 30 mg/dL son comunes 1 a 2 horas después del nacimiento; esto se observa en todos los recién nacidos de mamíferos y, por lo general, corresponde a un fenómeno transitorio, asintomático, y considerado parte de la adaptación a la vida postnatal. La mayoría de los recién nacidos compensan la hipoglicemia "fisiológica" con la producción de combustibles alternativos: aumento de los niveles plasmáticos de glucagón y activación de la lipólisis, incluyendo la formación de cuerpos cetónicos.

Así, el mantenimiento de la normoglicemia va a depender de la presencia de reservas de glucógeno y de grasa adecuada, de una glucogenolisis y gluconeogénesis efectiva y de la integración de los cambios adaptativos endocrinos y gastrointestinales como el ayuno y la alimentación.

Definición de grupos de riesgo de hipoglicemia neonatal

Debido a que la homeostasis de glucosa requiere de procesos intactos de glucogénesis y cetogénesis para mantener las tasas de combustible en rango óptimo, la hipoglicemia neonatal ocurre más comúnmente en niños con alteración en la producción de hormonas contrarreguladoras o suministro inadecuado de sustratos.

Se distinguen así los grupos de riesgo:

- Pequeños para su edad gestacional (PEG)

- Hijos nacidos de madres diabéticas (HMD)

- Grandes para la edad gestacional (GEG)

- Prematuros tardíos

Es en este grupo de recién nacidos en los que se debe concentrar la pesquisa, no siendo necesaria realizarla de rutina en niños de término sanos después de un embarazo y parto normal. En este último grupo, sólo se realizará búsqueda dirigida en caso de presentar manifestaciones clínicas.

Definición del rango para diagnóstico de hipoglicemia neonatal

Una definición racional de hipoglicemia neonatal debe tener en cuenta las siguientes premisas:

- Caídas del nivel de glucosa durante las primeras horas de vida no constituyen un hecho patológico en la mayoría de los neonatos. La no consideración de esto puede llevar a intervenciones innecesarias en pacientes que no lo requieren.

- Síntomas agudos y secuelas neurológicas a largo plazo se producen dentro de un continuo de bajos valores de glucosa de variada duración y gravedad.

- Autores de muchas revisiones de la literatura han concluido que no hay una concentración de glucosa plasmática específica o de duración de HN que pueda predecir lesión neurológica permanente en lactantes de alto riesgo.

- No existe una concentración o rango de concentraciones de glucosa en plasma que esté necesariamente asociada con signos clínicos.

Manifestaciones Clínicas de hipoglicemia

- Irritabilidad

- Temblores

- Nerviosismo

- Reflejo Moro exagerado

- Llanto agudo

- Convulsiones

- Letargia

- Flacidez

- Cianosis

- Apnea

- Rechazo alimentario o succión débil

- Hipotermia o inestabilidad térmica

Diagnóstico

Las tiras reactivas para medir glicemia son un método rápido y de bajo costo. Sin embargo, su desventaja es que son poco predictibles de los valores reales de glicemia. A niveles más bajos de glicemia existe hasta un 15% de margen de error.

La glicemia en plasma procesada en laboratorio es más confiable y segura pero su análisis debe ser antes de 30 minutos una vez tomada la muestra.

Prevención y tratamiento de la hipoglicemia neonatal

Lo más importante en niños con factores de riesgo es la prevención y no retrasar la alimentación. Una estrategia muy valiosa que se ha implementado en nuestra institución es contar con profesionales como matrona y técnico paramédico en sala de recuperación, para las cesáreas. De esa forma, por ejemplo, en un hijo de madre diabética insulinorrequiriente que nace por cesárea se fomenta el apego precoz junto a su madre, estimula y supervisa alimentación durante las primeras horas. Posterior a eso, si está asintomático se controla con glicemia.

Las medidas generales para los recién nacidos sanos y eutróficos es que deben ser alimentados con leche materna durante los primeros 30 a 60 minutos de vida y continuar con pecho materno a libre demanda.

Los RN con factores de riesgo de desarrollar hipoglicemia, deben ser alimentados de forma precoz y efectiva en la primera hora de vida, y monitorizar glicemia a las 2-3 horas de vida (SIEMPRE ASEGURAR DE QUE RECIBIÓ ALIMENTACIÓN EFECTIVA).
La alimentación con pecho materno debe ser frecuente, al menos cada 2-3 horas durante los primeros días de vida.

La suplementación rutinaria con fórmulas en RNT sanos es innecesaria e interfiere con el establecimiento de la lactancia materna y los mecanismos compensatorios normales.
Se debe realizar screening y monitorización de la glicemia en todos los RN en riesgo de desarrollar hipoglicemia.
Los pacientes que se encuentren en régimen 0, se les debe asegurar un aporte de glucosa endovenoso de al menos 4-6 mg/kg/minuto.

El manejo de la hipoglicemia neonatal será diferente dependiendo del grupo a tratar:

a)   Sintomáticos

- Es necesario realizar una pronta intervención en los casos sintomáticos, ya a que aún sin conocer el valor exacto de lesión neuronal, una hipoglicemia prolongada y sintomática puede resultar en daño irreversible. El valor de glicemia bajo el cual tratar es 40 mg/dL. En estos pacientes se debe administrar un bolo de 200 mg por kg de glucosa endovenosa (EV), o 2 mL/kg de glucosa al 10% EV e iniciar infusión de glucosa EV al 10% con carga entre 4-6 mg/kg/minuto.

b)   Asintomáticos

Desde el nacimiento hasta 4 horas de vida

- En pacientes con factores de riesgo, la alimentación inicial debe realizarse dentro de la primera hora de vida y control con HGT a los 30 minutos posteriores. Si la glicemia de control es menor a 25 mg/dL, se debe realimentar y controlar en 1 hora. Una vez pasado este tiempo si la glicemia persiste menor a 25 mg/dL, se administrará tratamiento EV descrito con anterioridad. Si la glicemia se encuentra entre 25 y 40 mg/dL se puede optar por realimentar nuevamente o administrar glucosa endovenosa según sea el caso y la experiencia del clínico.

Entre 4 y 24 horas de vida

- En niños con factores de riesgo, alimentar cada 2 a 3 horas, con control previo a cada alimentación.

- Si se detecta una glicemia menor a 35 mg/dL, se debe realimentar y controlar en 1 hora. Si una vez pasado ese tiempo la glicemia persiste menor a 35 mg/dL se administrará tratamiento EV descrito, mientras que si se encuentra entre 35 y 45 mg/dL, se puede optar por nueva realimentación o administración tratamiento EV, según sea el caso y la experiencia del clínico.

El objetivo, tanto en pacientes sintomáticos como asintomáticos, es alcanzar glicemias mayores o iguales a 45 mg/dL.

Conclusiones

- El manejo que decida el clínico debe centrarse en el contexto del paciente, evitando un tratamiento innecesario que interfiera el apego y/o lactancia materna.

- Siempre es necesario sospechar la ocurrencia hipoglicemia: tanto ante signos clínicos sugerentes como en grupos de riesgo, y pesquisarla dirigidamente.

- La definición de un nivel de glicemia en el que se decida tratamiento debe adaptarse a la particularidad de cada recién nacido, si no presenta síntomas.

- Un corte razonable (aunque arbitrario) de tratamiento es de 40 mg/dL en recién nacido sintomáticos.

- Si se requiere tratamiento endovenoso, mantener concentraciones de glucosa entre 40 y 50 mg/dL, y no esmerarse en mayor aumento si desaparecen los signos clínicos.

- Ante sospecha de hipoglicemia debe tomarse siempre HGT para decidir tratamiento, y en forma simultánea glicemia venosa para corroborar luego el diagnóstico una vez resuelta la urgencia.

Anexo 1. Flujograma de tratamiento hipoglicemia

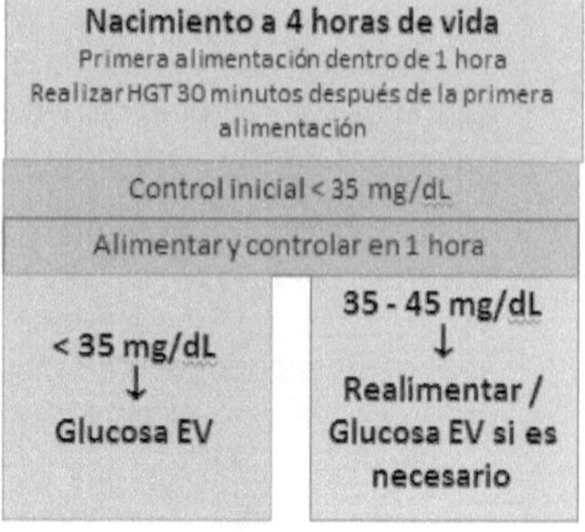

Adamkin DH, Committe on Fetus and Newborn. Postnatal glucose homeostasis in late- preterm and term infants. Pediatrics 2011; 127: 575-579.

Bibliografía

- Adamkin DH, Committe on Fetus and Newborn. Postnatal glucose homeostasis in late- preterm and term infants. Pediatrics 2011; 127: 575-579.

- Canadian Pediatric Society Statement. Screenign guidellines for Newborns at risk for low blood glucose. Pediar Child Health 2004; 9 (10): 723-729

ICTERICIA NEONATAL

Pablo Álvarez – Patricia Martínez

La ictericia es el signo clínico más frecuente en la vida del hombre. Alrededor de un 50- 60% de los RN a término presenta ictericia en los primeros días de vida. En el RN prematuro su frecuencia aumenta a menor edad gestacional. La ictericia se manifiesta en el RN cuando la bilirrubina sérica sobrepasa los 6 a 7mg/ dl y se manifiesta como la coloración amarilla de piel y mucosas reflejando un desequilibrio temporal entre la producción y eliminación de la bilirrubina. Sus causas son múltiples y producen hiperbilirrubinemia directa, indirecta o mixta de severidad variable.

Esta condición, que en otras etapas de la vida es siempre patológica, en el RN puede ser fisiológica. La ictericia en el RN en la mayoría de los casos es benigna, a pesar de ello en determinadas ocasiones puede producir daño grave y permanente en el sistema nervioso central. Por esta razón es necesario identificar las condiciones para intervenir y prevenir sus consecuencias.

Diagnóstico: el diagnóstico es clínico apoyado posteriormente por exámenes de laboratorio.

Examen clínico: la presencia de la coloración ictérica de la piel puede ser el único signo clínico. Su aparición tiene, en general, una distribución céfalo-caudal. En la imagen se aprecia la relación entre la progresión de la ictericia dérmica y los niveles de Bilirrubina sérica determinados por la escala de Kramer.

Zonas de Kraner		
	Zona ictérica	Bilirrubina esperable
I	Cara	< 5mg/dl
II	Mitad superior del tronco	5 – 12 mg/dl
III	Incluye abdomen	8 – 16 mg/dl
IV	Porción proximal de extremidades	10 – 15 mg/dl
V	Porción distal de extremidades	> 15 mg/dl

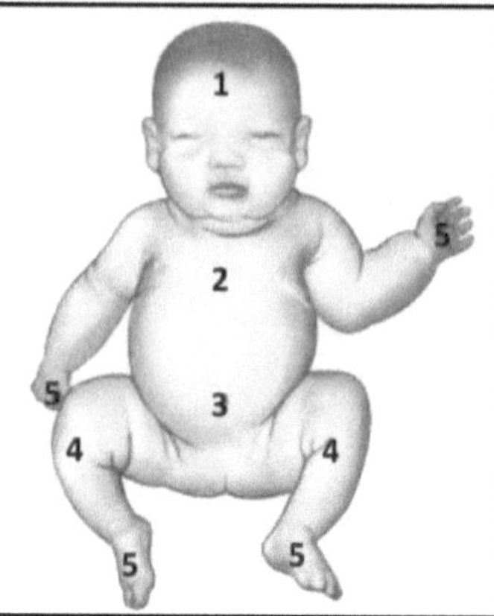

Ictericia neonatal, Protocolos Terapéuticos Asociación Española de Pediatría

Laboratorio: medición en muestra de sangre de bilirrubina sérica, total, libre y conjugada. La diferenciación es importante, pues la hiperbilirrubinemia conjugada, más de 2 mg/dl o más de 15% de la bilirrubina total es siempre patológica y debe estudiarse, ya que alguna de sus causas tiene tratamiento específico de tipo médico quirúrgico.

Ictericia fisiológica: durante la etapa fetal, la mayor parte de la bilirrubina atraviesa la placenta y es metabolizada en el hígado materno. En el momento del nacimiento este proceso se corta bruscamente y al igual de lo que ocurre con otros procesos fisiológicos debe ser asumida por los órganos y sistemas del RN. En el paciente prematuro y de término hay un aumento de la bilirrubina que se atribuye a los siguientes mecanismos.

    A. Aumento de la producción por menor sobrevida del glóbulo rojo y eritropoyesis ineficaz.
    B. Aumento de la recirculación enterohepática.
    C. Captación defectuosa por disminución de las ligandinas.
    D. Conjugación defectuosa.
    E. Disminución de la excreción hepática de bilirrubina.

La Ictericia fisiológica, ocurre en el 60% R.N.T y se caracteriza por: comienzo después de las 24 horas, monosintomática, fugaz (3 a 7 días), leve, inferior a 15mg/dl si recibe lactancia materna o inferior a 13 mg/dl si recibe lactancia artificial y de predominio indirecto.

Ictericia patológica: la ictericia no fisiológica o patológica se denomina hiperbilirrubinemia, tiene una incidencia del 6%, puede ser no difícil de distinguir de la ictericia fisiológica y se debe investigar siempre en las siguientes situaciones para definir tratamiento o control precoz según corresponde: inicio de la ictericia antes de las 24 horas de vida, cualquier aumento de la bilirrubina que requiera fototerapia, aumento de la bilirrubina superior a 0,5 mg/dl/hora, signos de enfermedad subyacente como vómitos, letargia, intolerancia a la alimentación, pérdida excesiva de peso, apnea, taquipnea o inestabilidad térmica, ictericia persistente después de 8 días en un R.N.T o 14 días en un R.N.P.T, bilirrubina directa mayor a 2mg/dl o sobre 15% en la bilirrubina total.

Historia clínica

    - Antecedentes familiares de ictericia, anemia, esplenectomía o colecistopatía (esferocitosis, déficit de G6PD).
    - Antecedentes familiares de hepatopatía.

- Hermano con anemia e ictericia.
- Enfermedad materna durante el embarazo (toxoplasmosis, virosis).
- Uso de fármacos durante el embarazo.
- Historia del parto, traumatismo obstétrico.
- Historia del neonato: vómitos e hipoalimentación.
- Ictericia por lactancia materna o leche materna.

Examen físico

- Prematuridad.
- Pequeño para la edad gestacional (puede asociarse a infecciones intrauterinas o policitemia).
- Microcefalia.
- Presencia de sangre extravascular, cefalohematomas, contusiones, etc.
- Palidez (anemia hemolítica, hematoma subcapsular hepático o esplénico).
- Petequias (infección congénita o sepsis).
- Hepatoesplenomegalia (anemia hemolítica, hepatopatía o infección).
- Corioretinitis.

Causas de hiperbilirrubinemia neonatal

Tabla I. Causas de hiperbilirrubinemia en el recién nacido según el momento de aparición			
	1er día	2° - 7° día	+ 8° día
Frecuentes	hemolítica por isoinmunización ABO o Rh	Fisiológica Cursos anómalos de la fisiológica Lactancia materna Poliglobulia Hemolítica Infecciosa Aumento de la circulación enterohepática Hijo de diabética	Fisiológica Cursos anómalos de la fisiológica Lactancia materna Poliglobulia Hemolítica Infecciosa Aumento de la circulación enterohepática Hijo de diabética Tóxica Reabsorción hematomas Hijo diabética
Poco Frecuentes	Infección intrauterina	Tóxica Reabsorción hematomas Hijo diabética	Otras causas y pseudobstructivas Hepatopatías connatales Endocrinometabólicas Tóxicas

Ictericia neonatal, Protocolos Terapéuticos Asociación Española de Pediatría

Aproximación clínica

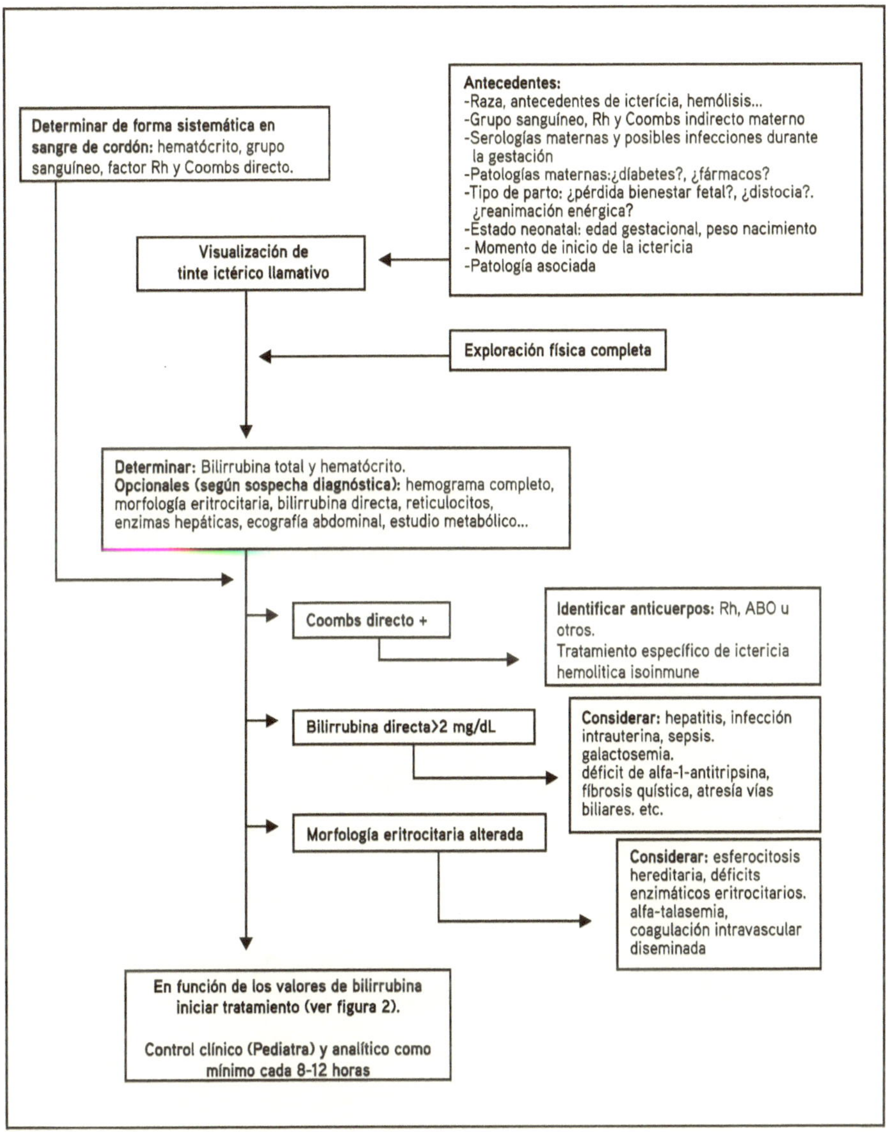

Ictericia neonatal, Protocolos Terapéuticos Asociación Española de Pediatría

Tratamiento de la ictericia neonatal: Actualmente, las terapias probadas son fototerapia, inmunoglobulina hiperinmune y exsanguíneo transfusión. La fototerapia es el tratamiento mayoritariamente más utilizado. La gamaglobulina para hiperbilirrubinemias fue aprobada por la Academia America de Pediatría el año 2004 para los casos de incompatibilidad Rh o de grupo clásico cuando existen niveles de bilirrubina muy cercanos al rango de recambio sanguíneo. La exsanguíneo transfusión se reserva cuando ha fracasado la fototerapia intensiva o cuando los niveles de bilirrubina son muy altos o desde el ingreso hay signos de encefalopatía.

Fototerapia: el mecanismo básico consiste en fotooxidación, cambio en la estructura y configuración de los isómeros de la bilirrubina transformándola en productos no tóxicos y fácilmente eliminables por vía biliar y en menor grado por vía urinaria.

Los factores que incrementan la efectivad de la fototerapia son: distancia del RN a la fuente de luz: 25 a 30 cm sobre el recién nacido, espectro de luz: cercana a los 450 nm azul y blanco, superficie del RN expuesta: niño desnudo y rasurado, mantilla óptica. La fototerapia intensiva se usa en RN con niveles de bilirrubina cercanos o sobre el rango de exsanguíneo transfusión. Consiste en fototerapia 430-490nm, lo más cercana posible al RN, paciente desnudo, cuna acrílico con sábana blanca o papel aluza, para aumentar la reflexión de la luz, rasurar.

Se debe considerar no suspender fototerapia para alimentación y atención del RN.

En las recomendaciones actuales en el manejo de la hiperbilirrubinemia del niño a término o cercano a término mayor o igual a 35 semanas, se introduce el concepto de riesgo predictivo de desarrollar ictericia al momento del alta y necesidad posterior de fototerapia basado en los valores de bilirrubina sérica (AAP. Management of hyperbilirrubinemia in the newborn infant 35 or more weeks of gestation. Pediatrics 2004; 114:297-316). Los valores de bilirrubina sérica para decidir la fototerapia son diferentes y menos exigentes a los expresados en revisiones previas. Se clasifican a los RN de 35 o más semanas, de acuerdo a factores de riesgo de desarrollar hiperbilirrubinemia severa y/o requerir recambio en 3 grupos:

- **Riesgo bajo:** mayor de 38 semanas sin factores de riesgo

- **Riesgo intermedio:** mayor de 38 semanas con factores de riesgo y RN entre 35 - 37 Semanas aunque estén bien.

- **Riesgo alto:** RN entre 35 - 37 semanas con factores de riesgo.

Los factores de riesgo son: enfermedad hemolítica Isoinmune, déficit de glucosa 6 fosfato, asfixia, letargia, inestabilidad térmica, sepsis, acidosis, albúmina menr de 3 mg/dl. El siguiente gráfico permite indicar fototerapia según valores y grupo de riesgo.

Gráfica para Fototerapia (RN de 35 o más semanas de gestación)

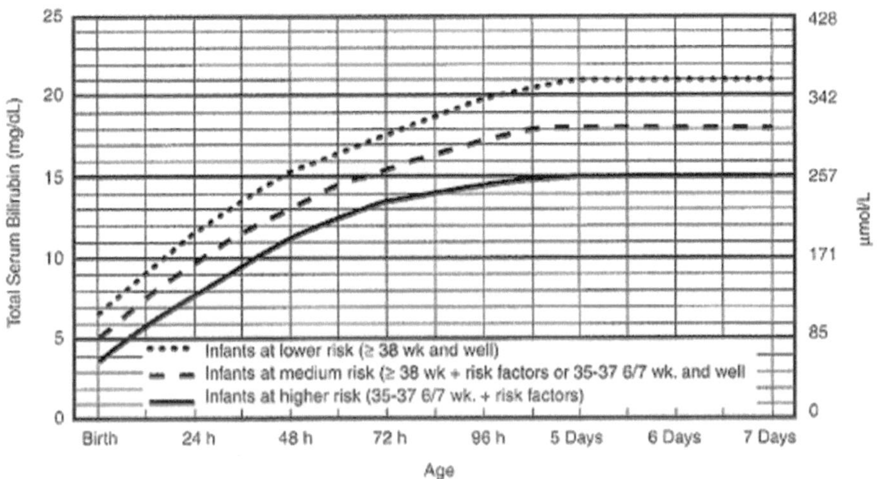

· Use total bilirubin, Do not subtract direct reacting or conjugated bilirubin.
· Risk factors = isoimmune hemolytic disease, G8PD deficiency, asphyxia, significant lethargy, temperature instability sepsis, acidosis, or albumin < 3,0 g/dL (if measured)
· For well infants 35-37 6/7 wk can adjust TSB levels for intervention around the medium risk line. It is an option to intervene at lower TSB levels for infants closer to 35 wks and al higher TSB level for thoso closer to 37 6/7 Wk
· It is an option to provide conventional phototherapy in hospital or al home at TSB levels 2-3 mg/dL (35-50mmo/L below those show but home phototherapy should not be used in any infant with rish factors.

Management of Hyperbilirubinemia in the Newborn Infant 35 or More Weeks of gestations. PEDIATRICS Vol. 114 No. 1 July 2004.

El alta de la fototerapia se indica a los RN sin riesgo con valores menores de 13 mg/dl después de las 24-28 horas y a los otros RN cuando la bilirrubina está en descenso y bajo la curva de alto riesgo. Control a las 24-48 horas posterior al alta en atención primaria si es un RN sin factores de riesgo.

Complicaciones de la fototerapia: pérdida de agua en las deposiciones, alergias de la piel (sudamina, dermatitis). La ictericia clínica se enmascara con la luz. sobrecalentamiento o enfriamiento, aumento de las perdidas insensibles, síndrome del RN bronceado (luz azul), daño de la retina si no se protegen los ojos, hipocalcemia por alteración de la PTH.

Exsanguineotransfusión: evitar que la bilirrubina llegue a niveles muy elevados por riesgo de Kernicterus, corrección de la anemia y mejoría de la insuficiencia cardíaca congestiva, eliminación de anticuerpos. La selección de sangre debe ser lo más fresca posible con el fin de minimizar la pérdida de factores de coagulación y plaquetas, así como la salida de potasio por daño celular. Se usa sangre completa reconstituida irradiada y fresca (menos de 5 días con hematocrito Hto entre 45 y 50%) preparada a partir de concentrado de glóbulos rojos y plasma fresco congelado extraído en citrato-fosfato-dextrosa la que se calienta a 37°.

Indicaciones de exsanguíneotransfusion: se utiliza la tabla de la Academia Americana de Pediatría del año 2004 que clasifica el RN en bajo, medio o alto riesgo.

Gráfica para Exanguineotransfusión (RN de 35 o más sem. de gestación)

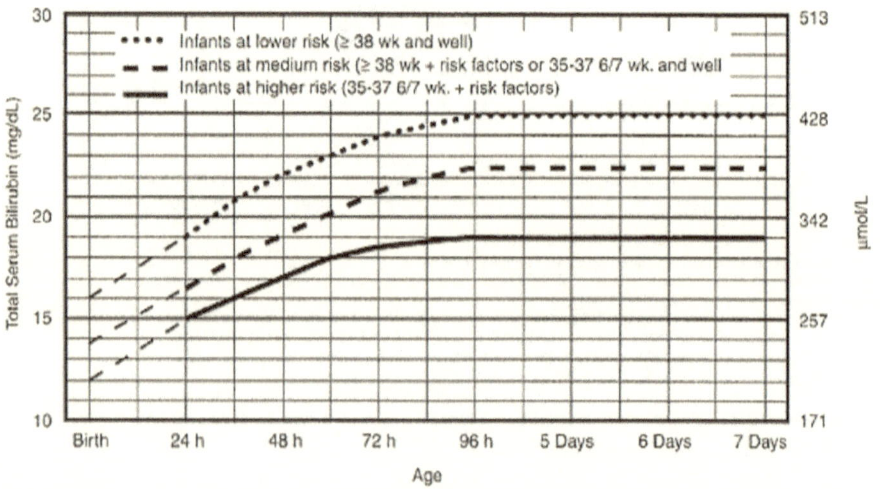

·The dashed lines for the first 24 hours indicate uncertainty due to wide range of clínical circumstances anda a range of responses to phototherapy.
· Immediate exchange transfusion is recommended if infant shows signs of acute bilirubin encephalopathy (hypertonia, arching, retrocolillis, cpisthotonos, fever, high pitched cry) or if TSB is >5 mg/dL (85umol/L) Above these línes.
· Risk lactors - isoinmune hemolytic disease, G6PD deficiency, asphyxia, significant lethargy, temperature instability, sepsis, acidosis.
· Measure serum albumin and calculate B/A ratio (See legend).
· Use total bilirubin. Do not subtract direct reactng or conjungated bilirrubin.
· It infant is well and 35-37 6/7 wk (median risk) can individualize TSB levels for exchange bases on actual gestational age.

Management of Hyperbilirubinemia in the Newborn Infant 35 or More Weeks of gestations. PEDIATRICS Vol. 114 No. 1 July 2004.

Complicaciones de la exsanguineotranfusión: apneas, vasoespasmos, arritmias, trombosis portal, NEC, hemorragias, hipocalcemia, hipoglicemia, trombocitopenia, infecciones, hiperkalemia, enfermedad injerto contra huésped.

Hiperbilirrubinemia en prematuros

Es más frecuente, más severa y más prolongada que en los RN de término. Existen varios esquemas de manejo y no existe un consenso claro. El equipo de la unidad utilizamos los siguientes:

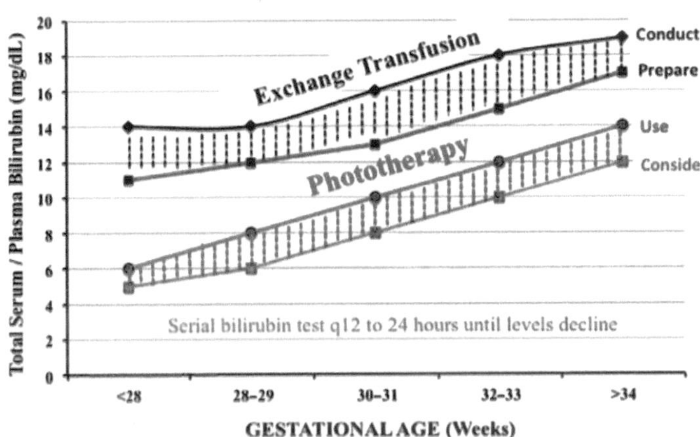

Fig. 1. Operational total serum/plasma bilirubin thresholds for moderately preterm infants. (*Adapted from* Maisels MJ, Watchko JF, Bhutani VK, et al. An approach to the management of hyperbilirubinemia in the preterm infant less than 35 weeks of gestation. J Perinatol 2012;32:660–4; with permission.)

Management of Hyperbilirubinemia in the Newborn Infant 35 or More Weeks of gestations. PEDIATRICS Vol. 114 No. 1 July 2004.

Table 1 Suggested use of phototherapy and exchange transfusion in preterm infants <35 weeks gestational age

Gestational age (week)	Phototherapy Initiate phototherapy total serum bilirubin ($mg\,dl^{-1}$)	Exchange transfusion Total serum bilirubin ($mg\,dl^{-1}$)
<28 0/7	5–6	11–14
28 0/7–29 6/7	6–8	12–14
30 0/7–31 6/7	8–10	13–16
32 0/7–33 6/7	10–12	15–18
34 0/7–34 6/7	12–14	17–19

This table reflects the authors' recommendations for operational or therapeutic TSB thresholds—bilirubin levels at, or above which, treatment is likely to do more good than harm.[58] These TSB levels are not based on good evidence and are lower than those

Management of Hyperbilirubinemia in the Newborn Infant 35 or More Weeks of gestations. PEDIATRICS Vol. 114 No. 1 July 2004.

Bibliografía

- Diagnosis and management of hyperbilirubinemia in the term neonate: for a safer first week Vinod K. Bhutani, MD, FAAPa, Lois H. Johnson, MD, Ron Keren, MD, MPH. Pediatr Clin N Am 51 (2004) 843- 861.

- Guías de Tratamiento Unidad de Cuidados Intensivos Neonatal Hospital San Juan de Dios de La Serena año 2012. Páginas 308-318.

- Management of Hyperbilirubinemia in the Newborn Infant 35 or More Weeks of gestations. PEDIATRICS Vol. 114 No. 1 July 2004.

- Manual de Neonatología. 7°ed.2012. Cloherty J.P, Eichenwald E. Hiperbilirrubinemia neonatal. Cap 26; 304-339.

- Nice Jaundice in newborns babies under 28 days: Clinical Guideline may 2010. Nice Neonatal Jaundice may 2010.

SÍNDROME DE DIFICULTAD RESPIRATORIA

Orlando Ojeda

Es un síndrome de origen múltiple, en el cual hay una respiración anormal con alteración en el intercambio gaseoso. Tan pronto se reconozca esta patología es necesario establecer la causa para iniciar el tratamiento específico oportunamente.

Etiología

1. Causas Pulmonares:

A) Atelectásicas

- SDR del pretérmino (Enfermedad de la membrana hialina).
- Neumonía.

B) Obstructivas

- Broncoaspiración.
- Obstrucción de las vías aéreas.
- Displasia broncopulmonar.
- Fibrosis intersticial crónica.

C) Mixtas

- SDR transitorio.
- Aire extrapulmonar.
- Hemorragia pulmonar.
- Hernia diafragmática.
- Hipoplasia y agenesia pulmonar.

2. Causas Extrapulmonares:

A) Hematológicas

1. Anemia aguda.

2. Policitemia.

3. Hipovolemia.

4. Metahemoglobinemia.

B) Cardiovasculares

- Cardiopatías congénitas.

- Miocarditis.

- Insuficiencia cardiaca.

C) Metabólicas

- Hipoglucemia.

- Hipocalcemia.

- Hipotermia.

- Acidosis metabólica.

D) Neurológicas

- Inmadurez.

- Respiración periódica.

- Asfixia.

- Hemorragias.

- Malformaciones.

- Sepsis.

- Drogas.

Diagnóstico

Al enfrentar un neonato con dificultad respiratoria se deben valorar varios aspectos para el diagnóstico y proponer tempranamente en la evolución la conducta a seguir:

Antecedentes obstétricos y perinatales

- Embarazo: diabetes, toxemia, incompatibilidad sanguínea materno-fetal, sangramiento del tercer trimestre, sepsis ovular, crecimiento intrauterino retardado, metrorragia, preeclampsia.

- Parto: tipo de parto (cesárea, instrumentación), presentación pelviana, sufrimiento fetal, características del líquido amniótico, tiempo de rotura de membrana, esteroides prenatales.

- Características del recién nacido: peso, edad gestacional y las condiciones clínicas al nacimiento como el puntaje de Apgar, deformidades externas y sospecha de malformaciones congénitas y genopatías.

Cuadro clínico

- Polipnea o bradipnea.

- Retracciones: tiraje inter y/o subcostal, retracción esternal.

- Aleteo nasal.

- Quejido espiratorio.

- Disociación tóraco abdominal.

- Cianosis.

- Alteraciones del murmullo vesicular.

Es importante la observación de la progresión de la disnea, la frecuencia respiratoria y la aparición de cianosis, aunque esta última se considera como signo tardío. Una declinación del cuadro clínico en el tiempo, hacen pensar en SDR transitorios o mala adaptación pulmonar durante la transición. Por el contrario, un empeoramiento clínico apuntara a déficit de surfactante, infecciones, aspiración meconial, bloqueo aéreo, malformaciones etc., como causas más frecuentes.

Existen herramientas clínicas que ayudan a interpretar de forma clínica la gravedad y progresión del SDR como el test de Silverman-Anderson. Esta escala clínica va perdiendo valor a medida que el peso y la edad gestacional disminuyen. Un puntaje de 0 a 3 sería un SDR leve, de 4 a 6, moderado y mayor de 6, severo.

Test de Silverman-Anderson	Normal	Leve	Severo
Disociación toraco-abdominal	0	1	2
Tiraje	0	1	2
Retracción esternal	0	1	2
Aleteo nasal	0	1	2
Quejido espiratorio	0	1	2

Textbook of Neonatology. Janet M. Eennie. Fifth Edition. Capt. 27 443- 551. 2012.

Otro criterio de evaluación clínica es la aparición de la cianosis relacionada con la concentración de oxígeno requerida. La cianosis es una medida poco exacta en relación con la oxigenación real, pero tendría un relativo valor al no contar con otro método de medición.

Evaluación de la cianosis en el síndrome de dificultad respiratoria:

- No cianosis sin oxígeno suplementario (distres leve).

- No cianosis con $FiO_2 \leq 0.4$ (distres moderado).

- Cianosis persistente con $FiO_2 > 0.4$ (distres grave o muy grave).

Con la incorporación de la saturometría de pulso desde la sala de cuidados inmediatos, estos métodos puramente clínicos anteriormente mencionados han perdido su espacio y se considera lo más recomendado guiarse por la saturometría. Un neonato con SDR que tenga StO2 <88% en RNPT y <94% RNT después de la transición inmediata nos indica que debemos realizar medidas especiales precoces en un trastorno de ventilación perfusión de moderado a severo. Puede ser que aun la disnea, no sea tan intensa, ni haya aparecido cianosis.

Signos clínicos de alarma

- Aumento de la frecuencia respiratoria por encima de 80 por minuto.

- Disminución de la frecuencia respiratoria por debajo de 30 por minuto con disminución del esfuerzo respiratorio.

- Aumento de las retracción de partes blandas

- Apnea prolongada con cianosis y/o bradicardia.

- Disminución de la tensión arterial, palidez y disminución de la perfusión periférica.

- Taquicardia seguida posteriormente de bradicardia.

- Jadeo (gasping) con empleo de los músculos respiratorios accesorios.

Estudios complementarios

- **Radiografía de tórax**: mostrará de forma rápida los diagnósticos más frecuentes: Una imagen de reforzamiento hiliar de forma radiada, visualización de las cisuras orienta a edema pulmonar de una taquipnea transitoria. La imagen típica retículo granular fina con broncograma aéreo, radio opacidad más o menos intensa está presente en un déficit de surfactante. Imágenes similares más o menos condensadas pueden estar relacionadas con infecciones, incluso, pueden coexistir. Imágenes en copo de nieve que contrasta la hiperinflación y atelectasias, son muy típicas de síndrome de aspiración meconial. Los diferentes tipos de bloqueos aéreos también son muy fáciles de identificar sin necesidad de recurrir a otro método diagnóstico.

- El estudio de los **Gases Arteriales** son importantes para conocer la gravedad, progresión y pronostico del SDR:

- PO2 < 50 mmhg RNPT y < 60 mmhg RNT, en el pretérmino extremo pueden considerarse valores menores. PCO2 > 45 mmhg nos hacen pensar en trastornos ventilatorios.

- Índice P/F (PO_2/FiO_2). Se considera como normal >350, con alteración:

- Leve (> 250)

- Moderado (30-249)

- Severo (≤ 30)

Cociente arterial/alveolar de oxigeno (a/ADO_2) y diferencia alvéolo-arterial de O2 (A-aDO2): indican severo compromiso respiratorio por hipoventilación, bloqueo de la difusión, alteración ventilación/perfusión, cortocircuito intra-pulmonar o intracardiaco. Se obtiene con la fórmula:

(a/ADO2) = PaO2/ (713 x FiO2) - (PaCO2/0.8) y se considera con alteración: leve (> 0,22)

moderado (0,1 - 0,22)
severo (< 0,1).

Puede utilizarse: $(A-aDO_2) = (713 \times FiO2) - (PaCO_2/0.8) - PaO2$ y se considera con alteración:

- **Leve (< 200)**

- **Moderado (200-500)**

- **Severo (> 500)**

Índice de oxigenación: Se calcula con la ecuación:

$$IO = \frac{PMA \times FiO_2\,(\%)}{PaO_2\ \text{postductal}.}$$

Se considera normal < de 7, y se interpreta así:

1. 10 indica un compromiso respiratorio moderado.
2. 25 sugiere fallo severo.
3. 40 Valor crítico.

- **Hemoglobina y Hematocrito**: valores de hemoglobina < 13 g/l o hematocrito > 65% pueden ser causa o empeorar el SDR existente.

- **Hemograma, PCR, Procalcitonina, Eritrosedimentacion, IL-6 y otros**, pueden revelar la causa infecciosa del problema respiratorio o sistémico.

- **Glicemia**: es uno de los trastornos metabólicos más frecuentes y se puede expresar con trastornos del ritmo respiratorio.

- **Exámenes bacteriológicos**: son importantes cuando se sospeche infección o mala respuesta a la terapéutica impuesta.

Tratamiento

Como objetivo fundamental se persigue mejorar el intercambio gaseoso pulmonar y suprimir la causa siempre que sea posible y se basa en:

- Garantizar adecuado control térmico.

- Mantener vías aéreas permeables, libre de secreciones y posición adecuada del neonato para evitar angulación de vías aéreas superiores y vasos del cuello, sobre todo en el neonato muy pretermino.

- Oxigenoterapia para mantener en recién nacidos pretérminos, PaO2 50-60 mmHg, SatO2 88 y 92% y en recién nacidos a término PaO2 50-70 mmHg y SatO2 92-95%. Es importante tener un control de la FiO2, humidificar y calentear. Es de suma importancia evitar tanto la hipoxemia como la hiperoxia.

- La utilización de presión positiva continua precoz, incluso desde los cuidados inmediatos parece ser muy ventajoso en el RNPT, se evita en muchos casos la intubación y hasta el uso de surfactante exógeno. Este valor no ha sido bien documentado en RNT. Valorar la ventilación mecánica inmediata basadas en los criterios absolutos universales y dejar las indicaciones ventilatorias relativas acorde al diagnóstico, parámetros clínicos y gasométricos que se exponen en el capítulo de ventilación mecánica.

- Mantener un estado hemodinámico eficaz para mantener buena perfusión tisular. Mantener TA, FC y volemia adecuadas. La mayoría de las veces no se justifica la utilización de volumen en bolos, a no ser que se trate de una anemia por pinzamiento precoz del cordón umbilical o verdaderas trasfusiones feto-placentarias, roturas del cordón etc., que requieran reposición inmediata por la hipovolemia. Muchas veces la utilización de sustancias inotrópicas como dipamina, dobutamina, epinefrina etc., a dosis adecuadas pueden mejorar el funcionamiento cardiovascular con menos riesgo de PDA y sangramiento cerebral sobre todo en el niño muy inmaduro.

- Evitar y/o corregir los trastornos metabólicos y la hiperbilirrubinemia.

- Evitar y/o tratar las infecciones. No es recomendable la utilización de antibióticos de forma profiláctica pero sí su uso juicioso y en ciclos más cortos posibles. La política de antibióticos se expondrá en el capítulo correspondiente.

- Apoyo nutricional y aporte de líquidos basales:

Se recomienda la restricción hídrica en las primeras horas de nacido y luego según la función renal y hemodinámica se hará sobre la base de un balance hidro-mineral, tratando de lograr un balance negativo fisiológico en la primera semana. Es necesario un aporte calórico adecuado que se debe administrar por vía entérica o parenteral, en dependencia de la dificultad respiratoria y las condiciones clínicas del neonato.

La alimentación entérica se comienza cuando la taquipnea no sea muy marcada y tampoco existan signos de intolerancia gastro intestinal, según cada situación individual. Lo ideal es el inicio precoz de la nutrición enteral mínima, asociada a la nutrición parenteral.

Bibliografía

- Consensus Guidelines Neonatology 2013;103:353-368

- Enfermedades del feto y el recién nacido. Solas A. Capitulo XVII 29-241. 2014

- European Consensus Guidelines on the Management of Neonatal Respiratory Distress Syndrome in Preterm Infants - 2010 Update. Neonatology 2010: 97:402-417

- Hansen T, Corbet A. Trastornos de la transición. En: Avery M.E. Tratado de neonatología. 7ma edic. 2000: 602

- Oxygen Targets for Preterm Infants Neonatology 2013;103:341-345.

- Schulze A. Respiratory gas conditioning and humidification. Clin Perinatol. 2007;3:19-33.

- Textbook of Neonatology. Janet M. Eennie. Fifth Edition. Capt. 27 443-551. 2012. ExpertConsult.com

HIPERTENSIÓN PULMONAR PERSISTENTE DEL NEONATO

Orlando Ojeda

La hipertensión pulmonar persistente neonatal (HPPN) ocurre en uno a dos por mil nacidos vivos. Es un síndrome que se debe a la persistencia de la circulación fetal, producto de vasoconstricción pulmonar e incremento de la resistencia vascular pulmonar (RVP). La elevación supra sistémica de las presiones pulmonares trae como resultado la desviación o shunt del flujo sanguíneo de derecha a izquierda a través del conducto arterioso y/o el foramen oval, con hipoxemia severa que trae como consecutiva acidosis, todo lo cual se traduce clínicamente por cianosis intensa y labilidad, que puede mejorar con la administración de O_2.

Este síndrome ocurre con más frecuencia en recién nacidos a término, postérmino y también en los cercanos al término. Está asociada a diferentes trastornos perinatales, en algunos casos se ha demostrado deberse a un déficit enzimático genético y puede ser idiopática hasta en el 15% de los casos.

Trastornos asociados

1. Asfixia anteparto o perinatal
2. Enfermedades pulmonares
    a. Aspiración meconial (la más frecuente)
    b. Neumonía
    c. Enfermedad de Membrana Hialina (déficit de surfactante)
    d. Anomalías del desarrollo pulmonar (displasia alveolo capilar, hipoplasia pulmonar asociada o no a hernia diafragmática)
3. Disfunción del miocardio (cierre intrauterino del ductus arterioso, miocarditis, cardiopatías congénitas como drenaje anómalo en las venas pulmonares, coartación de la aorta, ventrículo único y otras)
4. Sepsis bacteriana o viral
5. Hiperviscosidad
6. Trastornos metabólicos (hipocalcemia, hipoglicemia)

Diagnóstico

- El signo clínico más característico es la cianosis y lábilidad clínica, que en los estadíos más graves puede ser particularmente intensa, y puede estar asociada a un soplo sistólico inespecífico por insuficiencia tricuspídea y un segundo ruido reforzado. La gravedad de esta entidad está en relación directa con el grado de hipoxemia y el momento de aparición del cuadro clínico.

- La oximetría de pulso simultánea en los territorios pre y postductal orienta a un diagnóstico de sospecha, ya que si hay cortocircuito de derecha a izquierda a nivel del ductus existe una diferencia mayor del 10%. La ausencia de esta diferencia no descarta la HPPN, porque el cortocircuito puede existir sólo a nivel del foramen oval.

- En las formas más graves de esta entidad aparece en muestra de sangre arterial una hipoxemia severa (PaO_2 menor de 45mmHg con FiO_2 elevada) y generalmente acidosis grave. La toma simultánea de gases arteriales en territorio preductal como la arteria radial derecha y postductal como la arteria umbilical, permite detectar también el cortocircuito de derecha a izquierda a través del ductus arterioso si existe una diferencia de $PaO_2 > 7,5 - 15$ mmHg.

- Radiografía de tórax: Puede mostrar los signos de la enfermedad pulmonar de base y cardiomegalia, aunque generalmente la silueta cardiaca es normal. Los pulmones pueden tener una apariencia normal o signos de hipoflujo pulmonar.

- La ecocardiografía con Doppler a color es fundamental para evaluar el grado corto circuito, la función ventricular y descartar la existencia de cardiopatía congénita.

- El electrocardiograma puede ser normal, mostrar signos de predomino derecho o menos frecuentemente isquemia miocárdica e infarto.

- Son nocivas e innecesarias las pruebas de hiperoxia y de hiperventilación para inducir hiperoxia por lo que no se recomiendan.

- Exámenes de laboratorio:

  - Gasometría arterial para calcular la severidad del cortocircuito intrapulmonar por diferencia alveolo arterial y el nivel de presión media de la vía aérea, esta última en neonatos ventilados.

o   Otros exámenes útiles son hemograma, glicemia, calcio, magnesio, ionograma, conteo de plaquetas, coagulograma y estudios bacteriológicos.

El diagnóstico diferencial más importante es con cardiopatías congénitas cianóticas, por tal razón la ecocardiografía es imprescindible, ya que si la causa de la hipoxemia es una cardiopatía congénita compleja será necesaria la interconsulta con cardiología para valorar otras conductas.

Complicaciones

1. Neurológicas

   - Hemorragia e infarto cerebral
   - Convulsiones post asfícticas
   - Hipoacusia y retardo del desarrollo psicomotor

2. Pulmonares

   - Bloqueo aéreo
   - Displasia broncopulmonar

3. Cardiovasculares y hematológicas

   - Hipotensión sistémica
   - Falla renal
   - Trastorno de la coagulación

4. Metabólicas

   - Alteración del hidroelectrolíticas y del equilibrio acidobásico
   - Hipoglucemia e hiperglucemia

5. Infecciones

6. Complicaciones de la enfermedad de base

7. Muerte súbita

Tratamiento

Esta entidad constituye una verdadera emergencia médica neonatal y requiere atención inmediata para revertir la hipoxemia, mejorar la perfusión pulmonar y sistémica, disminuyendo cuanto se pueda la lesión hipóxico isquémica tisular. Obviamente, siempre que exista, es necesario tratar adecuadamente la enfermedad de base.

Medidas generales

1. Mantenimiento de la temperatura corporal.
2. Monitorización de los signos vitales y de la pulsoximetría capilar.
3. Manipulación mínima (evitar estímulos innecesarios y dolor).
4. Aportes hídrico y calórico adecuados por vía parenteral u oral, según la severidad del cuadro.
5. Control de gases arteriales y de hemoglobina, glicemia, Ca, Mg y K.
6. Corregir desequilibrios electrolíticos o ácido básico.
7. Lograr un gasto cardíaco óptimo a través del soporte hemodinámico. La expansión intravascular de volumen con solución salina fisiológica está indicada en neonatos con depleción de volumen post hemorragia, hipotensión arterial, shock séptico o con lesión capilar sistémica.
8. Drogas vasoactivas como dopamina (2-20 µg/Kg/min según el efecto deseado), dobutamina (5-20 µg/kg/min) y epinefrina (0,03 a 0,10 µg/Kg/minuto) se deben indicar también para mejorar el gasto cardiaco.
9. Corregir anemia o policitemia. Para la segunda puede ser necesario la exsanguinotransfusión parcial con solución salina fisiológica, cuando el hematocrito es de 65 volúmenes % o mayor.
10. Para sedación y analgesia se recomienda el fentanilo en infusión de 2 a 5 µg/Kg/hora. La inducción de parálisis muscular con pancuronio EV (0,1 mg/Kg/dosis) cada 4 horas, no está recomendada en recién nacidos.

Medidas específicas

- Oxigenación: El efecto vasodilatador del oxígeno está mediado por el óxido nítrico que relaja la musculatura del lecho vascular pulmonar. Por tanto la primera acción ante un recién nacido con cianosis es administrar O_2 húmedo y tibio, para lograr un efecto vasodilatador pulmonar.

- Intubación y ventilación mecánica, sobre todo la VAFO. Indicadas si persiste la hipoxemia o existe hipercapnia con acidosis severa. Se debe utilizar el modo controlado por presión lograr estabilización del paciente con normoxemia y ligera hiperventilación (PCO2 nunca menor de 25 mmHg) en primeras 12 a 24 horas. Después se debe mantener con PCO2 normal (35 a 45 mmHg), con pH de 7,35 a 7,45 y saturaciones de 95% o más. Si no existe enfermedad pulmonar de base se requiere de menos presión y frecuencia más rápida, con tiempo inspiratorio corto, para evitar la sobre distensión pulmonar con elevación de la presión intratorácica y disminución del gasto cardiaco.

Cuando existe enfermedad pulmonar la estrategia de ventilación será la apropiada en cada caso. Siempre se deben evitar cambios bruscos en el ventilador. La ventilación de alta frecuencia oscilatoria es útil en neonatos con enfermedad grave del parénquima pulmonar y ha demostrado ser la más efectiva cuando se asocia al óxido nítrico inhalado (NOi).

El ventilador Babylog 8000 no se recomienda para administrar alta frecuencia oscilatoria en niños mayores de 2500 gramos, si se usa debe indicarse una frecuencia de 7 Hz o menos, así como amplitud mayor de 60%. Muchos pacientes pueden requerir una PMA de hasta 25 cmH_2O.

- NOi: El NOi produce vasodilatación mediante la estimulación de la guanilato-ciclasa soluble en las células de músculo liso vascular que, por el contrario, convierten el nucleótido y fosfato de guanosina en monofosfato cíclico de guanosina (GMPc) . Un incremento en los niveles intracelulares de GMPc provoca disminución en la entrada de Ca2+ y relajación de las células de músculo liso vascular. Se recomienda comenzar con 20-30 ppm que se puede incrementar hasta 40 ppm en los no reactantes. Existen controversias en comenzar esta terapia con índice de oxigenación entre 15 y 25. Después de tener una etapa de estabilización que puede tener como promedio 5 días, debe disminuirse progresivamente hasta retirarlo.

- Alternativas o tratamientos complementarios al ONi:

Sildenafil: es el primer inhibidor selectivo de la fosfodiesterasa tipo 5 y, aunque se necesitan más estudios, hasta el presente ha demostrado mejorar la supervivencia cuando no se dispone de NOi o ECMO en neonatos a término o cercanos al término, que sin anomalías congénitas, en primeras 72 horas de vida evolucionan con hipoxemia severa e HPPN confirmada por ecocardiografía y con índice de oxigenación mayor de 25. Se indica a 1 mg/Kg/dosis cada 6 horas por vía oral y si no se obtiene mejoría (disminución del índice de oxigenación d e al menos 6 puntos), con tensión arterial estable, se puede aumentar hasta 2 mg/Kg/dosis cada 6 horas. No se recomienda por ahora el Sildenafil en neonatos pretérminos. En cada paciente tratado se deben buscar cuidadosamente los trastornos adversos vinculados a la hipotensión arterial sistémica en los diferentes aparatos y sistemas, así como la existencia de disfunción miocárdica.

La **Milrinona** es un vasodilatador no selectivo, inhibidor de la FDE-3 por la vía del AMPc. A dosis de 0.2- 0.9 mcg/Kg/minuto ha mostrados efectos positivos en la elevación de la PaO2. Su efecto sinérgico con el sildenafi puede ser utilizado como alternativa al ONi o en los no reactantes a este con el objetivo de evitar ECMO.

La **prostaglandina PGI-2** inhalada es una alternativa al sildenafilo. Esta puede ser utilizada conjuntamente con el tratamiento deNOi. Los efectos de laPGI2 inhalada pueden ser complementarios a los del NOi, debido a que estimulan diferentes nucleótidos cíclicos.

Surfactante exógeno: aunque no ha sido aprobado como tratamiento de la HPPN, en algunas patologías como el SDR en recién nacidos cercanos al término y la aspiración meconial el uso de surfactante exógeno ha disminuido la necesidad de ECMO. Por ende, como terapia de rescate se puede utilizar en pacientes que presenten patologías consumidoras de surfactante como las bronconeumonías y que sean resistentes a toda la terapia utilizada.

La **ECMO** puede mejorar significativamente la supervivencia de neonatos con enfermedad pulmonar grave pero reversible. La ECMO proporciona soporte respiratorio y cardíaco para facilitar la oxigenación tisular, al tiempo que permite a los pulmones la recuperación de la vasoconstricción vascular y el daño parenquimatoso de cualquier causa concomitante.

Bibliografía

- G. Ganesh Konduri, U. Olivia Kim, Avances en el diagnóstico y tratamiento de la hipertensión pulmonar persistente del recién nacido. Pediatr Clin N Am 56 (2009) 579-600

- Pulmonary hypertension in the newborn, Anne Greenough and Babita Khetriwal. Paediatric respiratory Reviews (2005) 6, 111-116.

HERNIA DIAFRAGMÁTICA CONGÉNITA

Diana Hidalgo

La hernia diafragmática congénita (HDC) es una anomalía caracterizada por un defecto en el desarrollo del diafragma que ocasiona la herniación del contenido abdominal dentro del tórax.

A pesar de los grandes avances alcanzados en la reanimación neonatal y en los cuidados intensivos, así como en las nuevas estrategias de tratamiento pre y postnatal, la sobrevida global de la HDC varía de centro en centro desde un 40% a un 80%. Su morbimortalidad depende del grado de hipoplasia pulmonar e hipertensión pulmonar (HPPN) y de la presencia de otros síndromes o malformaciones mayores.

Causas

La causa de la HDC es aún desconocida. No se han identificado defectos genéticos específicos. Se considera una malformación de ocurrencia esporádica, aunque se han reportado casos familiares. Varios factores causales no genéticos se han relacionado a la HDC, como insecticidas y medicamentos: piridoxina, talidomida, quinina, fármacos antiepilépticos, cadmio, plomo y nitrofen. En ratas, la deficiencia de Vitamina A ha sido causa de esta anomalía.

Epidemiología

Ocurre en 1 en 2.500 a 5.000 recién nacidos, con ligero predominio del sexo masculino. En un 60 % de los casos de HDC, el defecto es único sin otras malformaciones, la sobrevida en este grupo alcanza el 75% y se considera como HDC aislada. El 40% de los RN con HDC presentan malformaciones adicionales (cardiacas 50%, genitourinarias 25%, gastrointestinales 15% y sistema nervioso central 10%), este tipo de HDC se denomina HDC asociada y su sobrevida alcanza el 15%. En un 60% de los casos de HDC el defecto es único sin otras malformaciones. La HDC también aparece en niños con trisomías 21, 18 y 13, y en síndromes como Frey, Beckwith-Wiedemann, Fryns y otros.

Embriología

El septum transverso separa las cavidades torácica y abdominal y delimita los canales pleuroperitoneales. El cierre de estos canales ocurre durante la octava semana de gestación. Durante el desarrollo del diafragma, el intestino medio se hernia dentro de la cavidad celómica. Si el cierre del canal pleuroperitoneal no ha ocurrido en el momento en que el intestino medio regresa al abdomen durante la décima semana, las vísceras abdominales se herniarán a la cavidad torácica. La posición anormal del intestino impide, además, que ocurra su rotación y fijación normal.

Debido a que el proceso de la herniación ocurre en el momento de la subdivisión bronquial, trae como resultado reducción de ramas bronquiales y desarrollo alveolar severamente afectado. El pulmón en el lado del defecto diafragmático es invariablemente hipoplásico, y el pulmón contralateral está también afectado, aunque en un grado menor.

Defectos anatómicos

Pueden ocurrir diferentes defectos diafragmáticos:

- Agenesia bilateral o unilateral del diafragma, de rara ocurrencia.
- Hernia de Morgagni: defecto en el desarrollo del septum transverso, que resulta en una hernia retroesternal. Es casi siempre derecha y constituye solo el 3 al 5 % de las HDC. Este tipo de hernia casi siempre tiene saco y puede contener hígado, colon o epiplón.
- Hernia de Bochdalek: defecto posterolateral del diafragma. La gran mayoría de las hernias diafragmáticas (95 %) son de este tipo. El lado izquierdo es el más afectado (85 %), las derechas constituyen el 10%, y el 5% son bilaterales. El contenido herniado con frecuencia incluye el lóbulo izquierdo del hígado, el bazo y casi todo el tracto gastrointestinal.

Manifestaciones clínicas

Presentación temprana: ocurre en la mayoría de los pacientes con HDC. Los niños más gravemente afectados tienen cianosis, polipnea y retracción esternal al nacer. Otros niños muestran estos síntomas minutos u horas después del nacimiento, la mayoría durante las primeras 24 horas de vida.

Presentación tardía: corresponde al 10 al 20% de los pacientes con esta anomalía. Estos niños presentan signos y síntomas inespecíficos después de las 24 horas del nacimiento, como infecciones respiratorias a repetición, vómitos, dolor abdominal, anorexia, y en ocasiones vólvulo gástrico. Como la HDC se acompaña siempre de malrotación intestinal, algunos niños pueden presentarse con oclusión intestinal o vólvulo. En ocasiones, la HDC puede ser asintomática y descubrirse incidentalmente a cualquier edad. En estos casos, por lo general existe un saco herniario.

Diagnóstico Prenatal

- **Ecografía Prenatal**: Puede ser realizado mediante ecografía prenatal en aproximadamente el 60% -70%, que muestra la presencia de asas intestinales o del estómago en el tórax, frecuentemente asociado a desviación del mediastino, el lado del defecto, la presencia de anomalías o malformaciones asociadas, y la posición del hígado. En caso de HDC derechas, el diagnóstico antenatal es más difícil debido a que el hígado herniado y el pulmón fetal tienen similar ecogenicidad. En este caso se sospecha una HDC al encontrar una desviación del corazón hacia la izquierda o una imagen sugerente de vesícula biliar en el tórax. En herniaciones significativas se puede encontrar polihidramnios secundario a compresión esofágica. Además, en casos graves puede aparecer hidrops fetal por compresión cardíaca y de los grandes vasos intratorácicos. La medición del índice ecográfico LHR (lung to head ratio / relación pulmón cabeza), medido entre las 22 y 28 semanas de gestación es de suma importancia para establecer la gravedad de la hipoplasia pulmonar.

- **La resonancia nuclear magnética (RNM) fetal:** facilita el establecer los índices más usados de mal pronóstico y la necesidad de ECMO. Sobre todo el porcentaje predictivo de volumen pulmonar (PPLV).

Índices de mal pronóstico prenatal

En la actualidad son utilizados para establecer a que paciente derivar a centros de referencia de Hernia Diafragmática que cuenten con ventilación de alta frecuencia & óxido nítrico y ECMO.

- HDC diagnosticada antes de las 25 semanas de gestación y la presencia de hígado como parte del contenido herniado en el tórax indican un peor pronóstico.

- la presencia de malformaciones o síndromes asociados condiciona una muy baja sobrevida (la presencia de una cardiopatía congénita grave).

- índice ecográfico LHR medido entre las 22 y 28 semanas de gestación que establece la gravedad de la hipoplasia pulmonar. Valores de LHR menos de menos 1, indican mayor hipoplasia y peor sobrevida (índice útil solo para las hernias izquierdas).

- LHR O/E (observado/ esperado) entre las 22-28 semanas sirve para HDC de ambos lados y en cualquier edad gestacional. (O/E <30%,).

- El porcentaje predictivo de volumen pulmonar (PPLV) se mide con RNM y ha mostrado correlacionarse bien con la necesidad de ECMO y sobrevida. Si el PPVL es menor de 15 ml, la necesidad de ECMO es cercana al 100% y la sobrevida no mayor a 40% y bajo 10 ml la sobrevida es casi cero.

Recomendaciones del Ministerio de Salud. Guía Clínica Síndrome de Dificultad Respiratoria en el recién nacido (Minsal 2011)

Ecografía obstétrica por equipo entrenado para definir anatomía, posición hepática e índice pronóstico LHR:

a. Debiera usarse como tamizaje para definir dónde se manejará el embarazo.

b. Si el índice es menor o mayor de 1 con asociación a otras malformaciones severas o genopatías incompatibles con la vida debiera sólo certificarse este hallazgo en una unidad obstétrica de la red de alto desarrollo y nacer en su lugar de origen.

c. Si el índice es menor de 1 sin asociación a otras malformaciones o genopatías debiera certificarse este hallazgo en una unidad obstétrica de la red de alto desarrollo y se sugiere que nazca en un lugar donde se le pueda ofrecer ECMO. Eventualmente se podría hacer una resonancia nuclear magnética.

d. Si el índice es igual o mayor a 1 sin asociación a otras malformaciones o genopatías incompatibles debiera certificarse en una unidad obstétrica de alto desarrollo y nacer en un lugar de la red asistencial neonatal Minsal Unidad de Neonatología Nivel III+ (Logan et al. 2007) y de alto volumen, 6 a 10 HDC en 12 meses (Javid et al. 2004) que cuente con VAFO, NOi, cirugía infantil y Ecocardiografía las 24 horas.

Tratamiento antes del nacimiento

Actualmente los fetos con HDC pueden ser estratificados en grupos de bajo y alto riesgo, basados en la edad gestacional al momento del diagnóstico, presencia o ausencia de herniación del hígado y estimación del tamaño pulmonar mediante la LHR. Los fetos de alto riesgo, con diagnóstico de HDC antes de las 25 semanas de gestación, herniación hepática y LHR < 1,0 ó LHR O/E < 25%, tienen extremadamente mal pronóstico (90% mortalidad) pese a conocerse su condición meses antes del parto. Es este grupo actualmente se utiliza la estrategia de oclusión traqueal in útero mediante un balón inflable, el cual es colocado en la tráquea fetal mediante una broncoscopía fetal percutánea. Sin embargo, este protocolo de oclusión traqueal no demostró ser superior al manejo médico posnatal en un primer estudio controlado y randomizado, realizado en la Universidad de California, San Francisco. Actualmente, existen nuevo estudios clínico controlado randomizado llamado "TOTAL" (TrachealOcclusionToAccelerateLungGrowth   http://www.totaltrial. eu/) en centros de Europa, Estados Unidos y Canadá que permitirán reconocer el grupo de pacientes con HDC que puedan beneficiarse del tratamiento intrauterino.

Tratamiento neonatal periparto

- **Corticoides prenatales**: el único estudio controlado, con un número insuficiente de pacientes, no demostró beneficios. Considerar el uso máximo de un curso de corticoide prenatal, especialmente ante el riesgo de parto prematuro.

- **Parto:** a las 38 a 39 semanas de gestación, en centros de alta complejidad que manejen alto volumen de pacientes y que cuenten con ventilación convencional, de alta frecuencia, óxido nítrico, cardiólogo infantil y ecocardiografía de urgencia. Además, debe existir coordinación con un centro que cuente con oxigenación con membrana extracorpórea (ECMO).

- No hay razón para pensar que cesárea sea mejor que la vía vaginal.

Diagnóstico postnatal

El cuadro clínico depende del grado de hipoplasia pulmonar e HPPN. En general, se manifiesta como síndrome de dificultad respiratoria con polipnea, quejido, retracción torácica, abdomen excavado, excursión respiratoria ausente en el hemitórax comprometido, con murmullo vesicular disminuido, asimétrico o ausente, latido cardíaco desplazado y auscultación de ruidos hidroaéreos en tórax.

El diagnóstico se confirma con una radiografía de tórax que muestra la presencia de asas intestinales y estómago en tórax o velamiento difuso de un hemitórax (frecuente con intubación precoz), con desplazamiento del mediastino: la sombra del hemidiafragma está ausente y una relativa ausencia de gas en el abdómen. La ecocardiografía abdominal y torácica no sólo permitirá ver el contenido herniario si no establece el diagnóstico de anomalías cardiacas y la medición del shunt de derecha a izquierda y para estimar la severidad de la hipertensión pulmonar.

Diagnóstico diferencial

1. Eventración diafragmática.
2. Malformación adenomatoide quística del pulmón.
3. Agenesia del pulmón.
4. Quiste broncógeno.

Tratamiento después del nacimiento

Manejo posparto inmediato: si existe un diagnóstico prenatal de HDC, el equipo de atención al neonato debe estar preparado para una reanimación inmediata con intubación anticipada, aplicación mesurada de presiones positivas y mezcla óptima de gases que garanticen una oxigenación estable. Debe tenerse en cuenta que esta entidad es una emergencia fisiológica y no una emergencia quirúrgica.

- Intubación endotraqueal inmediata: no debe utilizarse ventilación con máscara para evitar distender el estómago y empeorar el estado respiratorio. Usar presiones moderadas durante la ventilación y administrar el oxígeno según necesidad con objetivos de saturación preductales bajos durante los primeros minutos ($\approx$80%).
- Debe colocarse una sonda nasogástrica doble lumen con aspiración continua suave (sonda Replogle®).
- Sonda vesical y medir diuresis.
- Garantizar un ambiente térmico neutro.
- Línea arterial umbilical o radial derecha para monitoreo hemodinámica y de gases arteriales. Catéter venoso umbilical para apoyo hemodinámica con drogas vasoactivas (Dopamina, Dobutamina, Epinefrina), monitoreo de P.A. invasiva.
- Administrar volumen según corresponda a su edad gestacional, peso y otras condiciones clínicas del recién nacido. Continuar posteriormente con un balance hídrico a la par de una administración calórica y

nutricional adecuada.

- Profilaxis de infecciones: la mayoría de los centros recomiendan su utilización temprana por el alto riesgo de infecciones asociadas a la asistencia sanitaria. Deben ser bactericidas, de amplia cobertura y poco tóxicos.
- Debe utilizarse analgesia y sedación con fentanilo (1ml – 50µg) en infusión continua de 1–3 µg/kg/hora o morfina en bolos de 0,1-0,2 mg/kg/dosis cada 4-6 horas (evitar infusión continua). No se recomienda el empleo de midazolam en neonatos debido a su neurotoxicidad. El empleo paralelo de miorrelajantes está indicado en el período necesario de ajustes ventilatorios.
- Evaluación hemodinámica y cardíaca precoz para evaluar posible cardiopatía congénita asociada, función miocárdica y grado de HPPN.
- Monitoreo de saturación arterial pre y posductal.
- Garantizar un buen funcionamiento hemodinámico y utilización de inotrópicos si fuera necesario.
- Administración de surfactante: en el momento actual no se dispone de datos clínicos que respalden la administración de surfactante en el tratamiento de niños con HDC.

Tratamiento en unidad de cuidados intensivos

Todos los aspectos del manejo del RN con HDC en la unidad de cuidados intensivos están claramente expuestos en Guía Clínica de Síndrome de Dificultad Respiratoria en el recién nacido. Algunas recomendaciones en general son:

- Ventilación mecánica convencional (VMC). Mínimo barovolutrauma.

- Ventilación de alta frecuencia oscilatoria (VAFO). Recientemente, se ha reportaron la superioridad de la VMC por sobre la VAFO en el manejo inicialy encasos graves que no responden al soporte habitual (IO > 20, PIM > 25) o en HDCcon hipoplasia pulmonar severa.

- Óxido nítrico inhalatorio (NOi). En pacientes que no mejoran su oxigenación pese a los pasos anteriores (IO > 20) o que presentan una HPPN con un componente reactivo, se debe realizar una prueba con NOi y prepararse para un eventual traslado a un centro ECMO.

- Manejo hemodinámico: Muchos pacientes presentan precozmente falla hemodinámica grave e HPPN suprasistémica, por lo que es fundamental el monitoreo hemodinámico invasivo y de gases arteriales, y el uso de drogas vasoactivas.

- ECMO. Esta terapia es utilizada entre un 20% y 40% de los pacientes con HDC que no responden a los pasos anteriores o que presentan complicaciones como injuria pulmonar, neumotórax, sepsis, etc. Existe evidencia en estudios randomizados controlados de la disminución de la mortalidad precoz utilizando ECMO.

Índices de pronóstico posnatal

Los factores pronósticos que han resultado como mejores predictores de sobrevida son: el peso, la edad gestacional al nacer, el Apgar a los 5 minutos, puntaje postnatal, en los primeros minutos de vida. índice de oxigenación (IO), grado de hipertensión pulmonar a la ecocardiografía precoz.

Entre los criterios para considerar el traslado a centro de referencia de Hernia Diafragmática:

1. Posición del hígado en torax
2. LHR ≤1,1 , LHR O/E HDC IZQ<35 Y DER <50 PPLV <15
3. Cardiopatia o malformaciones asociadas
4. No contar con alta frecuencia & oxido nítrico
5. IO ≥ 20 sin respuesta a apoyo medico
6. Puntaje postnatal ≥2

La ECMO se indica en pacientes con HDC, que pese a la terapia máxima, presentan uno de los siguientes criterios, (además de las otras indicaciones para ECMO en general)

- Saturación preductal < 85% ó saturación posductal < 70%.

- PaO2 < 40 mmHg preductal ó IO ≥ 40 por 4 horas a pesar de terapia máxima.

- Aumento PaCO2 y acidosis respiratoria con pH < 7,15 pese a terapia máxima.

- Entrega inadecuada de O2 con acidosis metabólica medida por a.láctico ≥ 5 mmol/l y pH < 7,15.

- Hipotensión sistémica, resistente a fluidos y DVA, que lleva a diuresis < 0.5 ml/kg/h por 12 a 24 h.

Tratamiento operatorio

Hoy en día la corrección quirúrgica se debe considerar una vez estabilizado el paciente desde el punto de vista hemodinámica y respiratorio; considerándose los siguientes parámetros (Curso de actualización de Cirugía Neonatal de la Sociedad Chilena de Cirugía Pediátrica 2017)

- Relación presión de la arteria pulmonar/ presión arterial sistémica la cual debe ser menor de 0,75.

- Parámetros ventilatorios convencionales bajos, con una saturación preductal de 85-95%.

- FiO2 máxima de 50%, con parámetros ventilatorios convencionales bajos.

- Apoyo inotrópico mínimo.

- Margen de apoyo ventilatorio y drogas de rescate después de la cirugía.

- IO ≤ 10.

Reparación quirúrgica

Para la corrección quirúrgica existen diferentes abordajes: como lo son a través de una incisión subcostal ipsilateral o a través de una toracotomía La HDC puede ser operada a través de toracoscopia o laparoscopia en pacientes cuidadosamente seleccionados.

Si el defecto diafragmático es pequeño, se realiza el cierre primario. Si el defecto es muy grande puede cerrarse mediante la utilización de una malla sintética. En casos en que exista una cavidad abdominal pequeña, puede ser necesario realizar elongación manual de la pared abdominal o colocar un silo para colocar las vísceras y evitar la hipertensión abdominal.

El tratamiento postoperatorio debe continuar con los mismos objetivos establecidos antes de la intervención quirúrgica. La separación del ventilador debe efectuarse de forma lenta, de acuerdo a la tolerancia del paciente.

Evolución

La mortalidad hospitalaria en los pacientes con formas severas es de aproximadamente 30%. Sin embargo, si se tienen en cuenta las interrupciones del embarazo, los abortos espontáneos, las muertes fetales, los fallecimientos antes de llegar al hospital o antes de la operación y la mortalidad quirúrgica, la mortalidad real alcanza el 50 a 60 % de los casos.

Existen complicaciones después de la cirugía y secuelas del tratamiento médico intensivo de estos pacientes:

- Oclusión por bridas.
- Recurrencia de la hernia diafragmática, más frecuente después de la reparación con malla.
- Quilotórax.
- Reflujo gastroesofágico.
- Enfermedad pulmonar crónica.
- Trastornos del neurodesarrollo, sobre todo defectos auditivos.

Bibliografía

- Al-Salem A. (2007). Congenital hernia of Morgagni in infants and children. J Pediatr Surg. 42: 1539-1543.

- Corbett HJ, Losty PD. Congenital diaphragmatic hernia (2009). En: Parikh DH, Crabbe DCG, Auldist AW, Rothenberg SS, eds. Pediatric Thoracic Surgery. London: Springer Verlag; p. 483-499.

- Desai, A.A., Amita, A., Ostlie D.J. Optimal timing of congenital diaphragmatic hernia repair in infants on extracorporeal membrane oxygenation. Seminars in Pediatric Surgery. 2015; 24: 17-19.

- De Buys Roessingh A, Tuan Dinh-Xuan A. (2009). Congenital diaphragmatic hernia: current status and review of the literature. Eur J Pediatr. 168:393-406.

- Deprest J, De Coppi P. (2012). Antenatal management of isolated congenital diaphragmatic hernia today and tomorrow: ongoing collaborative research and development. J PediatrSurg. 47: 282-290.

- Harting MT, Lally KP. (2007). Surgical management of neonates with congenital diaphragmatic hernia. SeminPediatr Surg. 16: 109-114.

- Javier Kattan, Rodolfo Kelle, Alejandro Zavala. Actualización médica. Hernia diafragmática congénita. NOCOSUR, Edición No.10 Diciembre 2015

- Keijzer R, Puri P. (2010). Congenital diaphragmatichernia. SeminPediatr Surg. 19: 180-185.

- Recomendaciones del Ministerio de Salud. Guía Clínica Sindrome de Dificultad Respiratoria en el recién nacido.Minsal, 2011

- Shue EH, Miniati D, Lee H. (2012) Advances in prenatal diagnosis and treatment of congenital diaphragmatic hernia. ClinPerinatol. 39(2): 289-300.

- Stolar CJH, Dillon PW. Congenital diaphragmatic hernia and eventration (2012). En: Coran AG, Adzick NS, Laberge JM, Shamberger RC, Caldamone AA, eds. Pediatric Surgery. 7th edition, Vol 1. Philadelphia: Elsevier Saunders; p. 809-824.

- Tovar JA (2012). Congenital diaphragmatichernia. Orphanet J Rare Dis. 3;7:1.

- Tsao K, Rally KP (2010). Congenital diaphragmatic hernia and eventration. En: Holcomb GW, Murphy JP, eds. Ashcraft's Pediatric Surgery. 5th. edition. Philadelphia: Saunders Elsevier; p. 304-321.

- Wynn J et al. Outcomes of Congenital Diaphragmatic Hernia in the Modern Era of Management. The Journal of Pediatrics, January 30, 2013, 1-7,doi:10.1016/j.jpeds.2012.12.036.

CARDIOPATIAS CONGÉNITAS

Aurora Cabello

Las cardiopatías congénitas son malformaciones que se producen como resultado de alteraciones en el desarrollo embrionario del corazón, sobre todo entre la 3ª y 10ª semanas de gestación. En la mayoría, la etiología es multifactorial (genéticos y ambientales) alrededor de un 10% de los casos se asocian a anomalías cromosómicas y un 30% a otras malformaciones.

Tienen una prevalencia que se ha estimado entre 4 y 12 por 1.000 recién nacidos vivos. En estudios chilenos se ha llegado a cifras de 10 por 1.000. La incidencia de las cardiopatías congénitas es aproximadamente 1%, independiente de factores como raza, condición socioeconómica o situación geográfica, lo que determina que no existan factores que permitan prevenir su ocurrencia, por lo que la única manera de mejorar su pronóstico es el diagnóstico y tratamiento precoz. Es por ello que desde el año 2002 se incluyó dentro de las primeras patologías GES que compromete tiempos de confirmación diagnóstica y tratamiento quirúrgico.

De acuerdo a estadísticas de grandes centros cardio-quirúrgicos, el 25% de los pacientes ingresados son menores de 28 días, (dentro de este grupo destaca un 20% de prematuros o con peso de nacimiento < a 2500 gramos), en tanto el 50% es menor de 1 año de edad.

Clasificacion

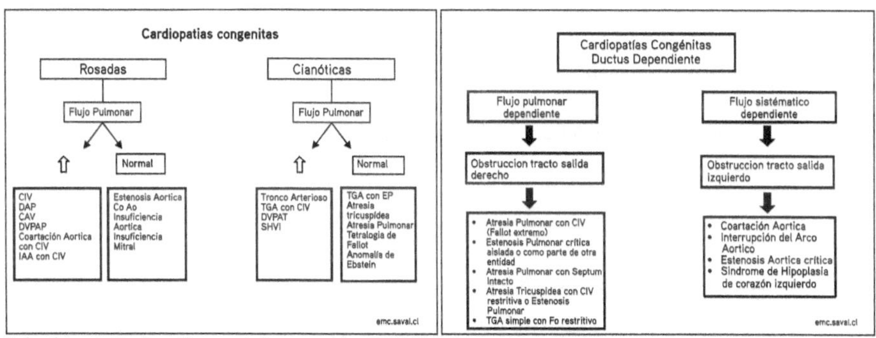

Guía clínica de Cardiopatías congénitas operables, MINSAL 2010

Antecedentes

Es importante preguntar dentro de los antecedentes:

- Maternos: edad materna, diabetes, lupus, enfermedades del tejido conectivo, cardiopatías, drogas, alcohol, teratógenos e infecciones.

- Familiares: niños operados del corazón, muerte súbita, muerte en familiares menor de 35 años, síndromes familiares (QT largo, Holt oram, Marfan)

- Del niño: síndromes genéticos: T21 (40-50%), T18 (90%), T13 (80-85%), Sd. Di George (80%), Sd. de Turner (45%), Sd. de Williams, Sd. de Marfan, Neurofibromatosis.

Formas de presentación

Cianosis central

Piel, labios o lechos ungueales azules o grises, coloración que se hace evidente cuando se presenta una cantidad de hemoglobina insaturada mayor a 5 g/dl, signo indicativo de hipoxia.

Existen tres grupos de cardiopatías congénitas cianóticas:

- CCC ductus dependiente, el flujo pulmonar o mezcla sanguínea depende de la permeabilidad del ductus arterioso.

- CCC con insuficiencia cardíaca. Drenaje venoso pulmonar anómalo total o corazones univentriculares con flujo pulmonar no restrictivo.

- CCC no ductus dependiente y sin insuficiencia cardiaca.

Es perentorio el diagnóstico diferencial entre cianosis central de origen cardiológico y de otras causas. Medir saturación de oxígeno pre y post ductal, test de hiperoxia, radiografía de tórax para evaluar circulación pulmonar nos orientan hacia el diagnóstico

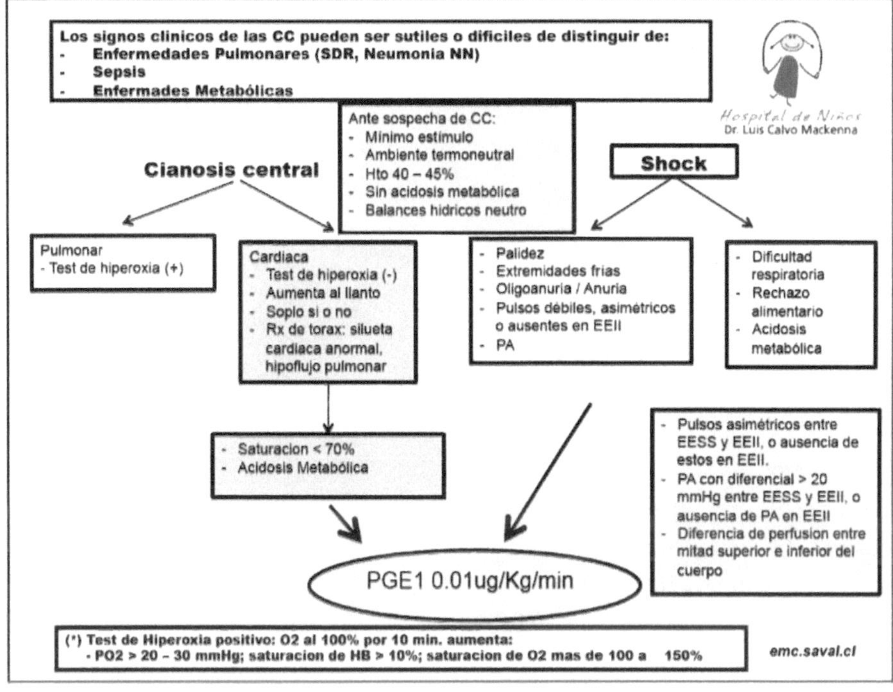

Insuficiencia cardiaca

- Dificultad respiratoria debido a congestión pulmonar (edema pulmonar), polipnea, taquipnea, retracción de partes blandas, hepatomegalia.

- Dificultad para alimentarse o sueño deficiente

- Mal incremento ponderal

- Taquicardia

- Evaluar calidad y simetría de pulsos periféricos, medición de presión arterial en las 4 extremidades.

- Frente a un recién nacido en shock de etiología no precisada, se debe realizar evaluación cuidadosa a fin de descartar la presencia de una cardiopatía congénita de base.

Arritmias

- Alteraciones del ritmo cardiaco bradiarritmias o taquiarritmias.

- Pueden aparecer con o sin cardiopatía estructural, taquicardia paroxística supraventricular, bloqueo AV completo.

Soplos

- Intensidad (clasificación de Levine, 1 al 6)

- Momento (sistólico, diastólico o continuo)

- Localización (focos aórtico, pulmonar, mitral o tricuspideo, mesocardio)

- Irradiación

Es importante realizar una historia completa, un examen físico exhaustivo (inspección, palpación y auscultación), oximetría de pulso y apoyarse en los exámenes básicos (ECG, Rx de tórax) para poder orientarse en el diagnóstico de la cardiopatía, el diagnóstico definitivo se logra con la ecocardiografía.

Estudio

Oximetría de pulso: medición de saturación preductal, mano derecha y post ductal, ambos pies, esta se realiza después de las 24 hrs de vida e idealmente previo al alta del recién nacido y es (+) en 3 situaciones:

1.- Saturación de O2 menor a 90% en ambas extremidades.
2.- Saturación entre 90 y 94 % en ambas extremidades en 3 mediciones separadas por una hora.
3.- Diferencia mayor al 3% de la saturación entre extremidades superiores e inferiores en tres mediciones separada por una hora cada una.

La medición debe hacerse con el niño tranquilo, puede interferir en el resultado la luz ambiental, interferencia electromagnética, pobre perfusión distal o hemoglobinopatías.

Test de hiperoxia: para evaluar si cianosis es de origen pulmonar o cardiaco, aporte de O2 al 100% durante 10 minutos, se considera (+) cuando: pO2 aumenta más de 10 a 20 mmHg, generalmente mayor a 200, saturación de O2 mas de 100% lo que implica que la cianosis es de origen pulmonar.

Rx de tórax: evaluación de tamaño de cavidades, cayado aórtico y flujo pulmonar: disminuido (fallot acentuado, atresia pulmonar, estenosis pulmonar severa), flujo normal (TGA simple, DVPAT no obstructivo, Ebstein), flujo aumentado (TGA con CIV, DVPAT obstructivo)

ECG: tamaño de cavidades, trastornos del ritmo o Sd. de preexcitación

Ecocardiografía: muestra las alteraciones anatómicas funcionales, está indicada en todo niño que se sospeche cardiopatía o como estudio de un recién nacido polimalformado o portador de genopatía.

Cateterismo cardíaco: el cual puede ser diagnóstico (cardiopatías complejas) y terapeútico, en casos de estenosis valvular.

Manejo

Depende del diagnóstico definitivo y de sus manifestaciones (arritmias, insuficiencia cardiaca, cianosis)

Bibliografia

- Guía clínica de Cardiopatías congénitas operables, MINSAL 2010
- Nadas" Pediatric Cardiology, 2° edición, 2006
- Newborn screening for critical congenital heart disease using pulse oximetry, Matt Oster
- Park, Cardiología Pediátrica, 5° edición, 2008
- The Neonate with suspected Congenital Heart Disease, Crit. Care Nurs Q 2002;25 (3): 17-25

PRETÉRMINO TARDÍO

Patricia Martínez

Las tasas de partos recién nacidos prematuros han ido en aumento y los riesgos asociados constituyen una seria preocupación de salud porque está asociada a un aumento de la morbilidad y mortalidad neonatal. Uno de los problemas actuales es el paciente clasificado como "prematuro tardío" el cual es definido por la Academia Americana de Pediatría (APP) y el Colegio Americano de Ginecología y Obstetricia (ACOG), como todo recién nacido de 34 a 36 semanas de gestación. Este tipo de prematuro se expone a graves problemas, al ser considerado de bajo riesgo, no se les otorga el cuidado idóneo y se comete el error de ser considerados como recién nacidos (RN) a término, olvidando que por su edad gestacional pueden sufrir de trastorno de succión deglución, hipoglucemia, deshidratación, hiperbilirrubinemia, riesgo aumentado de parálisis cerebral, retraso mental y retraso en el desarrollo.

Existen factores obstétricos que contribuyen al nacimiento pretérmino, entre los cuales se mencionan:

1. Incremento en la proporción de embarazos de madres de más de 35 años de edad.
2. Embarazos múltiples.
3. Indicaciones médicas de interrupción del embarazo por patología materna (placenta previa, sangrados, infección, hipotensión, preeclampsia, trabajo de parto prematuro idiopático, ruptura prematura de membranas, retraso en el crecimiento intrauterino).

Comparado con el recién nacido a término (RNT), el prematuro tardío presenta mayor índice de morbimortalidad, ello a causa de las características específicas limítrofes que presentan en los diferentes órganos, entre las que destacan:

Trastornos metabólicos y de la termorregulación

Los prematuros tardíos se encuentran en mayor riesgo de hipotermia e hipoglicemia temprana como resultado de su inmadurez y falla en su transición adecuada durante las primeras 12 horas de vida. La hipotermia e hipoglicemia pueden empeorar potencialmente la dificultad respiratoria preexistente. El considerar al paciente prematuro tardío como un recién nacido a término lo predispone a desarrollar hipotermia, por lo que se sugiere que a estos pacientes se les debe evaluar durante las siguientes 24 a 72 h de vida, registrando la temperatura cada 2 a 4 horas, teniendo cuidado durante los cambios de ropa y considerando el retraso del baño. En caso de no ser necesario, no bañar al recién nacido.

Trastornos cardiorrespiratorios

La taquipnea transitoria del recién nacido (TTN) y el síndrome de dificultad respiratoria en prematuros tardíos se presenta, con mayor incidencia, a causa de alteraciones por inmadurez en relación al aclaramiento del líquido pulmonar y a la relativa deficiencia de surfactante pulmonar. Los prematuros tardíos se encuentran 2 veces más en riesgo de presentar apnea y síndrome de muerte súbita 1.4 casos por 1,000 de las 33 a 36 semanas de gestación, comparados con 0.7 de 1,000 en mayores de 37 semanas de gestación. Aún cuando los mecanismos no son bien conocidos Wang y colaboradores encontraron que cerca del 30% de los prematuros tardíos tuvieron evidencia de distrés respiratorio y un tercio de éstos retrasó su egreso debido a que el 10% cursó con neumonía agregada a la TTRN.

Trastornos gastrointestinales

Con respecto al aparato gastrointestinal en prematuro tardío, continúa todavía su desarrollo extrauterinamente, pero se adaptan rápidamente a la alimentación enteral, incluyendo los aspectos de digestión y absorción de lactosa, proteínas y lípidos. Sin embargo, la succión-deglución, así como las funciones peristálticas y el control de los esfínteres en esófago, estómago e intestinos parecen ser menos maduras en estos pacientes, comparados con los recién nacidos a término, lo cual puede conllevar a la dificultad en la coordinación de la succión y deglución, un retardo en la lactancia materna exitosa, pobre ganancia ponderal y deshidratación durante las primeras semanas postnatales tempranas. Los cambios en la flora gastrointestinal del intestino relativamente inmaduro del prematuro tardío y su impacto potencial en el crecimiento y salud (alergia, diabetes) tienen que ser estudiados.

Trastornos neurológicos

Los prematuros tardíos tienen cerebros más inmaduros, comparados con los recién nacidos a término. Se estima que a las 35 semanas de gestación, la superficie del cerebro muestra significativamente menos surcos y el peso del cerebro es de tan sólo el 60% que el de los recién nacidos a término. A lo largo de las 4 semanas finales de gestación se observa un crecimiento dramático en los giros, surcos, sinapsis, dendritas, axones, oligodendrocitos, astrocitos y microglia. Se estudió el desarrollo neurológico de más de 140,000 neonatos prematuros y a término, que nacieron entre los años 2000 y 2004. Encontraron que los prematuros tardíos eran más de tres veces propensos que los de término a ser diagnosticados con parálisis cerebral y con mayor riesgo de retraso mental o de retraso en el desarrollo. El pronóstico negativo de muchos prematuros tardíos ya no se puede describir como algo temporal o benigno, apuntó Petrini en un comunicado de prensa. Agregó que el parto opcional mediante cesárea o la inducción del parto no se debería realizar antes de las 39 semanas, a menos que sea médicamente necesario. La Dra. Petrini también sugirió, que los prematuros tardíos se podrían beneficiar de las evaluaciones del neurodesarrollo.

Hiperbilirrubinemia

Los prematuros tardíos tienen una mayor incidencia en la ictericia fisiológica prolongada y por lo tanto son más vulnerables al daño secundario a la ictericia que los recién nacidos a término, debido a que en los tardíos la vida media de los eritrocitos es menor que en los neonatos a término de 70 y 90 días, respectivamente, sumado a su inmadurez hepática.

Respuesta farmacológica

Tanto la inmadurez hepática como renal de los prematuros tardíos complica el metabolismo de los medicamentos, porque disminuye la eliminación de los fármacos. Otros factores que afectan la eliminación de los fármacos y requieren ser estudiados incluyen la disfunción hepática y renal, resultantes de estados patológicos y colestasis asociados a la nutrición parenteral.

Sistema inmunológico

Comparados con los recién nacidos a término y los prematuros extremos, los prematuros tardíos se encuentran en un nivel intermedio con respecto a su madurez inmunológica. Existen otros factores de riesgo identificados en estos recién nacidos prematuros tardíos como: ser el primer hijo, inicio de la alimentación al pecho materno posterior al egreso, ser hijo de madre con patología asociada (preeclampsia, diabetes, hipertensión, cardiopatía (etc.), nacer con precarias condiciones socioeconómicas. Con todo lo mencionado, podemos concluir que el prematuro tardío es fisiológica y metabólicamente inmaduro y por consecuencia presenta un riesgo más alto que el recién nacido a término para desarrollar complicaciones médicas que resultan en un aumento de la morbimortalidad al nacimiento y durante su estancia hospitalaria. Así mismo, el prematuro tardío tiene un alto índice de reingreso hospitalario durante el periodo neonatal comparado con el de término.

Manejo y tratamiento

Prevención

Para disminuir la morbimortalidad asociada con la prematuridad tardía, la prevención es uno de los puntos clave. Un paso esencial para disminuir los nacimientos pretérmino es asegurar que no se realicen partos electivos antes de las 39 semanas de EG, a menos que haya una indicación médica por una causa materna y/o fetal estricta.

Manejo previo al alta hospitalaria

Los médicos que se ocupan del cuidado de los recién nacidos prematuros tardíos necesitan conocer sus complicaciones asociadas y saber proveer los cuidados necesarios. Además, antes del alta hospitalaria hay que crear conciencia en los padres de que su hijo tiene un riesgo aumentado de hiperbilirrubinemia, dificultades de alimentación y deshidratación. La educación debe centrarse en desarrollar la habilidad de los padres para reconocer estos problemas. Es especialmente importante educar a las madres primerizas de los prematuros tardíos y, en ocasiones, esta educación requiere una hospitalización al nacimiento más larga.

La Academia Americana de Pediatría ha establecido las siguientes guías para el alta hospitalaria de los prematuros tardíos

- Determinar adecuadamente la EG antes del alta y asegurarse de que no hay anomalías o motivos médicos que justifiquen alargar la hospitalización.

- El recién nacido debe demostrar estabilidad fisiológica, demostrando competencia en lo siguiente:
1. Termorregulación, definida como temperatura axilar entre 36,5 y 37,4 °C en una cuna abierta.
2. Alimentación, definida como adecuada succión-deglución, respiración adecuada mientras se hace la toma y pérdida de peso que no exceda el 7% con respecto al peso del nacimiento. Si el niño es amamantado, se debe objetivar antes del alta una adecuada técnica de lactancia.
3. Estabilidad cardiorrespiratoria, con constantes vitales estables (frecuencia respiratoria menor de 60 respiraciones por minuto y frecuencia cardiaca entre 100 y 160 latidos por minuto).
4. Tránsito intestinal, habiendo realizado al menos una deposición de forma espontánea.

5. Deben haberse realizado los cuidados de rutina del recién nacido, tales como pruebas metabólicas, vacuna y profilaxis ocular y antihemorrágica.
6. Educación y entrenamiento adecuado de los padres para el cuidado de estos niños y para ser capaces de reconocer problemas como la ictericia, las dificultades de alimentación y la deshidratación.
Se debe establecer una visita de seguimiento a las 24-48 horas del alta hospitalaria por un pediatra en el ámbito de la Atención Primaria y /o en policlínico de neonatología alto riesgo.

Conclusión

Los recién nacidos prematuros tardíos son aquellos nacidos a una EG entre las semanas 34 y 36. Tienen tasas de morbilidad más altas que los recién nacidos a término. En EE.UU., la tasa de prematuros tardíos es casi del 9% de todos los nacimientos, habiendo aumentado en la última década debido a los embarazos múltiples y a los partos prematuros médicamente indicados.

Se estima que los prematuros tardíos tienen siete veces más riesgo de morbilidad durante la hospitalización al nacimiento, en comparación con los recién nacidos a término, lo que conlleva un estancia hospitalaria prolongada y un aumento del coste económico. La tasa de reingreso es de dos a tres veces mayor que la de los nacidos a término. Muchos de estos reingresos podrían evitarse mediante una cuidadosa monitorización y apoyo de la lactancia materna durante el ingreso postnatal. Parece la evidencia empírica se ha observado que los prematuros tardíos tienen un riesgo aumentado de alteraciones en el neurodesarrollo a largo plazo, en comparación con los nacidos a término. La tasa de mortalidad de los prematuros tardíos es al menos tres veces mayor que la de los nacidos a término.

Algunas estrategias para disminuir la morbimortalidad asociada con los prematuros tardíos son la prevención del parto prematuro, el establecimiento de una lactancia materna adecuada y el tratamiento y prevención de las complicaciones médicas asociadas con la prematuridad tardía.

Bibliografía

- Davidoff MJ, Dias T, Damus K, Rusell R, Bettegowsa VR, Dolan S, et al. Changes in the gestational age distribution among U.S. singleton births: impact on rates of late preterm birth, 1992 to 2002. Semin Perinatol. 2006;30:8-15.

- Escobar GJ, Gonzales VM, Armstrong MA, Folck BF, Xiong B, Newman TB. Rehospitalizacion for neonatal dehydratation: a nested case-control study. Arch Pediatr Adolesc Med. 2002;156:155-61.

- Escobar GJ, McCornimick MC, Zupanic JA, Coleman Phox K, Armstrong MA, Greene JD, et al. Unstudied infants: outcomes of moderately premature infants in the neonatal intensive care unit. Arch Dis Child Fetal Neonatal Ed. 2006;91:F238-44.

- Kramer MS, Demissie K, Yang H, Platt RW, Sauvé R, Liston R. The contribution of mild and moderate preterm birth to infant mortality. Fetal and Infant Health Study Group of the Canadian Perinatal Surveillance System. JAMA. 2000;284:843-9.

- Martin JA, Hamilton BE, Sutton PD, Ventura SJ, Menacker F. Births: Final data for 2006. Natl Vital Stat Rep. 2009;57:1-101.

- Wang ML, Dorer DJ, Fleming MP, Catlin EA. Clinical outcomes of near-term infants. Pediatrics. 2004;114:372-6.

APNEAS DEL PREMATURO

Patricia Martínez

La apnea del prematuro es uno de los diagnósticos más comunes en las Unidades de Cuidados Críticos Neonatales. A pesar de la frecuencia de la apnea del prematuro, se desconoce si la apnea recurrente, la bradicardia y la hipoxemia en los recién nacidos prematuros son perjudiciales y tiene efectos a largo plazo en el neurodesarrollo. La investigación sobre el desarrollo del control respiratorio en animales inmaduros y bebés prematuros ha facilitado la comprensión de la patogénesis y el tratamiento de la apnea del prematuro. Sin embargo, la falta de definiciones consistentes, prácticas de monitoreo y consenso sobre la importancia clínica conduce a una variación significativa en la práctica clínica.

Definición

Un episodio de apnea generalmente se define como un cese de la respiración durante 20 segundos o más o una pausa más breve acompañada de bradicardia (<100 latidos por minuto), cianosis o palidez. En la práctica, muchos eventos apneicos en bebés prematuros son más cortos que 20 segundos, porque las pausas más breves en el flujo de aire pueden provocar bradicardia o hipoxemia. En base al esfuerzo respiratorio y al flujo de aire, la apnea se puede clasificar como central (interrupción del esfuerzo respiratorio), obstructiva (obstrucción del flujo de aire generalmente a nivel de la faringe) o mixta. La mayoría de los episodios de apnea en recién nacidos prematuros son eventos mixtos, en los cuales el flujo de aire obstruido resulta en una apnea central.

Estudios muestran que la incidencia de apnea recurrente aumentó a menor edad gestacional. Esencialmente, todos los recién nacidos a ≤28 semanas de gestación fueron diagnosticados con apneas; entre las 28 y las 30 semanas de gestación esta proporción disminuye a un 70 u 80% y al 20% de los nacidos a las 34 semanas de gestación. Esta relación tiene implicancias clínicas importantes ya que la muchos de los RN menores de 35 semanas en general requerirán monitoreo cardiorrespiratorio después del nacimiento.

Clasificación

La apnea del prematuro se clasifica según mecanismo, en tres tipos: centrales, obstructivas y mixtas. La apnea central se caracteriza por cese total del esfuerzo respiratorio sin evidencias de obstrucción. En las apneas obstructivas el paciente trata de respirar pero el flujo de aire es inefectivo por obstrucción de la vía aérea alta. Las de tipo mixto son las más frecuentes hasta un 70%, éstas comienzan con una apnea de tipo central que es seguida por un fenómeno obstructivo. Estudios con impedancia abdominal y torácica muestran inicialmente cese del esfuerzo respiratorio seguido de movimientos respiratorios que son inefectivos, la caída de la frecuencia cardiaca y de la saturación de oxígeno ocurre durante el período de obstrucción de la vía aérea.

Manejo

Posición: la posición prona en el prematuro mejora la asincronía toracoabdominal, estabiliza la pared torácica, sin afectar el ritmo respiratorio o la saturación de oxígeno. La elevación de la cabeza en 15°, en posición prona, se asocia a una disminución significativa de los episodios de desaturación menores a 85%.

Metilxantinas: han sido el pilar del tratamiento farmacológico de la apnea durante décadas. Los efectos adversos incluyen taquicardia, disminución del umbral convulsivo, aumento de gasto metabólico, irritabilidad y nerviosismo. Se usan tanto teofilina como cafeína, pero se prefiere el citrato de cafeína debido a su vida media más larga, mayor índice terapéutico y falta de necesidad de monitorización del nivel de fármaco. Las xantinas tienen múltiples efectos sobre la respiración, que incluyen una mayor ventilación minuto, una mejor sensibilidad al dióxido de carbono, una disminución de la respiración periódica y una disminución de la depresión hipóxica de la respiración. Se cree que su principal mecanismo de acción es antagonista no selectivo de los receptores de adenosina A2 presentes en las neuronas GABA. Los polimorfismos específicos en los genes A1 y A2A del receptor de adenosina se han asociado con un mayor riesgo de apnea del prematuro y variabilidad en respuesta a la terapia con xantina. Estas observaciones pueden ayudar a explicar la aparente susceptibilidad genética a la apnea del prematuro, una alta concordancia de su diagnóstico en gemelos, y variabilidad en respuesta a la terapia con xantinas.

El trabajo más grande de citrato de cafeína (cafeína para la prueba de apnea de la prematuridad: CAP Trial) asignó al azar a bebés con pesos de nacimiento entre 500 y 1250 g a cafeína o placebo en los 10 primeros días postnatales para prevenir o tratar la apnea o facilitar la extubación. El estudio incluyó una dosis de carga de 20 mg/kg seguida de una dosis de mantención de 5 mg / kg por día, que podría aumentarse a 10 mg / kg por día para la apnea persistente. Los prematuros tratados con cafeína tuvieron menos días de ventilación mecánica, menor incidencia de displasia broncopulmonar y un mejor resultado del desarrollo neurológico a los 18 meses al igual que menor incidencia de otras complicaciones de la prematuridad como HIV y DAP. Las diferencias en el resultado del desarrollo neurológico fueron menos evidentes a los 5 años, pero siguió favoreciendo al grupo que recibió cafeína.

La dosis de cafeína es de 20 mg/kg de carga, seguida de 5 a 10 mg/kg de mantención cada 24 horas. Como se mencionó anteriormente no es necesario controlar con niveles plasmáticos. Se suspenderá a las 33- 34 semanas de EGC y con 7 días previos a la suspensión sin apneas. Luego mantener monitorizado por 5 días previo al alta. En general, la última Guía Americana de Pediatría recomienda que para los RN mayores de 28 semanas que no han tenido episodios de apneas documentadas durante su evolución, no iniciar tratamiento profiláctico con metilxantinas. Sólo se debe iniciar de manera profiláctica en aquellos menores de 28 semanas y/o en quienes han presentado episodios de apneas.

CPAP nasal y la ventilación nasal intermitente (NIPPV): La presión nasal continua positiva de las vías respiratorias a presiones de 4 a 6 cm H2O y la NIPPV, generalmente junto con el tratamiento con xantina, son efectivas para reducir la frecuencia y la gravedad de la apnea en recién nacidos prematuros. Al parecer funcionan manteniendo la vía aérea superior abierta con la consecuente disminución del riesgo de apnea obstructiva. El CPAP también puede disminuir la profundidad y la duración de la desaturación de oxígeno durante las apneas centrales al ayudar a mantener un mayor volumen pulmonar al final de la espiración. La evidencia sugiere, además, que los dispositivos de presión positiva continua en las vías respiratorias de flujo variable (CPAP) pueden ser más eficaces en la reducción de los eventos de apnea en comparación con los sistemas de administración convencionales para CPAP (ventilador o CPAP de burbujas). La cánula nasal de alto flujo también podría ser de utilidad en el tratamiento de la apnea del prematuro. Aquellos pacientes que no responden al uso de las medidas anteriores deben ser apoyados con ventilación mecánica invasiva.

Transfusión de glóbulos rojos: El mecanismo propuesto para las transfusiones de glóbulos rojos para reducir la apnea del prematuro es un aumento en el impulso respiratorio como resultado del aumento de la capacidad de transporte de oxígeno, el contenido total de oxígeno en la sangre y el aumento de la oxigenación tisular. Un estudio reciente que utiliza un nuevo algoritmo informático para detectar la apnea, la bradicardia y la desaturación de oxígeno en datos fisiológicos registrados continuamente en 67 recién nacidos prematuros mostraron una disminución de la apnea durante los 3 días posteriores a las transfusiones de sangre en comparación con 3 días antes, por lo tanto si podría ser beneficioso transfundir glóbulos en los episodios de apneas del prematuro.

Tratamiento del reflujo gastroesofágico (RGE): Los niños prematuros tienen una respuesta quimiorrefleja laríngea hiperreactiva que precipita la apnea cuando se los estimula. Además, casi todos los prematuros muestran algún grado de reflujo gastroesofágico. Estas 2 observaciones fisiológicas han llevado a la especulación de que el RGE puede precipitar la apnea en recién nacidos prematuros y que el tratamiento farmacológico podría disminuir la incidencia o la gravedad de la apnea. A pesar de la frecuente coexistencia de apnea y RGE en recién nacidos prematuros, varios estudios que examinan el momento de los episodios de reflujo en relación con los eventos apneicos indican que rara vez se relacionan temporalmente. Actualmente, no hay evidencia de que el tratamiento farmacológico de la RGE con agentes que disminuyan la acidez gástrica o que promuevan la motilidad gastrointestinal disminuya el riesgo de apnea recurrente en recién nacidos prematuros.

Evolución y pronóstico: la mayoría de los niños con apnea mejoran a medida que aumenta la edad gestacional corregida, pero se debe recordar que incluso hasta el término, cierto grupo de pacientes pueden continuar con episodios de pausas respiratorias. La significancia de estos eventos y el pronóstico a largo plazo principalmente desde el punto de vista neurológico es aún motivo de estudio y controversia.

Bibliografía

- Apnea of Prematurity, Eric c. Eichenwald, md, Faap, Committee on Fetus and Newborn, Pediatrics Volume 137, number 1, January 2016:e20153757.

- Darnall RA, Kattwinkel J, Nattie C, Robinson M. Margin of safety for discharge after apnea in preterm infants. Pediatrics. 1997;100(5):795-801

- Davis NL, Condon F, Rhein LM. Epidemiology and predictors of failure of the infant car seat challenge. Pediatrics. 2013;131(5):951-957

- Eichenwald EC, Blackwell M, Lloyd JS, Tran T, Wilker RE, Richardson DK. Inter-neonatal intensive care unit variation in discharge timing: influence of apnea and feeding management. Pediatrics. 2001;108(4):928-933

- Eichenwald EC, Zupancic JA, Mao WY, Richardson DK, McCormick MC, Escobar GJ. Variation in diagnosis of apnea in moderately preterm infants predicts length of stay. Pediatrics. 2011;127(1). Available at: www. pediatrics. org/ cgi/ content/ full/ 127/ 1/ e53

- Eichenwald EC, Aina A, Stark AR. Apnea frequently persists beyond term gestation in infants delivered at 24 to 28 weeks. Pediatrics. 1997;100(3 pt 1):354-359

- Henderson-Smart DJ. The effect of gestational age on the incidence and duration of recurrent apnoea in newborn babies. Aust Paediatr J. 1981;17(4):273-276

- Janvier A, Khairy M, Kokkotis A, Cormier C, Messmer D, Barrington KJ. Apnea is associated with neurodevelopmental impairment in very low birth weight infants. J Perinatol. 2004;24(12):763-768

- Pillekamp F, Hermann C, Keller T, von Gontard A, Kribs A, Roth B. Factors influencing apnea and bradycardia of prematurity—implications for neurodevelopment. Neonatology. 2007;91(3):155-161

DISPLASIA BRONCOPULMONAR

Patricia Martínez

Esta enfermedad fue descrita por Northway y Cols, hace más de 40 años en un grupo de RN de pretérmino con peso mayor de 1.500 g al nacer, que presentaron dificultad respiratoria severa, recibieron ventilación mecánica prolongada y agresiva con presiones inspiratorias elevadas y altas concentraciones de oxígeno asociada a alteraciones radiológicas. Se describieron 4 etapas que terminaban en daño pulmonar severo, con falla respiratoria, caracterizada por hipoxemia e hipercapnia. La Displasia Broncopulmonar (DBP) es la enfermedad pulmonar crónica que ocurre en los recién nacidos prematuros de muy bajo peso, que han necesitado ventilación mecánica y oxígeno suplementario.

En los últimos 20 años, la DBP clásica descrita anteriormente ha sido reemplazada por formas más leves de daño pulmonar crónico, la denominada "Nueva DBP". Esta presentación de la DBP tiene un mejor pronóstico y menos secuelas a largo plazo, pero su incidencia no ha disminuido. Este cambio se debería al avance en el cuidado perinatal de los últimos años, dado por la administración de corticoides prenatales en parto prematuro que aceleran la maduración pulmonar fetal, el uso precoz de surfactante en RN con distrés respiratorio, estrategias ventilatorias más conservadoras, nuevos modos ventilatorios, manejo más conservador del ductus arterioso persistente, una nutrición parenteral más precoz y agresiva, además de otras intervenciones. Esta evolución en la presentación de la DBP, se ha debido también al hallazgo de nuevos factores de riesgo, que intervienen en la patogénesis de esta enfermedad, como son las infecciones por gérmenes considerados como atípicos, las deficiencias de algunos nutrientes y antioxidantes, además de factores genéticos últimamente descritos.

Definición

Se define como un cuadro de insuficiencia respiratoria en un recién nacido que ha requerido oxígeno por al menos 28 días, que en la mayoría de las veces recibió ventilación mecánica y, además, se asocia a algunas alteraciones radiológicas que pueden ser muy sutiles o en otros casos muestran fibrosis, hiperinsuflación y atelectasias.

Edad gestacional	< 32 semanas	≥ 32 semanas
Edad al diagnóstico	36 semanas edad corregida o alta domiciliaria, lo que se cumpla primero	> 28 días, pero < 56 días de vida o alta domiciliaria, lo que se cumpla primero
Tratamiento con O_2 > 21% por más de 28 días		
DBP leve	Respirando aire ambiental a las 36 semanas edad corregida o al alta, lo que se cumpla primero	Respirando aire ambiental a los 56 días de vida o al alta, lo que se cumpla primero
DBP moderada	Necesidad de oxígeno < 30% a las 36 semanas de edad corregida o al alta, lo que se cumpla primero	Necesidad de oxígeno < 30% a los 56 días de vida o al alta, lo que se cumpla primero
DBP severa	Necesidad de oxígeno ≥ 30% y/o presión positiva (CPAP o VM) a las 36 semanas edad corregida o al alta, lo que se cumpla primero	Necesidad de oxígeno ≥ 30% y/o presión positiva (CPAP o VM) a los 56 días de vida o al alta, lo que se cumpla primero

Actualización en Prevención y Patogénesis de la Displasia broncopulmonar. Rev Chil Pediatr 2009; 80 (3): 213-224

La incidencia de la DBP en los RN prematuros es inversamente proporcional a la edad gestacional y al peso de nacimiento. Es muy variable entre los diferentes centros por diversas razones como; definición utilizadas, diferentes poblaciones analizadas, diferencias en el manejo pre y post natal entre los centros, sobrevivencia de los prematuros. En Unidades Sudamericanas en RN de muy bajo peso, la incidencia de DBP varió entre 8,6 y 44,6%. Se ha reportado que aproximadamente el 75% de los niños afectados de DBP pesaron menos de 1.000 grs. al nacer, y la incidencia puede llegar hasta un 85% en RN con peso de nacimiento entre 500 y 700 grs.

Nueva DBP

La evolución de esta nueva displasia es hacia neonatos generalmente de extremo bajo peso con dificultad respiratoria inicial leve o ausente, que mejora rápidamente con la administración de surfactante, que luego de la segunda o tercera semana de vida, con o sin el apoyo de ventilación mecánica, sin oxígeno adicional o con mínimos requerimientos (período de luna de miel), inicia nuevamente dificultad respiratoria y aumento de los requerimientos de oxígeno. Este deterioro en ocasiones puede ser desencadenado por una infección sistémica o pulmonar, por la reapertura del ductus arterioso o por el exceso de volumen en la alimentación. En este tipo de DBP los cambios radiológicos suelen ser sutiles, con leve aumento de la densidad pulmonar o infiltrados intersticiales bilaterales.

Su evolución es arrastrada o benigna sin cambios significativos entre un día y otro, con requerimientos de oxígeno en general bajos. Lo que caracteriza a esta nueva DBP es la Alteración desarrollo pulmonar con detención de la septación alveolar que se produce en etapas tempranas de la embriogénesis pulmonar, dando como resultado alvéolos más grandes y en menor cantidad. También se ha observado una detención en el desarrollo vascular, con menos capilares pulmonares y con menor compromiso de la vía aérea.

Etiopatogenia

La etiopatogenia de la DBP es claramente multifactorial. Es así como la prematuridad, el síndrome de dificultad respiratoria; las altas concentraciones de oxígeno y la injuria producida por la ventilación mecánica siguen teniendo un rol fundamental en el desarrollo de la DBP. Sin embargo, durante los últimos años se han ido agregando otros factores involucrados en su patogenia como son: la inflamación y/o infección que se produce en las membranas del feto principalmente por mycoplasma y ureaplasma, la administración excesiva de líquidos especialmente durante los primeros días de vida con el consiguiente edema pulmonar, la persistencia o reapertura del ductus arterioso que también se relacionan con las infecciones, la inmadurez de los sistemas antioxidantes, deficiencias nutricionales (principalmente de Vitamina A), la insuficiencia adrenal precoz y la predisposición genética que explica que algunos recién nacidos de igual semanas de edad gestacional sometidos a las mismas noxas intra y extrauterinas desarrollen o no DBP.

Tratamiento

El pilar fundamental del tratamiento corresponde a evitar el parto prematuro, por lo tanto el control obstétrico adquiere un rol fundamental. Al evitar el parto prematuro, se previene la prematuridad y el distrés respiratorio, y por tanto la presencia de un niño a riesgo de desarrollar DBP. Este enfoque es sin duda la forma más eficaz de prevenir la DBP. Sin embargo, la disminución del parto prematuro ha sido un tema complejo y difícil de resolver.

Corticoides: El uso de esteroides antenatales en madres con riesgo de parto prematuro ha reducido la incidencia de muertes neonatales y distrés respiratorio en aproximadamente un 50%. Sin embargo, esta medida junto con la administración de surfactante no ha logrado reducir la incidencia de DBP.

Nutrición: mantener una adecuada nutrición en los RN de muy bajo peso desde el nacimiento es de primordial importancia para prevenir o disminuir la DBP. Diversos nutrientes son indispensables para una adecuada función pulmonar y para el proceso de reparación. Es importante el concepto evitar el catabolismo en los RN prematuros y para esto iniciar nutrición parenteral precoz y agresiva con especial énfasis en los aminoácidos. Varios estudios han demostrado que la suplementación del RN de muy bajo peso, con vitamina A en dosis de 5.000 U IM tres veces por semana durante el primer mes de vida disminuye significativamente la incidencia de DBP. A pesar de esto, su uso no está masificado en Europa ni Estados Unidos.

Cafeína: las metilxantinas entre las cuales están la aminofilina y cafeína son frecuentemente utilizadas en las unidades de neonatología para la prevención o tratamiento de los episodios de apnea en los prematuros. En al año 2006, se demostró los efectos beneficiosos de la cafeína en un trabajo que probó cafeína versus placebo durante los primeros 10 días de vida en RN prematuros. El grupo de cafeína logró extubarse antes lo que probablemente explica la menor displasia que presentaron. También se asoció a mejor neurodesarrollo a los 18 meses y esta tendencia se mantuvo a los 6 años de vida y en la época de la adolescencia. Además, la cafeína tiene rango terapéutico más seguro, menos reacciones adversas y se administra una sola vez al día. En nuestro hospital se incorporó dentro del arsenal farmacológico a mediados del año 2016.

Uso de corticoides: el uso de corticoides es probablemente la medida terapéutica más controversial en el tratamiento de la DBP. Los primeros estudios que se realizaron con dosis altas mostraban mayor riesgo de hiperglicemia, peor neurodesarrollo y perforación intestinal entre otras complicaciones. Estudios posteriores en que se utilizaron dosis decrecientes y más bajas, demostraron mejoría en la función pulmonar, facilitan la extubación del RN y disminuyen la DBP. Actualmente, se recomienda su uso en niños dependientes de ventilación mecánica invasiva posterior a la segunda o tercera semana de vida en quienes se ha descartado la persistencia del ductus y/o algún proceso infeccioso.

Otros tratamientos: la aplicación de presión positiva continua en vía aérea (CPAP) precozmente después del nacimiento, en vez de la intubación endotraqueal y conexión a ventilación mecánica se ha asociado con menor incidencia de DBP, menor uso de surfactante y menos días de ventilación mecánica invasiva. La insuflación mantenida en reanimación tampoco ha sido beneficiosa en disminuir la displasia. La terapia con surfactante ha disminuido la mortalidad neonatal y los escapes aéreos pero no ha reducido la incidencia de DBP.

El ductus arterioso persistente se ha asociado a DBP y el exceso de líquido en los primeros días de la vida favorece la mantención o reapertura del ductus arterioso. Por tal motivo, la restricción de líquidos y el cierre precoz del ductus utilizando indometacina o ibuprofeno eran prácticas clínicas habituales en los RN de muy bajo peso. Sin embargo, diversos estudios han fracasado en demostrar, que el cierre precoz del ductus, por la administración profiláctica de indometacina en comparación con placebo, disminuyen la incidencia de la

DBP. El manejo conservador del ductus es lo más recomendado actualmente. El uso de diuréticos tales como la furosemida sólo muestran su beneficio cuando se utiliza por períodos cortos cuando existe edema pulmonar. No está demostrado que es uso de diuréticos a largo plazo disminuya la DBP. Sólo está recomendada la utilidad de la furosemida por períodos cortos en casos de edema pulmonar.

Los broncodilatadores sólo se recomiendan cuando existe una buena respuesta clínica a su uso.

El oxígeno es la droga más común utilizada en las Unidades de Neonatología, y es parte muy importante en el soporte respiratorio neonatal. Los trabajos demostraron que los niveles de saturación desde el nacimiento y hasta el alta es entre 89- 95%, bajas saturaciones se asocian a mayor mortalidad y altas saturaciones a mayor enfermedad pulmonar crónica y retinopatía del prematuro.

Conclusión

La DBP continúa siendo una de las secuelas más frecuentes que afecta al RN de muy bajo peso a pesar de todos los avances que se han producido en neonatología, probablemente porque es multifactorial y porque en la actualidad sobreviven más niños prematuros. Desde la descripción inicial, la Displasia Broncopulmonar, (DBP) es la enfermedad pulmonar crónica que más frecuentemente ocurre en los recién nacidos prematuros de muy bajo peso, que han necesitado ventilación mecánica y oxígeno suplementario. Nuevas terapias preventivas han emergido, habiéndose demostrado que la administración de vitamina A, la cafeína, la nutrición adecuada y los corticoides disminuyen la incidencia de esta enfermedad. Los nuevos modos de ventilación mecánica como la ventilación sincronizada y la ventilación de alta frecuencia no han disminuido la incidencia de esta afección. Importante rol ha jugado en este último tiempo el uso de soporte no invasivo desde el nacimiento en el manejo de los prematuros extremos. Aún faltan trabajos para demostrar que por sí sola esta patología disminuiría la DBP.

Bibliografía

- Actualización en Prevención y Patogénesis de la Displasia broncopulmonar. Rev Chil Pediatr 2009; 80 (3): 213-224

- Bancalari A, Cleveland C, Kraunik D, et al: Reanimación Neonatal: Experiencia en una Unidad de Neonatología. Rev Chil Ped 2007; 78: 658A

- Schmidt B, Roberts R, Millar D, Kirpalani H: EvidenceBased Neonatal Drug Therapy for Prevention of Bronchopulmonary Dysplasia in Very-Low Weight Infants. Neonatology 2008; 93: 284-7

- Soll RF, Morley CJ: Prophylactic versus selective use of surfactant in preventing morbidity and mortality in preterm infants. Cochrane Database Syst Rev 2001; 2: CD000510.

- Tyson JE, Wright LL, Oh Q, et al: Vitamin A supplementation for extremely low birth weight infants. N Engl J Med 1999; 340: 1962-8.

- Walsh MC, Szefler S, Davis J, et al: Summary proceedings from the bronchopulmonary dysplasia group. Pediatrics 2006; 117: S52-S56

DUCTUS ARTERIOSO (DA)

Patricia Martínez

El ductus arterioso es una estructura vascular fetal que comunica la aorta con la arteria pulmonar favoreciendo un shunt pulmonar sistémico en la vida fetal. El cierre del ductus es un fenómeno funcional y anatómico. Así, el cierre funcional se produce horas después del nacimiento, generalmente hasta el tercer día y el cierre anatómico dos a tres semanas más tarde. La incidencia en los RNPT aumenta de forma inversamente proporcional a la edad gestacional y al peso al nacimiento. En los recién nacidos menores de 32 semanas de edad gestacional, el DAP se encuentra presente en un 20% y aumenta hasta más del 50% en los RNPT de extremado bajo peso < 1.000 grs. Estudios epidemiológicos muestran una relación entre la persistencia de ductus y una mayor morbimortalidad en niños prematuros, aumentando el riesgo de presentar hemorragia intraventricular (HIV), enterocolitis necrotizante (ECN), displasia broncopulmonar (DBP).

Fisiopatología

En el periodo fetal, la elevada resistencia vascular pulmonar permite un shunt pulmonar- sistémico, mientras que en el periodo posnatal, tras descender las resistencias vasculares pulmonares, la persistencia del ductus conduce a un incremento del flujo sanguíneo desde la aorta a la arteria pulmonar. Este cortocircuito de sangre izquierda-derecha supondrá un incremento del flujo sanguíneo pulmonar y un secuestro de sangre de la circulación sistémica.

El aumento de oxígeno, del calcio intracelular y de endotelina-1 favorecen el cierre del DAP después de nacer. En la mayoría de los recién nacidos a término (RNT) se produce una contracción de las fibras musculares de la capa media, lo cual conduce a un descenso del flujo sanguíneo luminal y a una isquemia de la pared interna, lo que da lugar al cierre fisiológico definitivo del DAP. En los RN prematuros ocurre lo siguiente:

- Existe una disminución del número de fibras musculares

- Disminución de tono intrínseco da la pared ductal

- Los prematuros tienen escaso tejido subendotelial

- Aumento de la concentración y de la sensibilidad de la pared ductal de prostaglandinas vasodilatadoras como la prostaglandina E1

- Incremento de la producción de óxido nítrico en el tejido ductal favorecía el fracaso del cierre del DAP

Algunos factores afectan a la incidencia del DAP. Así, la diabetes materna, la hemorragia preparto y el embarazo múltiple se asocian a un alto riesgo de DAP, mientras que la administración de corticoides prenatales disminuye su incidencia. La infección e inflamación se han relacionado con el DAP debido al aumento de prostaglandinas circulantes que condicionan una posible reapertura del ductus y una escasa respuesta al tratamiento con inhibidores de la ciclooxigenasa.

Diagnóstico

Se debe realizar ecocardiografía doppler a todo RN menos de 32 semanas y/o menos de 1500 grs. dentro de las primeras 72 horas y luego seguimiento de acuerdo a la condición clínica y los hallazgos ecográficos. Los siguientes son los signos ecocardiográficos que se asocian a DAP hemodinámicamente significativo y que es necesario tratar farmacológicamente, ya que tiene escasas posibilidades de cierre de manera espontánea.

Cortocircuito de izquierda a derecha por Doppler
Gasto ventrícular derecho disminuido en las primera 24 h
Bajo flujo en la vena cava superior
Signos de magnitud importante
- Flujo continuo a través de DAP
- Flujo retrógrado holosistólico en la aorta descendente
- Distensión de la aurícula izquierda
- Diámetro ductal superior a 1,5-2,0 mm
    Superior a 1,5 mm: Qp/Qs superior a 1,5
    Superior a 2,0 mm: Qp/Qs superior a 2 a 1
- Relación tamaño del ducto/diámetro de la aorta
  descendente superior 0,5

Primer consenso clínico de SIBEN: enfoque diagnóstico y terapéutico del ductus arterioso permeable en recién nacidos pretérmino. An Pediatr (Barc) 2008; 69: 454-81.

Manifestaciones clínicas: los signos clínicos clásicos descritos son los que aparecen el la tabla siguiente. Recordar que el soplo no está presente en todos los pacientes con DAP, especialmente en DAP hipertensos por lo que se debe realizar un examen físico minucioso ante la sospecha, buscando otras manifestaciones clínicas.

Taquicardia
Precordio hiperdinámico
Empeoramiento del estado respiratorio
Taquipnea
Episodios de apnea
Cardiomegalia
Caída o disminución de presión arterial media
Soplo sistólico *in crescendo*
Pulsos pedios y/o palmares saltones
Imposibilidad de disminuir oxígeno
Dependencia de CPAP o ventilación
Acidosis metabólica
Hepatomegalia
Hípotensión diastólica
Aumento del la presión diferencial (presión del pulso)
<25-30 mmH

Primer consenso clínico de SIBEN: enfoque diagnóstico y terapéutico del ductus arterioso permeable en recién nacidos pretérmino. An Pediatr (Barc) 2008; 69: 454-81.

Tratamiento

Medidas generales: mantener una oxigenación y apoyo ventilatorio adecuado, soporte inotrópico, corregir anemia, restringir aportes hídricos, alimentación con leche materna exclusiva de preferencia.

Terapia farmacológica: debe recibir todo prematuro con DAP hemodinámicamente significativo y que su condición clínica amerite tratar. En general, son pacientes con DAP- HS con ecocardiografía posterior a las 48 horas de vida y que necesiten de ventilación mecánica invasiva. Lo más importante es analizar el contexto clínico del paciente, cotejar la ecocardiografía con la clínica y discutir caso a caso.

La indometacina, a pesar de tener una buena eficacia clínica en los trabajos, demostró estar asociada a mayor tasa de complicaciones como insuficiencia renal, enterocolitis y perforación intestinal en otras. El paracetamol asoma como una terapia segura y una buena alternativa al tratamiento del DAP- HS. Existen trabajos que demuestran su eficacia y seguridad clínica sin reaccionea adversas. La dosis corresponde a 15 mg/kg/dosis cada 6 horas por 3 a 7 días de acuerdo a los hallazgos ecocardiográficos. Su mecanismo de acción es inhibiendo la síntesis de protaglandinas periférica y central por acción sobre la ciclooxigenasa.

Dosis de indometacina

Dosis (mg/kg)	Menos de 48 h de vida	Más de 48 h de vida	Más de 7 días de vida
Primera dosis	0,2	0,2	0,2
Segunda dosis	0,1	0,2	0,25
Tercera dosis	0,1	0,2	0,25

Primer consenso clínico de SIBEN: enfoque diagnóstico y terapéutico del ductus arterioso permeable en recién nacidos pretérmino. An Pediatr (Barc) 2008; 69: 454-81.

Dosis de ibuobrofeno

	Ibuprofeno
Primera dosis (mg/kg)	10
Segunda dosis (mg/kg)	5
Tercera dosis (mg/kg)	5

Primer consenso clínico de SIBEN: enfoque diagnóstico y terapéutico del ductus arterioso permeable en recién nacidos pretérmino. An Pediatr (Barc) 2008; 69: 454-81.

Previo a la administración de fármacos se debe monitorizar creatininemia, nitrógeno ureico y recuento plaquetario.

Tratamiento quirúrgico

Un porcentaje variable de recién nacidos no responde y se les realiza una intervención quirúrgica para cerrar el DAP. La necesidad de la cirugía es variable, según todos los datos comentados anteriormente (8-14%). Se debe indicar cirugía tras el fallo o la falta de respuesta del DAP-HS al tratamiento médico. También se realizará cirugía cuando existan contraindicaciones para el tratamiento médico del DAP-HS. Sin embargo, algunos autores han considerado la realización de cirugía en recién nacidos de muy bajo peso al nacer que presentan un DAP de gran tamaño, con cortocircuito de izquierda a derecha muy significativo y grave alteración hemodinámica y respiratoria por evaluación clínica y de la ecocardiografía.

Bibliografía

- Brook M, Heymann M. Patent ductus arteriosus. En: Emmanouilides GC, Riemenschneider TA, Allen HD, Gutgesell HP (eds.). Heart Disease in Infants, Children, and Adolescents Including the Fetus and Young Adult. Williams & Wilkins; 1995. p. 746-64.

- Clyman RI. Mechanisms regulating the ductus arteriosus. Biol Neonate 2006; 89: 330-5.

- Domanico RS, Waldman JD, Lester LA, McPhillips HA, Catrambone JE, Covert RF. Prophylactic indomethacin reduces the incidence of pulmonary hemorrhage and patent ductus arteriosus in surfactant treated infants < 1250 grams. Ped Res 1994; 35: 33

- Gonzalez A, Sosenko IR, Chandar J, Hummler H, Claure N, Bancalari E. Influence of infection on patent ductus arteriosus and chronic lung disease in premature infants weighing 1000 gramsor less. J Pediatr 1996; 128: 470-8.

- Hermes-DeSantis ER, Clyman RI. Patent ductus arteriosus: pathophysiology and management. Perinatol 2006; 26 Suppl 1: S14-8; discussion S22-3.

- Hammerman C. Patent ductus arteriosus. Clinical relevance of prostaglandins and prostaglandin inhibitors in PDA pathophysiology and treatment. Clin Perinatol 1995; 22: 457-79.

- Rojas M, Gonzalez A, Bancalari E, Claure N, Poole C, Silva-Neto G. Changing trends in the epidemiology and pathogenesis of neonatal chronic lung disease. J Pediatr 1995; 126:605-10.

- 7. Golombek SG, Sola A, Baquero H, Borbonet D, Cabañas F, Fajardo C, et al. Primer consenso clínico de SIBEN: enfoque diagnóstico y terapéutico del ductus arterioso permeable en recién nacidos pretérmino. An Pediatr (Barc) 2008; 69: 454-81.

ENTEROCOLITIS NECROTIZANTE

Patricia Martínez

La enterocolitis necrotizante (ECN) es una enfermedad grave que afecta a recién nacidos, en especial prematuros, con una incidencia y morbimortalidad elevados. Constituye la urgencia gastrointestinal más frecuente en las UCI neonatales. Se presenta como un síndrome gastrointestinal y sistémico que comprende síntomas variados y variables, como distensión e hipersensibilidad abdominal, sangre en heces, intolerancia a la alimentación, apnea, letargia, y en casos avanzados acidosis, sepsis, CID y shock.

La incidencia de ECN se estima en torno al 1 a 3 por 1.000 recién nacidos vivos. Es una patología que afecta típicamente a prematuros, con un aumento de la incidencia en el grupo de los menores de 1.500 g hasta un 2 a 10%, según los hospitales. La edad gestacional media oscila en torno a las 31 semanas, con un peso medio al nacimiento de 1.460 g. La aparición de ECN disminuye conforme aumenta la edad gestacional, si bien un 13% de los casos corresponde a RN a término. En este grupo típicamente existe alguna patología asociada como por ejemplo, una asfixia o cardiopatía congénita.

Patogenia

Actualmente se acepta un mecanismo multifactorial en un huésped predispuesto. Entre los factores propuestos implicados en la patogénesis de la ECN se han descrito la prematuridad, alimentación láctea, inestabilidad hemodinámica, infección y alteración de la mucosa intestinal. Sólo la prematuridad y la alimentación con fórmula tienen una base epidemiológica consistente. Dentro de los factores de riesgo tenemos:

Edad: incidencia inversamente proporcional a la edad gestacional, la mayoría de casos de ECN tiene lugar en RN menores de 32 semanas de edad gestacional que han recibido alimentación enteral la mayoría de las veces con fórmula.

Inmadurez de su tracto gastrointestinal: la mayoría de los RN prematuros tienen función luminal limitada que conlleva una absorción parcial de carbohidratos y grasas así como proliferación bacteriana, mayor permeabilidad de la mucosa e hipomotilidad. Junto a ello, existe inmadurez de los sistemas defensivos sistémicos y de la mucosa intestinal, entre otros la IgA secretora y la barrera de mucina.

Corticoides antenatales: se ha especulado la posibilidad de un efecto protector de los glucocorticoides administrados prenatalmente. Sin embargo, no ha podido demostrarse más que una tendencia no significativa.

Alimentación: ni la toma trófica ni el ritmo de incremento de la toma o la edad de inicio del aporte enteral se asocian al riesgo de ECN. Por el contrario, se ha descrito un efecto protector de la leche materna en comparación con diferentes fórmulas artificiales.

Otros factores: se ha asociado a la administración de soluciones hiperosmolares irritantes, ya sean fármacos, contrastes o fórmulas asi como también la asfixia perinatal, persistencia de ductus arterioso, apneas, hipotensión, fallo cardíaco, canalización de arteria umbilical, policitemia, exposición a cocaína, etc. No obstante, no se ha podido demostrar la implicación de la inestabilidad hemodinámica en la patogénesis de la ECN.

Infección: existe una asociación no del todo clara entre brotes de NEC e infección por gérmenes gastrointestinales. Aproximadamente un 20-30% de los casos de ECN se asocia a bacteriemia y se han aislado gérmenes típicos del tracto distal gastrointestinal en sangre y peritoneo de niños con ECN, como Escherichia coli, Klebsiella pneumoniae, Pseudomonas o Clostridium difficile. En casos esporádicos se han aislado virus u hongos. En el resto de casos no se aísla ningún patógeno.

Manifestaciones clínicas: La ECN se presenta con signos y síntomas digestivos y sistémicos. El hallazgo más precoz suele ser un cambio en la tolerancia alimentaria en un niño prematuro, con buena evolución hasta ese momento y que comienza a presentar residuos gástricos. Los síntomas sistémicos asociados son inespecíficos y con un rango amplio espectro en la gravedad en su presentación, desde aparición de apneas, alteración del patrón respiratorio, inestabilidad térmica y/o hemodinámica con bradicardias, hasta hipotensión, letargia o shock séptico y CID. Desde el punto de vista gastrointestinal, la ECN se presenta con distensión abdominal, residuos gástricos, abdomen doloroso, vómitos, diarrea o deposiciones con sangre.

Criterios de Bell modificados para la Clasificación de NEC

Etapas	Clasificación	Signos sistémicos	Signos intestinales	Radiología
IA	Sospecha de NEC	Inestabilidad térmica, apnea, bradicardia, letargia	Residuos gástricos aumentados, distensión abdominal leve, vómitos, sangre oculta	Normal o leve distensión abdominal
IB	Sospecha de NEC	Igual que la anterior	Sangre macroscópica	Igual que la anterior
IIA	ECN confirmada Enfermedad leve	Igual que la anterior	Agregar ausencia de ruidos hidroaéreos, con o sin inestabilidad abdominal	Dilatación intestinal, ileo y neumatosis
IIB	ECN confirmada ECN modificada	Agregar acidosis metabólica y trombocitopenia leve	Agregar: ausencia de ruidos hidroaéreos, abdómen sensible, con o sin masa palpable	Portograma aéreo, con o sin ascitis
IIIA	ECN avanzada	Agregar: hipotensión, bradicardia, apnea, acidosis respiratoria o metabólica, CID, neutropenia	Agregar: signos de peritonitis, gran sensibilidad abdominal, distensión abdominal	Ascitis definida
IIIB	ECN avanzada Intestino perforado	Igual a IIIA	Igual a IIIA	Igual IIIA + Neumoperitoneo.

Lee JS, Polin RA. Treatment and prevention of necrotizing enterocolitis. Semin Neonatol 2003; 8: 449-459.

Tratamiento

Ante la sospecha de ECN, se debe instaurar tratamiento médico y monitorización estrecha, debido a la rápida y fatal progresión de la enfermedad. El tratamiento médico consiste en:

- Descompresión intestinal con aspiración.

- Reposición de líquidos considerando pérdidas a un tercer espacio.

- Aporte calórico adecuado mediante nutrición parenteral.

- Antibióticos endovenosos de amplio espectro. Habitualmente la ampicilina y gentamicina constituyen un tratamiento adecuado, debiendo asociar clindamicina o metronidazol ante la sospecha de gérmenes anaerobios.

- Suspender todos los fármacos relacionados como posibles factores de riesgo: indometacina y AINES por ejemplo.

- Como medidas de soporte se incluye la asistencia respiratoria temprana ante la aparición de episodios de apneas o patrón respiratorio acidótico, la corrección de la acidosis, hiponatremia o trombopenia. La acidosis metabólica persistente es un indicador de progresión de la lesión intestinal e incluso necrosis.

- Se debe asegurar una perfusión y transporte de oxígeno adecuados, con un aporte suficiente de líquidos y manteniendo el nivel de hematócrito > 35%. Puede ser necesario el uso de agentes inotrópicos. La dopamina a dosis bajas puede ser de ayuda para mejorar la perfusión sistémica y aumentar el flujo mesentérico.

Tratamiento quirúrgico

Uno de los principales problemas relativos al tratamiento quirúrgico reside en la elección del momento óptimo para llevarlo a cabo, que sería idealmente aquel en que se ha producido una gangrena intestinal pero todavía no existeperforación ni peritonitis secundaria.

En los pacientes en los que la enfermedad progresa con necrosis de pared intestinal y perforación es necesaria la intervención quirúrgica urgente debido al rápido deterioro clínico. La decisión es clara en aquellos en que se detecta la presencia de neumoperitoneo. Sin embargo, está demostrado que la necrosis y/o perforación ocurren en ocasiones sin evidencia radiológica de aire libre por lo que las indicaciones quirúrgicas deben ser valoradas y ampliadas.

Complicaciones

- **Fallo orgánico múltiple (FOM):** fallo de varios sistemas con deterioro de funciones respiratoria, hepática, renal, hematológica y cardíaca tras sepsis, trauma y otras causas. Ha sido ampliamente descrito en procesos de NEC en RN prematuros de bajo peso, con una incidencia de más del 80%.

- **Fístulas:** las fístulas cutáneas durante el curso de la enfermedad no son infrecuentes, y a menudo son consecuencia de los drenajes peritoneales. Las fístulas entero-entéricas han sido descritas con mucha menor frecuencia y se piensa que ésta puede ir en aumento al hacerlo los pacientes con necrosis intestinal extensa.

- **Abscesos:** en RN, el epiplón es de mucho menor tamaño respecto al niño mayor y la distribución de vísceras abdominales también varía, aunque se desconoce en qué medida estos factores influyen en la localización de una infección abdominal. La capacidad inmunológica disminuida también influye en que la mayoría de los pacientes presenten peritonitis difusa y baja incidencia en la formación de abscesos.

- **Síndrome de intestino corto:** es la complicación más grave a largo plazo, y al igual que la supervivencia de enfermos con necrosis extensa, está aumentando su incidencia. Se ha descrito una incidencia menor en aquellos pacientes tratados con drenajes peritoneales o revisiones secundarias, probablemente debido a una mejor delimitación de las zonas de necrosis.

- **Estenosis:** la incidencia ha sido evaluada en 10-25%, con un 14-32% si se tienen en cuenta sólo los pacientes sometidos a tratamiento médico, y casi el doble en aquellos en los que se realiza drenaje peritoneal frente a los que se realiza resección. La localización más frecuente es a nivel del cólon siendo más raras las ileales.

Initial signs of possible NEC (Bell's stage I)

- NPO
- GI decompression-low constant suction, replace output with appropriate fluids
- CBC with diferential, blood culture, CRP, serum electrolytes
- Abdominal radograph
- Begin antibiotics

Mild to moderate (Bell's stage II)

- Serial abdominal radiographs
- Broad spectrum antibiotics for 7-10 days
- NPO for 5-10 days, parenteral nutrition
- Monitor electrolytes
- Serial CBCs every 12h to 24h for 2-3 days

Advanced (Bell's stage III)

- Serial abdominal radiographs
- Broad spectrum antibiotics for 10-14 days
- NPO for 10-14 days, parenteral nutrition
- Monitor electrolytes
- Co-management with pediatric surgeons
- Serial CBCs every 12h to 24h for 2-3 days
- Hemodynamic support
- Monitor coagulation abnormalities and correct

Indications for Surgery

- Intestinal perforation
- Fixed adynamic loop-necrotic gut
- Signs suggestive of necrotic gut: persistent severe thrombocytopenia, severe metabolic acidosis

Lee JS, Polin RA. Treatment and prevention of necrotizing enterocolitis. Semin Neonatol 2003; 8: 449-459.

Bibliografía

- Bell MJ, Ternberg J, Fengin RR. Neonatal necrotizing enterocolitis: Therapeutic decisions based on clinical staging. Ann Surg 1978; 187:

- Lee JS, Polin RA. Treatment and prevention of necrotizing enterocolitis. Semin Neonatol 2003; 8: 449-459.

- Mallan-Metzger A, Itzchak A, Mazkereth R, Kuint J. Necrotizing enterocolitis in full-term infants: case-control study and review of the literature. J Perinatol 204; 24: 494-499

- Moss L, Dimmitt RA, Henry M, Geraghty N, Efron B. A Meta-Analysis of peritoneal drainage versus laparotomy for perforated necrotizing enterocolitis. J Pediatr Surg 2001; 36(8): 1210-1213.

- Moore TC. Succesful use of the "drain, patch and wait" laparotomy approach to perforated necrotizing enterocolitis: Is hipoxia triggered "good angiogenesis" involved? Pediatr Surg Int 2000; 16: 356.

- Reber KM, Nankervis CA. Necrotizing enterocolitis: preventative strategies. Clin Perinatol 2004; 31: 157-167.

PROGRAMA DEL PREMATURO PREMATURO MENOR DE 1500 GRS o MENOS DE 32 SEMANAS AL NACER

Patricia Martínez

El grupo de nacidos antes de las 32 semanas de vida o < 1.500 gramos al nacer, representa el 1% de los nacimientos en Chile. De este grupo, entre un 15-30% fallece; el resto presenta un mayor riesgo de enfermedades o secuelas, como enterocolitis necrotizante, membrana hialina, displasia broncopulmonar, retinopatía del prematuro y problemas del neuro-desarrollo, entre otros.

El programa de seguimiento del prematuro extremo establece sus recomendaciones para la atención de estos recién nacidos, a través de su normativa técnica y Guías Clínicas Ges.

El riesgo de secuelas en este grupo (parálisis cerebral, retraso mental, ceguera o sordera) es mayor en niños y niñas a menor peso de nacimiento y menor edad gestacional; además son más severas en prematuros, por ejemplo, con hemorragia intraventricular grado III y IV. Estos niños se benefician de un diagnóstico precoz y un tratamiento oportuno.

Propósito del protocolo

Optimizar el estado de salud de los niños de muy bajo peso de nacimiento (< 1500 g) y/o menores de 32 semanas de gestación, para favorecer su incorporación a la sociedad con el máximo de sus potencialidades.

Objetivos del protocolo

- Disminuir la morbimortalidad de los recién nacidos prematuros < 1.500 grs y/o < 32 semanas de gestación.
- Vigilar el desarrollo de los recién nacidos prematuros, identificando oportunamente las posibles morbilidades asociadas a su condición, para actuar de forma oportuna frente a ellas.
- Favorecer la equidad en la atención especializada, independiente del lugar de residencia de los padres de estos niños.
- Regular controles y seguimiento de pacientes con patologías.

Los siguientes exámenes y procedimientos son los que se realizan en los prematuros menores de 1.500 grs. durante su estadía hospitalaria y hasta el alta.

1. Ecografía cerebral

La hemorragia de la matriz germinal-intraventricular (HMG/ HIV) es la lesión cerebral más frecuente del recién nacido prematuro. La incidencia de esta afección entre los prematuros con peso de nacimiento menor de 1.500 g es del 20-30%. La mayoría de las HIV son evidentes al tercer día de nacimiento, pero se pueden desarrollar a lo largo de las primeras dos semanas de vida.

La **leucomalacia periventricular (LPV)** constituye la necrosis de la sustancia blanca periventricular, dorsal y lateral a los ángulos externos de los ventrículos laterales. Generalmente se desarrolla durante la seguna y cuarta semana de vida.

La ecografía cerebral permite Identificar signos de hemorragia cerebral y leucomalacia periventricular en el recién nacido menor a 32 semanas o 1.500 grs de peso al nacer. Se realizará ecografía cerebral al séptimo día y al día 30 de vida, a todo recién nacido < 1.500 grs y/o < 32 semanas de gestación.

2. TSH - PKU

La **Fenilketonuria (PKU)** se produce por el déficit o ausencia de la enzima Fenilalanina Hidroxilasa (FAH), que cataliza la reacción del aminoácido esencial fenilalanina a tirosina. Su herencia es autosómica recesiva, ambos padres son portadores y el riesgo de recurrencia de la enfermedad es de un 25%. La Fenilketonuria clásica conduce a un retardo mental profundo si no es diagnosticada y tratada desde el período neonatal.

El **hipotiroidismo congénito (HC)** se define como una condición de déficit en la producción de hormonas tiroideas que se encuentra presente desde el nacimiento. Debido al rol esencial que juegan las hormonas tiroideas en la embriogénesis, crecimiento y desarrollo del sistema nervioso, su déficit origina retardo mental (RM); El HC es la principal causa de discapacidad intelectual prevenible.

Se realizará screening para para identificar patología tiroidea y fenilketonuria en recién nacido menor a 32 semanas o 1.500 grs de peso al nacer.

Si el recién nacido fue transfundido, se deberá esperar mínimo 7 días post transfusión para realizar el screening, o 72 horas en caso de urgencia.

Si recién nacido se encontrase con nutrición parenteral, se deberá esperar 7 días una vez terminada la nutrición parenteral para la toma de muestra.

Se deberá recolectar dos muestras, la primera los 7 días de vida y una segunda a los 15 días de edad cronológica (con las excepciones ya mencionadas); se ha demostrado que el valor de TSH en prematuros se encuentra disminuido debido a la inmadurez, lo que podría producir un falso-negativo.

3. Fondo de ojo

Se debe pesquisar precozmente signos de retinopatía en el prematuro menor a 32 semanas o 1.500 grs. de peso al nacer.

En los recién nacidos de pretérmino, el proceso de vasculogénesis normal de la retina puede alterarse por una multiplicidad de factores que pueden provocar un crecimiento anormal de los vasos retinales, dando lugar a la retinopatía del prematuro. Dentro de las Garantías Explícitas de Salud, todo prematuro menor a 32 semanas o 1.500 grs deber ser sometido a un primer screening con fondo de ojo, realizado por oftalmólogo, dentro de las primeras 6 semanas de vida, para luego continuar con control oftalmológico hasta lograr la madurez retinal.

Asimismo, se debe realizar una confirmación diagnóstica de toda sospecha de retinopatía dentro las primeras 48 horas y tratamiento en las 24 horas siguientes, con seguimiento por oftalmólogo en caso de confirmarse la patología.

Se debe dilatar la pupila de recién nacido con 1 gota de Propacaraina en cada ojo, cada 15 minutos por 4 veces. Luego administrará Nidfrinymidriasin, 1 gota en cada ojo cada 15 minutos por tres veces.

4. Exámenes protocolares

Pesquisar de manera precoz patologías propias de los recién nacidos menores de 32 semanas o 1.500 grs. de peso al nacer, mediante el análisis de muestras de sangre.
Se tomará muestra de sangre a los 7, 15 y 30 días de vida, solicitando al laboratorio:

- Hemograma con reticulocitos

- Bilirrubina total y directa

- Calcio iónico

- Creatininemia

- Electrolitos plasmáticos

- Fosfatasas alcalinas

- Fósforo

- Glicemia

- GOT/GPT/GGT

- Uremia

- BUN

- Proteínas y albúmina

- Gases en sangre arterial

Visita domiciliaria

Se deben asegurar condiciones óptimas en relación a ambiente familiar, infraestructura, servicios básicos y cuidados para el bienestar de los recién nacidos menores de 32 semanas o 1.500 grs de peso al nacer. Se requiere, además, educar a la familia y corregir hábitos que podrían ser perjudiciales para este grupo de neonatos. Los hallazgos y/o evaluación de la visita domiciliaria deberán ser reportados a la asistente social del nivel terciario y al equipo tratante en nivel secundario.

Evaluacion auditiva

El recién nacido menor a 32 semanas de gestación o < 1.500 grs. de peso al nacer está más expuesto a daño de la vía auditiva debido fundamentalmente a infecciones congénitas (TORCH), ventilación mecánica por más de 48 horas, uso de medicamentos ototóxicos, hiperbilirrubinemia y asfixia neonatal. Dentro de las garantías explícitas de salud para este grupo se encuentra el screening auditivo automatizado antes del alta de neonatología, la confirmación diagnóstica ante sospecha de hipoacusia neurosensorial bilateral, tratamiento (audífonos o implante colear) y primer control de seguimiento.

Se debe realizar screening auditivo automatizado para detectar de manera precoz hipoacusia neurosensorial bilateral en recién nacidos menores a 32 semanas o 1.500 grs. de peso al nacer.

Saturometría continua

La saturometría de oxígeno nocturna es un examen que monitorea en forma continua la saturación de oxígeno de la hemoglobina en la sangre. Se debe realizar a todos los prematuros menores de 1.500 grs. o menor de 32 semanas previo al alta.

Desde el año 2019 en adelante se incorpora dentro de la Ley Ricarte Soto el uso de vacuna anti virus respiratorio sincicial para todos los menores de 32 semanas lo cual generará un gran impacto en la morbimortalidad para este grupo de pacientes vulnerables.

Bibliografia

- Ecografía cerebral en neonatos. An Pediatr Contin. 2012;10(4):228-33.

- Hipotiroidismo congénito. Aspectos clínicos y ultrasonográficos. Rev. chil. pediatr. vol.85 no.1 Santiago feb. 2014.

- Hipotiroidismo congénito y fenilcetonuria en el niño. Rev. chil. pediatr. v.79 supl.1 Santiago nov. 2008.

- Normas para el óptimo desarrollo de programas de búsqueda masiva de fenilquetonuria (pku) hipotiroidismo congénito (hc) y otros errores congénitos del metabolismo. Guía Ministerio de Salud 2007.

- Norma Técnica para la supervisión de niños y niñas de 0 a 9 años en la Atención Primaria de Salud Programa Nacional de Salud de la Infancia. Guía Ministerio de Salud 2014.

- Neumologia pediátrica. Sociedad Chilena de Neumología Pediátrica. Abril 2016 volumen 11 número 2 páginas 61 - 109.

- Organización del Seguimiento del Recién Nacido Prematuro de Alto Riesgo. Guía Ministerial Argentina 2016.

- Routine screening cranial ultrasound examinations for the prediction of long term neurodevelopmental outcomes in preterm infants. Paediatr Child Health. 2001 Jan; 6(1): 39-43

- W. Thomas Bass, Periventricular Leukomalacia. Neoreviews 2011;12;e76.

ATRESIA ESOFÁGICA

Alejandra Parilli

La atresia esofágica (AE) es un defecto congénito relativamente común de etiología desconocida, que consiste en la falta de continuidad del esófago originando un segmento esofágico superior y otro inferior, los cuales pueden estar o no comunicados con la vía aérea. Tiene una incidencia 1 de cada 2.500 a 4.500 RN vivos. Entre un 50 a 60% presentan malformaciones asociadas cardiovasculares, digestivas, neurológicas, genitourinarias o musculoesqueléticas.

La AE ha tenido un importante desarrollo en los últimos años dado por los avances en el manejo multidisciplinario, cuidados especializados en las unidades de cuidados intensivos neonatales, NPT y perfeccionamiento de técnicas anestésicas y quirúrgicas.

Malformaciones asociadas

1. Cardiovasculares (35%): especialmente el defecto septal ventricular y la tetralogía de Fallot.
2. Gastrointestinales (24%): malformaciones anorectales, atresias intestinales.
3. Genitourinarias (15%): acidosis tubular renal, hipercalciuria, agenesia renal.
4. Neurológicas (5%).
5. Musculoesqueléticas (2%): hemivertebras y malformaciones de las extremidades.

En un 10 a 25% de los casos se presenta la asociación VACTERL que incluye malformaciones vertebrales (V), anorrectales (A), cardiopatía (C), alteraciones traqueo-esofágica (TE), malformaciones renales (R) y malformaciones de las extremidades (L). En un 6-10% se presentan anomalías cromosómicas; las más frecuentes son las trisomías 18 y 21.

Clasificación: clásicamente se describen en la literatura 3 formas de agrupar: una anatómica (Gross) y dos pronósticas (Waterson y Spitz).

Clasificación Anatómica de Voght y Gross (1929 - 1953)

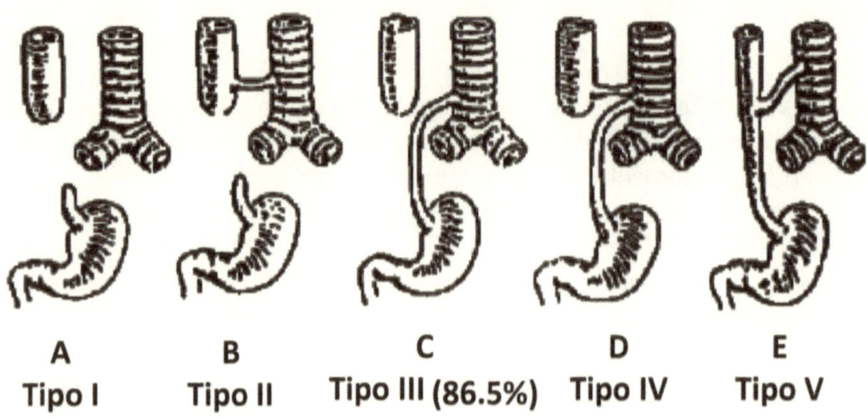

Spitz L: Oesophageal atresia. Orphanet Journal of Rare Diseases 2007

De esta clasificación es importante tener en cuenta la frecuencia de aparición de cada uno de los tipos, donde la tipo III o con fístula traqueoesofágica (FTE) se ubica en primer lugar con una incidencia del 86% de incidencia y le sigue la tipo I o sin FTE con un 7%, sumando entre las dos el 93%, quedando un 7% para el resto de los tipos.

Clasificación Pronóstica de Waterson 1962

Grupo	Característica	Pronóstico	%
A	Peso mayor a 2500 sin alteraciones agregadas	Bueno	100%
B	Peso de 1800 a 2500 sin alteraciones agregadas o peso mayor con neumonía moderada u otra anomalía congénita agregada	Intermedio	85%
C	Peso menor de 1800 sin alteraciones agregadas o peso mayor con neumonía congénita severa	Malo	65%

Spitz L: Oesophageal atresia. Orphanet Journal of Rare Diseases 2007

Clasificación Pronóstica de Spitz 1980

Grupos	Peso	Anomalía Cardiovascular mayor	Sobrevida	Riesgo
Grupo I	> 1500 g	No	97 %	Bajo riesgo
Grupo II	< 1500 g	O Anomalía CV	59 %	Moderado riesgo
Grupo III	<1500 g	Más Anomalía CV	22 %	Alto riesgo

Spitz L: Oesophageal atresia. Orphanet Journal of Rare Diseases 2007

Diagnóstico

Prenatal

1.- Ecografía obstétrica: detecta entre un 10 a 50% de los casos, con una sensibilidad de 42%, a partir de la semana 18 existen signos sugestivos de AE: cámara gástrica ausente o pequeña, Polihidramnios, Fondo de saco esofágico superior que se moviliza con la deglución (semana 22). Sin embargo, es importante tomar en cuenta que el diagnóstico prenatal es más factible en la AE sin fístula o tipo II, donde al no haber paso del líquido amniótico al estómago el polihidramnios es más evidente. En el caso de las tipo III si la FTE es grande puede no haber polihidramnios debido a que el líquido amniótico pasa con facilidad hacia el estómago.

2.-Resonancia Nuclear Magnetica(RMN): mejora el diagnóstico del tipo de atresia y de las malformaciones asociadas con ésta.

La importancia del diagnóstico pre-natal radica en la posibilidad de planificación y manejo post-parto. Es importante coordinar lo antes posible entre el obstetra, neonatólogo y cirujano infantil las posibilidades de manejo de acuerdo al centro donde se encuentran.

Postnatal

1- Examen físico: por lo general se trata de un RN con abundantes secreciones en nariz y/o boca (sialorrea), que presenta burbujas durante la respiración, y que requiere de aspiración frecuente. El paso de la sonda nasogástrica presenta un tope. Durante la alimentación puede presentar tos, polipnea o cianosis. Y dependiendo del tipo de AE el abdomen se encontrará distendido (con FTE) o excavado (sin FTE). Ante estos signos y alta sospecha de AE corresponde entonces examinar si están presentes otras malformaciones congénitas (ano permeable, extremidades, genopatías)

2.- Radiografía tóracoabdominal AP y lateral: (importante que incluya el abdómen) con SNG radiopaca (no es necesaria la administración de contraste en el cabo superior, con instilación de aire es suficiente). En dicha Rx vamos a observar:

- Posición de la SNG: enrollada en el cabo superior y/o con imposibilidad de paso hacia el estómago, evaluamos a que nivel vertebral se encuentra el cabo proximal.

- Cavidad abdominal: evaluamos si hay neumatizacion de cámara gástrica y asas intestinales o es ausente .

- Estructura ósea: buscamos la presencia o no de hemivértebras y de malformaciones de la parrilla costal.

- Infiltrados parenquimatosos producto de neumonitis química por el contacto de la vía aérea con los jugos gástricos.

3- Ecocardiograma: para evaluar la ubicación del arco aórtico, el cual puede estar a la derecho y esto tiene implicaciones en relación al lado por el cual va a ser abordado el paciente quirúrgicamente y para evaluar la presencia de cardiopatías, que será importante en la determinación del pronóstico.

4.- Ecotomografía abdominal: con énfasis en la anatomía renal.

Manejo de la AE con FTE

Médico

1. Régimen cero.
2. Posición en Fowler (cabecera elevada 30-45 grados).
3. Sonda de reploge (doble lumen) la cual tiene la ventaja de adherirse menos a la mucosa esofágica, a pesar de estar conectada a una aspiración suave, evitando así que el paciente broncoaspire la saliva.
4. O2 para mantener una saturación por encima de 90%, considerar ventilación mecánica.
5. Buen acceso venoso. Inicio temprano de nutrición parenteral.
6. Antibioticoterapia es necesaria desde el inicio por la noxa constante de los jugos gástricos sobre el parénquima pulmonar.
7. Protección gástrica, principalmente en pacientes con FTE.
8. Realizar exámenes complementarios: recuento globular, glicemia, urea, creatinemia, electrolitos, protrombinemia,TTPK, gases arteriales.

Quirúrgico

1. Consentimiento informado: detallada conversación entre el cirujano y familiares donde se explica el objetivo de la cirugía, las posibles consecuencias y complicaciones y los riesgos de no realizarlo.

-   Evaluación pre-anestésica.

2. Definición del tipo de abordaje quirúrgico: videotoracoscópico o toracotomía postero-lateral derecha extrapleural. Los objetivos de ambos abordajes son: ligadura de la FTE, anastomosis esofágica término-terminal con SNG transanastomótica y colocación de drenaje extrapleural o pleural. La AE no es una emergencia, al menos que se trate de un prematuro con distress respiratorio severo, estos pacientes permiten un lapso de 24-48 horas para la planificación y/o traslado y resolución exitosa. Durante la intubación endotraqueal sería útil realizar una broncoscopia flexible o rígida para evaluar la presencia y ubicación de la FTE, que nos permite una mejor planificación de la cirugía, pero no es determinante para la realización de la misma.

Post-operatorio

1. Mantener la SNG transanastomótica en la posición dejada por el cirujano, sin introducir, ni retirar ni aspirar.
2. Manejo del dolor.
3. Manejo cuidadoso del cuello para evitar que su extensión brusca produzca tracción sobre el esófago suturado.
4. Aspiración del tubo endotraqueal suave y sin sobrepasar el límite del tubo.
5. Iniciar alimentación enteral por bomba de infusión continua después del 3er día si las condiciones de la anastomosis fueron favorables.
6. Mantener drenaje torácico conectado a trampa de agua sin aspiración, hasta la realización de esofagograma entre el 5to y 7mo día post-operatorio para constatar la permeabilidad esofágica.

Ante la ausencia de complicaciones se retira el tubo pleural y se inicia la alimentación por vía oral.

Complicaciones

a) **Tempranas:** dehiscencia de la anastomosis, dehiscencia de la sutura traqueal
b) **Tardías:** estenosis, refistulización traqueoesofágica, dismotilidad esofágica, reflujo gastroesofágico, traqueomalacia.

Manejo de la AE sin FTE

Ante la sospecha de un paciente con AE sin fístula, dada por la ausencia de aire en cámara gástrica ni asas intestinales, cobra aún más valor la realización de broncoscopia pre-operatoria para evaluar la presencia o no de una FTE proximal (AE tipo II, 2% incidencia). A diferencia de lo que ocurre con una AE con fístula, en estos niños no es necesaria la realización de una toracotomía de inicio y mucho menos de urgencia.

La primera intervención quirúrgica es la realización de una gastrostomía y la primera medición de la distancia entre ambos cabos se puede realizar durante este procedimiento.

El objetivo principal es preservar el esófago nativo.

Existen varias técnicas de elongación esofágica y es variable el tiempo de espera para el crecimiento esofágico. Por lo que dependerá de las condiciones clínicas del niño, la experiencia del equipo tratante y los recursos disponible.

Bibliografía

- Jakubson L, Paz F, Zavala A, Harris P y Bertrand P. Atresia esofágica y fístula traqueoesofágica. Evolución y complicaciones postquirúrgicas. Rev. Chil. Pediatr. V81 n4 Santiago agosto 2010.

- Spitz L: Oesophageal atresia. Orphanet Journal of Rare Diseases 2007; 2: 2

- Update on esophageal atresia-tracheoesophageal fistula. Usha Krishnnan and Christoppher Faure. Frontiers in Pediatrics. Octubre 2017.

- Van der Zee DC, Bagolan P, Faure C, Gottrand F, Jennings R, Laberge JM, Martínez Ferro M, Parmentier B, Sfeir R and Teague W. Position paper INoEA working group on long-gap esophageal atresia: for better care. Frontiers in Pediatrics. Marzo 2017 vol 5, articulo 63 pag 13-5.

- Waterston DJ, Bonham Carter RE, Aberdeen E: Esophageal atresia: Tracheoesophageal fistula. A study of survival in 218 infants. Lancet 1962: 819-22

ATRESIA INTESTINAL YEYUNO ILEAL

Neyda Delgado

La atresia intestinal es una de las causas más importantes de la obstrucción intestinal en el recién nacido. Comparando las atresias y estenosis del tubo digestivo, las primeras constituyen el 95 % del total. Según diferentes series, la incidencia varía de 1 en 330 nacidos vivos hasta 1 en 10.000. No hay predilección por sexos en su presentación. En algunos estudios se ha visto que más de la mitad de las atresias múltiples se asocian con bajo peso al nacer.

La mayoría de las atresias del intestino son yeyunoileales. En orden de frecuencia siguen las duodenales y por último las del colon. Aunque no es frecuente su relación con otras anomalías congénitas, se ha descrito la asociación en algunos casos con defectos de rotación del intestino, con peritonitis meconial, con íleo meconial y raras veces con la enfermedad de Hirschsprung. También se ha descrito el carácter hereditario de ciertas atresias intestinales múltiples.

Etiología

En 1900 Tandler emitió la teoría de que la falta de revacuolización del intestino después de su estadio de cordón sólido era la causa de las atresias intestinales.

Observaciones posteriores de Louw y Barnard, Santulli y Blanc, y de Nixon apoyaron las sospechas de que existían otros factores, y en 1955 los experimentos de los primeros autores citados sugirieron que se debían a catástrofes vasculares mesentéricas tardías durante el desarrollo embrionario.

En diferentes publicaciones se mencionan el vólvulo intestinal intrauterino, los defectos de rotación intestinal, la invaginación, la perforación del intestino, la peritonitis meconial, la hernia interna y la compresión del mesenterio en un defecto apretado de la pared abdominal por onfalocele o por gastrosquisis en etapas tardías del embarazo como posibles causas de lesiones vasculares mesentéricas que originan la atresia intestinal.

La descripción por varios autores de casos de atresias intestinales múltiples hereditarias sin prueba de lesiones vasculares sugiere la existencia de un proceso deformante debido posiblemente a una transmisión autosómica recesiva.

También han sido descritos casos de atresia consecutivas a lesiones iatrogénicas, como perforación in útero debida a amniocentesis, o ligadura del cordón umbilical que contiene intestino. Además, se ha reportado la atresia yeyunoileal adquirida como consecuencia de enteritis necrosante. Por otra parte, algunos autores se refieren al compromiso vascular de la placenta como posible causa en determinados casos, y otros plantean que la trombofilia hereditaria puede ser el origen de los fenómenos vasculares que en el embrión determine una atresia intestinal.

Cuadro clínico

1. Antecedentes de polihidramnios en la madre. Este dato está presente con más frecuencia en los casos de atresia yeyunal proximal.

2. Aparición de vómitos, distensión abdominal, imposibilidad de expulsar meconio (en ocaciones puede cursar con ictericia) desde el primer día de vida.

3. El vómito bilioso y la distensión de la parte superior del abdomen son más frecuentes en los recién nacidos con atresias yeyunales, pero en los que tienen atresias ileales se aprecia con mayor frecuencia una distensión abdominal más generalizada, ya que la obstrucción se encuentra más distal en estos pacientes.

4. Una distensión abdominal muy evidente se puede asociar con dificultad respiratoria como consecuencia de la elevación del diafragma.

5. En casos muy distendidos o complicados se pueden apreciar en la pared del abdomen vasos, asas intestinales y en ocasiones ondas peristálticas. Aunque estos elementos clínicos se desarrollan generalmente entre las 12 y las 24 horas posteriores al nacimiento, si se aprecian inmediatamente después del parto son sugerentes de una complicación intraabdominal.

Diagnóstico diferencial

1. Tapón de meconio.
2. Íleo meconial.
3. Enfermedad de Hirschsprung .
4. Defectos de rotación intestinal.
5. Duplicidad intestinal.
6. Hernia interna.

7. Atresia del colon.

8. Íleo paralítico debido a sepsis del recién nacido u otras causas.

Clasificación

La más usada en la actualidad es la de Louw modificada por Grosfeld:

1. Tipo I: atresia en forma de tabique intraluminal, con intestino y mesenterio intactos.

2. Tipo II: dos extremos atrésicos ciegos, conectados por un cordón fibroso y sin solución de continuidad del mesenterio.

3. Tipo IIIa: dos extremos atrésicos ciegos, separados por una brecha en forma de V en el mesenterio.

4. Tipo IIIb: Atresia yeyunal habitualmente proximal, con intestino corto y una gran brecha mesentérica que separa el bolsón ciego proximal del distal, un mesenterio muy corto y una irrigación precaria (apple peel).

5. Tipo IV: atresias intestinales múltiples.

Exámenes complementarios

1. Ecografía prenatal en las madres con polihidramnios: puede sugerir en algunos casos la posibilidad de la existencia de una anomalía congénita gastrointestinal, pero hasta el momento no resulta muy confiable en los casos de atresia intestinal.

2. Radiografía de abdomen simple en las posiciones vertical y decúbito: la presencia de varias asas intestinales dilatadas y de niveles hidroaéreos sugieren fuertemente una obstrucción intestinal mecánica en el recién nacido. En las atresias yeyunales proximales existen pocos niveles hidroaéreos y ausencia de gas en el resto del intestino. Mientras más distal sea la localización de la atresia, mayor será el número de asas dilatadas y de niveles hidroaéreos. En ocasiones la localización de la atresia se manifiesta como un asa intestinal más grande con un nivel hidroaéreo significativo. La presencia de calcificaciones intrabdominales o intraluminales pueden ser consecuencia de una perforación o de un vólvulo prenatal.

3. Enema baritado: permite determinar si existe microcolon por desuso, distinguir si existe dilatación del colon o no, localizar la posición del ciego y definir si existen otras zonas de atresia también en el colon.

4. Exámenes de laboratorio: hemograma, grupo sanguíneo y factor Rh, gasometría, electrolitos plasmáticos, glicemia, bilirrubina, uremia.

Manejo preoperatorio

1. Durante la evaluación inicial del recién nacido prevenir la hipotermia.

2. Colocar sonda orogástrica o nasogástrica para aspirar el contenido gástrico, cuantificarlo y observar si hay bilis en el mismo. Esta sonda debe fijarse posteriormente para descomprimir el estómago, evitar vómitos y la distensión gaseosa del intestino obstruido. Además sirve para evitar una aspiración durante el transporte.

3. Medir la diuresis.

4. Vía venosa periférica.

5. Monitorear la PO2 preductal si hay dificultad respiratoria asociada a la aspiración de vómitos o a la distensión del abdomen.

6. Evaluar las pérdidas de líquidos y electrólitos e iniciar la restitución.

7. Tratar los desequilibrios acidobásicos.

8. Profilaxis antibiótica preoperatoria EV.

De acuerdo con la gravedad del caso y con la intensidad de la deshidratación e hipovolemia, la preparación preoperatoria puede necesitar algunas horas.

Manejo Intraoperatorio

1. La temperatura del pabellón debe oscilar entre 24 y 26,5 grados Celsius. Otras variantes dependerán del peso corporal del neonato.

2. Vigilar la presión arterial, el pulso, la temperatura, y la saturación de oxígeno.

3. La región operatoria abdominal se prepara con aplicación de solución tibia. Siempre que sea posible, se deben mantener en posición los paños de campo mediante un campo plástico autoadhesivo estéril.

4. Se prefiere la incisión transversal derecha supraumbilical.

Pilares del tratamiento quirúrgico

1. La selección del procedimiento quirúrgico a emplear dependerá del tipo de atresia intestinal que se encuentre y la presencia o no de otras anomalías (como defectos de rotación, vólvulos, íleo meconial, gastrosquisis, etc.), así como de complicaciones.
2. Evitar la utilización del extremo ciego dilatado proximal para la realización de la anastomosis, siempre que sea posible y utilizar técnicas de reducción de su diámetro.
3. Idealmente se realizará anastomosis termino-terminal.
4. En algunos casos se podrá utilizar una sonda transanastomótica
5. Siempre que sea posible se debe tratar de conservar la válvula ileocecal, para disminuir el riesgo de aparición del síndrome de intestino corto.
6. Debe evitarse la creación de estomas.
7. Cerrar el defecto mesentérico.
8. En las atresias múltiples se debe tratar de conservar la mayor longitud de intestino posible, y a veces será necesario hacer más de 5 suturas anastomóticas.
9. En los siguientes casos puede no ser recomendable hacer la anastomosis primaria.

- Cuando existe vólvulo asociado con integridad vascular del intestino cuestionable.
- En casos graves de peritonitis meconial o de íleo meconial.

Postoperatorio

1. Mantener régimen 0 hasta tener evidencias del reestablecimiento del tránsito intestinal (peristaltismo, contenido gástrico claro,etc).

2. En ciertos casos se requerirá la alimentación parenteral, sobre todo en los que se demora la aparición del peristaltismo y en los que existe un síndrome de intestino corto.

Complicaciones

1. Obstrucción intestinal funcional en el sitio de la anastomosis.
2. Dehiscencia parcial o total de la anastomosis.
3. Síndrome de intestino corto.
4. Disfunción hepática inducida por alimentación parenteral prolongada.
5. Bronconeumonía.
6. Sepsis.

Factores que contribuyen a elevar la mortalidad

1. Anomalías congénitas asociadas.
2. Dificultad respiratoria.
3. Prematuridad.
4. Bajo peso al nacer.
5. Presencia de estomas.
6. Síndrome de intestino corto.
7. Obstrucción intestinal posoperatoria.

Causas más frecuentes de muerte

1. Neumonía.
2. Peritonitis.
3. Sepsis.

Bibliografía

- Aguayo P, Ostlie DJ. Duodenal and Intestinal Atresia and Stenosis In: Ashcraft's Pediatric

- Grosfeld JL. Jejunoileal atresia and stenosis. En: O'Neill JA ed. Pediatric Surgery.

- Komuro H, Amagai T, Hori T, Hirai M, Matoba K, Watanabe M et al. Placental vascular compromise in jejunoileal atresia. J Pediatr Surg 2004;39:1701-5.

- Komuro H, Hori T, Hirai M, Yotsumoto K, Urita I, Gotoh C et al. The etiologic role of intrauterine volvulus and intussusception in jejunoileal atresia. J Pediatr Surg

- Philadelphia: Mosby Elseiver;2006:1269.

- Patil VK, BK Kulparni, A Jiwane, P Kothari, S Poul. Intestinal atresia: an end-to-end linear anastomotic technique. Pediatr Surg Int 2001;36:661-3.

- Surgery. 6 th Edition, Philadelphia: Saunder Elsevier; 2014.p. 414-29. Chapter 30 2004;39:1812-4.

TRAUMATISMO DEL PARTO

Patricia Martínez

Un traumatismo asociado al parto es una lesión resultante de las fuerzas mecánicas, tales como compresión, torsión y tracción, que actúan sobre el cuerpo del neonato durante el trabajo de parto. La frecuencia de estos traumatismos es difícil de precisar, porque la mayoría son leves y sin significado patológico, pero se calcula que entre el 5 y 10% de los partos provocan algún tipo de efecto desfavorable para el RN.

Existen factores de riesgo para presentar traumatismo del parto; algunos de origen materno como la talla baja o anomalías pélvicas; otros dependen del feto, como la macrosomía, la prematurez y la postmadurez, la presencia de malformaciones, una presentación anormal o un embarazo múltiple; otras de la relación madre feto, como la desproporción céfalo pélvica, el oligohidroamnios o un trabajo de parto arrastrado.

Aunque los traumas del parto de carácter leve, son frecuentes y no dejan secuelas, pueden causar alarma y preocupación, por lo que el pediatra debe reconocerlos, mostrarlos a los padres y explicarles su significado. A continuación se presentan algunos traumas del parto leve con sus respectivos significados:

Lesión	Características	Factor de riesgo	Asociado a
Máscara equimótica	Cara con aspecto amoratado, mucosas rosadas	Circular al cuello	Deformación plástica cara
Deformación plástica de cabeza	Cabeza alargada, con aumento volumen asimétrico, cabalgamiento óseo	Parto prolongado, distocias de presentación en cefálica	Equímosis
Deformación plástica de cara	Cara con edema, asimetría o deformación	Distocia presentación, oligoamnios	Tortícolis, lesiones de plexo braquial
Deformación plástica de extremidades inferiores	Hiperextensión de rodillas y/o caderas. Deformación reductible de pies.	Presentación podálica, con parto vaginal o cesárea, oligihidramnios	Displasia caderas
Erosiones del la piel	Lesión erosiva enrojecida o sangrante	Extracción dificil, parto con fórceps	Hematomas, deformaciones plásticas
Hemorragia subconjuntival	Ojo con sangre retenida bajo conjuntiva	Parto vaginal	

Norma General Técnica para la Atención Integral del Recién Nacido en la Unidad de Puerperio en Servicios de Obstetricia y Ginecología. Subsecretaría de Salud Publica División Prevención y Control de Enfermedades Departamento Ciclo Vital Programa Nacional Salud de la Mujer.

Traumas del parto que ocurren en la región craneal

Lesión	Características	Gravedad	Frecuencia	Asociado a
Cefalohematoma superiostico	Hemorragia subperióstica Ruptura vasos Craneo-periostio	En general, no	2,5 en 100 nacimientos	RNT, fórceps, parto difícil, podálica. Según clínica descartar fractura linear de cráneo
Cefalohematoma subgaleal	Hematoma entre el periostio externo de huesos de la calota y la galea aponeurótica	Puede ser muy grave, con shock hipovolémico (Mortalidad 14–22%)	4 en 10.000 nacimientos	RNT, fórceps, parto difícil; Descartar shock hipovolémico, coagulopatia primaria o de consumo
Fractura de Cráneo	**Linear**	Asintomática	Más frecuente que la deprimida. La más frecuente es la parietal	RNT fórceps, parto difícil, cefalohematoma Descartar Contusión cerebral
	Deprimida	Puede ser grave (87% RN sintomáticos al segundo día)	Menos frecuente que la linear.	La mayoría sin ningún antecedente. Fórceps, macrosomía F. occipital, asociada a podálica
Hundimiento de cráneo,	Depresión del cráneo, sin fractura	Asintomática, solo significativa si requiere expansión neuroquirúrgica	Muy poco frecuente	De origen previo al parto, por compresión local intrauterina
Dislocación del Septum Nasal	Edema, Dislocación cartílago	Sin tratamiento deja secuelas		Fórceps. Compresión hueso nasal. Estridor, dificultad respiratoria
Lesión ocular	Leve: Hemorragia subconjuntival, retiniana,	No	+++	Parto vaginal
	Severa: periorbitaria, lesión corneal, hifema, hemorragia del vítreo y retinopatía de Purtscher.	Sin tratamiento puede haber secuelas frecuentes y graves	1.9 en 1.000 nacimientos	fórceps
Hemorragia Intracraneana	**Subdurales y subaracnoideas**	Grave muy variable, puede ser fatal o dejar secuelas neurológicas severas	5 a 6 por 10.000 nacimientos	RNT nacido x cesárea o fórceps. Sospecharla en RNT con apnea, convulsiones o signología neurológica difusa
	Intraventriculares y parenquimatosas	Grave, puede ser fatal o dejar secuelas severas		Prematuro, especialmente extremo. La mayoría de estas hemorragias no son asociadas a fuerzas del parto.

Norma General Técnica para la Atención Integral del Recién Nacido en la Unidad de Puerperio en Servicios de Obstetricia y Ginecología. Subsecretaría de Salud Publica División Prevención y Control de Enfermedades Departamento Ciclo Vital Programa Nacional Salud de la Mujer.

Fractura de clavícula

La clavícula es el hueso que se fractura más frecuentemente durante el parto. El diagnóstico diferencial incluye la fractura del húmero y la luxación de hombro, entidades raras que deben ser tratadas, y la parálisis de plexo braquial, que frecuentemente la acompaña.

Las fracturas de clavícula suelen ser asintomáticas, pero puede haber disminución de la motilidad del brazo ipsilateral, moro asimétrico y crepitación y/o "tecleo" a la palpación directa. Sólo requieren de una inmovilización para disminuir el dolor y sanan ad integrum.

Fracturas de huesos largos

Las fracturas de huesos largos son infrecuentes. Se asocian a presentación podálica, cesárea y bajo peso de nacimiento. Es importante recordar que pueden asociarse a osteogénesis imperfecta u osteoporosis por falta de movimientos fetales y buscar posibles patologías que la causen. Se presentan con disminución de la motilidad de la extremidad afectada, aumento de volumen, dolor y crepitación a la palpación; posteriormente, aparece un aumento de volumen duro e indoloro, que corresponde al callo óseo. La confirmación diagnóstica es radiológica, aunque en la radiografía puede no detectarse la separación de la epífisis del húmero o del fémur por no estar aún osificada; en este caso el ultrasonido permite el diagnóstico. El tratamiento es básicamente la alineación e inmovilización del hueso afectado.

Lesiones neurológicas: estas lesiones ocurren por distensión, compresión o infiltración de las fibras nerviosas durante el periparto.

Lesión de plexo braquial

Es el trauma del parto neurológico más frecuente, especialmente en RNT. Los factores de riesgo incluyen macrosomía, distocia de hombro, parto instrumental y distintos tipos de distocia de presentacion en los que la distensión del plexo es frecuente. Según las raíces afectadas, hay tres tipos de lesiones del plexo braquial, que producen la paralisis de Erb, la paralisis de Klumpke y la injuria del plexo completo.

La parálisis de Erb es la lesión de la parte superior del plexo, de C5 a C7, y corresponde al 90% de los casos. El brazo involucrado queda con aducción y rotación interna del hombro, extensión del codo, pronación del antebrazo y flexión de la muñeca y los dedos. Se asocia ocasionalmente con lesión del nervio frénico, que esta inervado con fibras de C3-C5, por lo que, en caso de dificultad respiratoria debe sospecharse.

La parálisis de Klumpke es rara. Involucra los nervios de C8 y T1, provoca debilidad de los músculos de la mano, los flexores de la muñeca y dedos. La parálisis de Klumpke se puede asociar a un Sindrome de Horner ipsilateral, con ptosis, miosis y anhidrosis. El plexo completo está involucrado en el 10% de los casos y se manifiesta con flacidez de la extremidad y ausencia de reflejos. Se puede asociar a hematomas del esternocleidomastoideo y fractura de clavícula o más raramente, de húmero.

El pronóstico depende del tipo de lesión, pero en general, hay recuperación espontánea en el 90% de los casos. En las lesiones totales de plexo o en las lesiones bajas el pronóstico es peor. El diagnóstico, que es clínico, debe ser complementado con Rx del hombro y del brazo, para excluir lesiones óseas. El tratamiento inicial es terapia física de ejercicios pasivos del hombro, codo y muñeca.

Parálisis del nervio facial

La parálisis traumática del facial ocurre en aproximadamente el 0.7% de los nacimientos y es causada por la compresión de la porción periférica del nervio sobre el promontorio sacro materno o por el fórceps. En la mayoría de los casos la compresión produce edema alrededor del nervio, sin ruptura de las fibras, lo que mejora las posibilidades de recuperación. Son factores de riesgo el uso de fórceps y un segundo período del trabajo de parto prolongado. Las manifestaciones clínicas de la parálisis facial son más evidentes en el llanto, con asimetría facial dada por la desviación de la comisura bucal, que se aleja del lado afectado y por la incapacidad de cerrar el ojo afectado y arrugar la frente; durante el reposo el surco nasolabial se ve aplanado y el párpado permanece abierto. El pronóstico es bueno, con recuperación espontánea completa en la paresia en los primeros días y en las primeras dos semanas de vida en la parálisis y recuperación parcial de la mayor parte del resto. El tratamiento consiste en la protección de la integridad de la córnea del ojo afectado con lágrimas artificiales, si es necesario.

Lesión del nervio laríngeo

La lesión del nervio laríngeo recurrente causa parálisis de las cuerdas vocales, que generalmente es unilateral y más frecuente a izquierda. Aunque entre el 5% y el 26% de las parálisis congénitas de las cuerdas vocales son por traumatismo del parto, debe descartarse un origen diferente, como lesiones o anomalías del sistema nervioso central o del tronco cerebral. Clínicamente puede haber desde un estridor, que aumenta con el llanto, hasta la oclusión de la vía aérea por parálisis abductora bilateral. El tratamiento depende de la severidad de los síntomas, ya que la lesión del nervio laríngeo generalmente se resuelve en forma espontánea, pero si la dificultad respiratoria es severa, es necesario el uso de ventilación mecánica.

Bibliografía

- Anwar N., Fetal Macrosomia (>4500g): Perinatal Outcome of 231 cases According. of the Mode of Delivery. Journal of Perinatology, 2003; 23:136-141.

- Norma General Técnica para la Atención Integral del Recién Nacido en la Unidad de Puerperio en Servicios de Obstetricia y Ginecología. Subsecretaría de Salud Pública División Prevención y Control de Enfermedades Departamento Ciclo Vital Programa Nacional Salud de la Mujer. Ministerio de Salud. Norma General N° 0194 para la atención integral del recién nacido en la unidad de Puerperio. 1° Edición y Publicación 2017.

- Rosenberg A., Traumatic Birth Injury. NeoReviews, 2003; 4(10):270- 277.

- Piatt J., Birth Injuries of the Brachial Plexus. Clin Perinatol, 2005; 32: 39-59.

- Uhing M., Management of Birth Injuries. Clin Perinatol, 2005; 32: 19-38.

TRASTORNOS HEMATOLÓGICOS DEL RECIÉN NACIDO

Patricia Martínez

El conocimiento de los valores hematológicos normales en el RN y sus variaciones durante el crecimiento constituyen un pre-requisito indispensable para obtener una interpretación correcta frente a una respuesta sanguínea determinada. Los valores y distribución celular son muy diferentes en el RN que en la edad pediátrica o adulta. De la misma forma los criterios de transfusión en los RN son muy diferentes con respecto a otras edades de la vida y a la situación clínica que los aqueja. Unos de los aspectos más importantes en relación a las transfusiones, es tener guías clínicas con criterios adaptados a cada realidad hospitalaria y que sean respetados por todo el personal de salud.

Serie roja

Durante la primera semana de vida, los valores de hemoglobina caen muy poco. Posteriormente, aumenta esta caída por una destrucción eritrocitaria normal o levemente aumentada, a la que se agrega una actividad eritropoyética de la médula ósea disminuida. Esta caída de la hemoglobina representa un ajuste gradual al aumento del oxígeno saturado de la sangre, que se produce cuando el pulmón reemplaza a la placenta como fuente de oxígeno. La saturación de oxígeno es de un 65% en vena umbilical y sube a un 95% pocas horas después del nacimiento. Para algunos autores este hecho produce un cese de la eritropoyesis acompañado de una disminución de la eritropoyetina circulante. Este cese se recuperaría después de que la hemoglobina ha caído a valores de menos de 11 ó 12 grs/100 ml. Alrededor de la 8° a 9° semana de vida se produce la mayor depresión de la eritropoyesis en el recién nacido normal sin otra patología agregada. Estos mecanismos son autolimitados, produciéndose la recuperación de los valores de hemoglobina alrededor de la 11° a 12° semana de vida en que se estabilizan los valores de hemoglobina en más o menos 12 grs.

En el recién nacido de pre-término, este proceso es más intenso: la sobrevida del glóbulo rojo es menor, las anomalías metabólicas son más notables y hay menor reserva de substancias necesarias para la producción y vida normal del glóbulo rojo, manifestándose por lo tanto, estos hechos en forma precoz, alrededor de la 5° a 6° semana de vida. La recuperación de los valores de hemoglobina a 11.0 ± 0.9 gramos por 100 ml, se produce alrededor de la 22ª semana de vida.

Valores normales serie roja RNT

	Día 1°	Día 7°	2-3 Sem	5-6 Sem	8-9 Sem	11-12 Sem
Hb (gr/100 ml) (sangre capilar)	19.3 ± 2.2	17.9 ± 2.5	15.6 ± 2.6	11.9 ± 1.5	10.7 ± 0.9	11.3
GR x 10^6 x mm^3	5.14 ± 0.17	4.86 ± 0.6	4.20 ± 0.6	3.55 ± 0.2	3.40 ± 0.5	3.70 ± 0.3
Hcto (%)	61 ± 7.4	56 ± 9.4	46 ± 7.3	36 ± 6.2	31 ± 2.5	33 ± 3.3
VCM (µ^3)	119 ± 9.4	118 ± 11.2	111 ± 8.2	102 ± 10.2	93 ± 12.0	88 ± 2.2
CHCM (%)	31.6 ± 1.9	32.0 ± 1.6	33.9 ± 1.9	34.1 ± 2.9	34.1 ± 2.2	34.8 ± 2.2
Reticulocitos (%)	3.2 ± 1.4	0.5 ± 0.4	0.8 ± 0.6	1.0 ± 0.7	1.8 ± 1.0	0.7 ± 0.3
GR nucleados x mm^3	500	0	0	0	0	0
GR nucleados x 100 GB	7.3					

Autoría Dra. Paola Zolezzi

Valores normales serie roja RN pretérmino

	Día 1°	5-6 sem	10-11 sem	22-23 sem
Hb (gr/100 ml) (Sangre capilar)	16.4 ± 2.2	10.6 ± 0.8	9.3 ± 1.1	11.0 ± 0.9
Hcto (%)	52.9 ± 8.1	32.0 ± 4.9	28.4 ± 3.6	34.3 ± 2.6
VCM (µ^3)	103 ± 3.6	93 ± 4.1	91 ± 3.6	87 ± 3.7
CHCM (%)	31 ± 1.6	33 ± 1.8	33 ± 1.5	32 ± 1.6
Reticulocitos (%)	8.8 ± 2.3			
GR nucleados x mm^3	1.000 – 1.500			
GR nucleados x 100 GB	21			

Autoría Dra. Paola Zolezzi

Serie blanca: el número y la distribución de los leucocitos en el RN también es diferente que en otras edades. Por lo tanto, es muy importante tener la fórmula cómo se distribuyen para poder interpretar el hemograma. No debemos olvidar que existen patologías de la madre o del RN que cursan con valores de leucocitos más elevados sin necesariamente tener una infección concomitante, por ejemplo, los RN pequeños para la edad gestacional, los RCIU o los hijos de madre con síndrome hipertensivo del embarazo.

Las variaciones en el número de neutrófilos de la sangre periférica dependen de:

- La capacidad de producción de la médula ósea.

- Del número de células circulantes y marginadas.

- Velocidad con que estas células abandonan la sangre.

Reacción leucemoide: Es un número de leucocitos de alrededor de 50.000 / mm^3 o la presencia de cerca de 5% de células mieloides con capacidad de mitosis (mielocito, promielocito, mieloblasto).

Neutrofilia: se define como un recuento absoluto de neutrófilos > 10.000 / mm^3

Neutrofilia con desviación a izquierda

a) predominio de baciliformes
b) aumento del índice baciliforme/segmentado (INDICE BACILIFORME / SEGMENTADO NORMAL: ± 0.1)

En el RN sugiere infección:

- Recuento absoluto de baciliformes sobre 1.500/mm^3

- Índice baciliforme/segmentado sobre 0.3

- Índice I/T sobre 0.2

Después del período neonatal, el hallazgo de más de 500 elementos en banda/mm^3 es indicación de infección independientemente del recuento absoluto de glóbulos blancos/mm^3. A esto puede agregarse la presencia de granulaciones tóxicas, vacuolizaciones y cuerpos de Döhle en los granulocitos de sangre periférica.

Valores normales de la serie blanca a diferentes edades

Edad	N° total de GB x mm³ Promedio (rango)	Porcentaje del total				
		Segmen	Bac	Lin-fo	Mono	Eos
Nacimiento	18.100 (9.000 - 30.000)	52	9	31	6	2
12 horas	22.800 (18.000- 38.000)	59	10	24	5	2
24 horas	18.500 (9.000 - 34.000)	52	9	31	6	2
1° semana	12.200 (5.000 - 21.000)	39	7	41	9	4
2° semana	11.400 (5.000 - 20.000)	34	6	48	9	3
4° semana	10.000 (5.000 - 20.000)	30	5	56	6	3
2° mes	11.000 (6.000 – 18.000)	30	4	57	6	3
4° mes	11.500 (6.000 – 18.000)	29	4	59	5	3
6° mes	11.900 (6.000 – 18.000)	28	4	61	5	2
8° mes	12.200 (6.000 – 18.000)	27	3	62	5	3
10° mes	12.200 (6.000 – 18.000)	27	3	63	5	2
12° mes	11.400 (6.000 – 18.000)	28	3	61	5	3
2° año	10.600 (6.000 – 17.000)	30	3	59	5	3
4° año	9.100 (6.000 – 16.000)	39	3	50	5	3
6° año	8.500 (5.000 – 15.000)	48	3	42	5	2
10° año	8.100 (5.000 – 14.000)	52	3	38	4	3
14° año	7.900 (5.000 – 13.000)	53	3	37	5	2

Autoría Dra. Paola Zolezzi

Plaquetas: el recuento plaquetario normal en el RNT es de 150.000 a 300.000 plaquetas/mm³ de sangre, con un valor promedio de 300.000 a las dos semanas de vida. El número de plaquetas en los prematuros suele ser algo inferior al nacer. Los valores del adulto de 250.000 a 300.000 plaquetas/mm³ de sangre se alcanzan alrededor de los 6 meses de edad.

El análisis de las variaciones en el tamaño y el recuento de las plaquetas permite una adecuada aproximación diagnóstica en diferentes situaciones clínicas. El tamaño y forma de las plaquetas se obtiene al revisar los extendidos de sangre periférica, pero el volumen medio plaquetario se determina a través de un contador automatizado, variando éste entre 1 a 4 μ^3. En general son grandes cuando hay destrucción periférica, ya sea en patologías mediadas inmunológicamente o por efectos mecánicos y son pequeños o normales en los cuadros secundarios a defectos de producción plaquetaria.

Con respecto a las indicaciones de transfusión de hemoderivados, éstas puedan sufrir algunas modificaciones en los diferentes centros asistenciales. Lo importante es tener guías clínicas y protocolos establecidos que constituyan una pauta a seguir y respetada por todos quienes están al cuidado de los RN durante su hospitalización.

Transfusión de glóbulos rojos

Las transfusiones generalmente se administran en pequeñas cantidades: 15-20 mL/Kg. El Hematocrito de RN aumenta entre 6 - 10% a las 24 horas de transfundido y la hemoglobina entre 2 y 3 g/dl medido a las 24 horas de transfundido.

Por el alto riesgo de múltiples exposiciones a diferentes donantes se recomienda asignar una unidad de glóbulos rojos a un solo RN. En lo posible, todos los RN, incluidos los de pre-término e inmunodeficientes se deben transfundir con glóbulos leucorreducidos e irradiados y en lo posible las unidades deben ser Citomegalovirus negativas.

Indicaciones

RN pre-término con patología respiratoria

Hematocrito	
<45%	VM con FiO2 >70% y/o MAP> 10cm H2O
<40%	VM con FiO2 40 a 70% y/o MAP > 8 cm H2O
<35%	VM con FiO2 < 40% y/o MAP > cm H2O Halo con FiO2>35 - 40%
<30%	VM con MAP < 6 cm H2O CPAP (P° positiva continua de la vía aérea) Halo con FiO2 25 - 35% Aumento FiO2 inexplicable en paciente con DBP con FiO2 <35%

Protocolo de Transfusión HHM- Chillán

RN con patología no respiratoria

Hematocrito	Edad Cronológica	Patología
< 35 %	1er día	con o sin síntomas de anemia
< 40%		• septicemia y meningitis confirmada • sepsis probable • enterocolitis necrotizante • cardiopatía congénita cianótica • insuficiencia cardiaca ductus arterioso • sintomático sangramiento activo (5-10% volemia)
< 30%		Cirugía mayor en UTI (preoperatoria)

Protocolo de Transfusión HHM- CHillán

RN con anemia sintomática

Hematocrito	Síntomas y signos

24 - 30%	• taquicardia (>180/min. 4 veces en 24 horas)
	• taquipnea (> 80/min. 4 veces en 24 horas)
	• apnea (con o sin bradicardia):
	  - 6 en 8 horas
	  - 1 ó 2 en 24 horas (ventilación manual)
	• ganancia ponderal insuficiente: < 10g/Kg/día
	• con > 100 Kcal/Kg/día, 4 veces/semana
	• palidez
	• letargia e hipoactividad
	• succión débil
	• retención gástrica de leche ($\geq$ 25%)
	• abdómen distendido y constipación

Protocolo de Transfusión HHM- Chillán

RN con anemia asintomática

Hematocrito	
$\geq$ 20% o Hb < 7 g%)	Recuento de reticulocitos <3% indiscutible
21 – 27 %	Decidir cada caso en forma individual si recuento absoluto de reticulocitos es menor a 100.000/ml

Hematocrito	Peso nacimiento	Edad cronológica
< 35 %	< 1000 g	primeras 2 semanas
< 30 %	< 1000 g	3era y 4ª semanas
< 25 %	< 1000 g	después de 4º semana

Protocolo de Transfusión HHM- Chillán

Concentrado plaquetario

Indicaciones en trombocitopenia sintomática: en RN pretérmino con recuento < 50.000/ul y en RN término con recuento < 30.000/ul

Trombocitopenia sintomática en cualquier RN:

- Sangramiento de órgano vital (por ejemplo: hematuria) o recuento plaquetas < 100.000/ml

- Sangramiento de órgano no vital y recuento plaquetas < 50.000/uL Trombocitopenia y proceso invasivo en cualquier RN

- Cirugía y plaquetas < 100.000 antes o durante cirugía

- Exsanguineo transfusión y plaquetas < 50.000/uL

- Trombocitopenia y evidencia de Laboratorio de CID en cualquier RN si: Plaquetas < 50.000/ml

- Plaquetas < 100.000/ml con rápida disminución del recuento

Trombocitopenia y sepsis en cualquier RN si

- Trombocitopenia < 50.000 - 100.000/ml ante disminución rápida del recuento, y en presencia de situación clínica de probable empeoramiento.

Rendimiento: 10 - 15 ml/kg de una suspensión de plaqueta, aumenta el recuento plaquetario de un RN trombocitopénico en 1.000/ml. Una unidad de concentrado plaquetario cada 10 kg de peso eleva el recuento en 50.000x mm^3. Una unidad por m^2 de superficie corporal eleva el recuento plaquetario en 100.000mm^3.

Bibliografía

- Manual de Procedimientos de C. R. Medicina Transfusional.

- Protocolo sobre Indicación de Hemocomponentes Hospital San Juan de Dios, según resolución Exenta N° 3173 del 30 de Nov/2009.

- American Society of Anesthesiologists. Task force on blood component therapy. Practice guidelines for blood component therapy. Anesthesiology 1996; 84:732-747.

- Protocolo Criterios de indicación médica de transfusiones en el Hospital Clínico Herminda Martin.

ÉTICA EN NEONATOLOGÍA

Denise Menadier

En la última década la medicina ha logrado un gran desarrollo, tanto científico como tecnológico, lo que ha permitido la supervivencia de niños nacidos muy prematuramente a partir de las 23 semanas de gestación o con peso mayor de 500 gramos , así como el diagnóstico antenatal y manejo de las malformaciones antes consideradas incompatibles con la vida y que ahora ofrecen alternativas de tratamiento o soporte. Sin embargo, esta capacidad de intervención también tiene sus efectos perniciosos, pues nos hemos visto enfrentados a un aumento de niños que presentan graves problemas de salud , secuelas crónicas y malas condiciones de calidad de vida, lo que nos lleva a reflexionar y a plantearse dilemas éticos entre factores científicos, médicos , técnicos, jurídicos, psicológicos, sociales y humanos.

Con frecuencia, debido a que esta etapa de la vida cuenta con características muy particulares de gran potencial regenerativo y madurativo es que se presentan grandes dificultades para orientar un probable pronóstico incierto a corto, mediano y largo plazo, lo que eleva el nivel de complejidad en la toma de decisiones médicas.

Actualmente, hay un amplio consenso en relación a los aspectos éticos y los límites de no iniciar la reanimación neonatal en sala de partos, en las circunstancias contempladas en la tabla siguiente.

Cuándo NO iniciar reanimación neonatal en sala de partos

1| Bebés prematuros/as con edad gestacional ≤ 23 semanas y/o peso
≤ 400 g (excepto si existe vitalidad extrema o datos de crecimiento intrauterino retardado).

2| Anomalías fetales incompatibles con la vida
- Anencefalia / Exencefalia / Acráneo.
- Hidranencefalia.
- Holoprosencefalia alobar.
- Atresia laríngea / Atresia traqueal.
- Agenesia diafragmática.
- Agenesia renal bilateral.
- Patología renal bilateral con secuencia Potter y de comienzo precoz.
- Ectopia cordis.
- Pentalogía de Cantrell.
- Síndrome de bandas amnióticas.
- Limb-body wall complex.
- Displasia esquelética letal con hipoplasia torácica y afectación precoz.

3| Cromosomopatías: trisomía 18, trisomía 13, trisomía 9, triploidias.

4| Signos de muerte, como ausencia de respiración y latido o maceración fetal.

Adaptado de: Sociedad Española de Ginecología y Obstetricia. Declaración de la Comisión de Bioética de la SEGO sobre la Ley Orgánica 2/2010 de Salud Sexual y Reproductiva y de la Interrupción Voluntaria del Embarazo. Disponible en: http://www.sego.es/Content/pdf/Documento_Final_Bioetica_Aborto_2.pdf. Visitada el 1 de Marzo de 2011.

En estas circunstancias, cuando el diagnóstico es prenatal, tenemos que tener presente que las esperanzas y expectativas de la familia necesitan ser analizadas con honestidad, compasión y de una manera realista de acuerdo con la evidencia disponible. Siempre que sea posible, la decisión del manejo debe comunicarse al personal médico que va a hacerse responsable, tanto antes como durante y después del parto. Realizar un plan de cuidados de confort y dejar por escrito de manera legible lo que se le ha explicado a la familia, así como el plan de acción acordado, resulta ser una conducta éticamente correcta.

Por un lado pueden suceder situaciones muy controvertidas, como enfrentarse a un parto, sin antecedentes con resultado muy sugerente pero no categórico de no reanimar. En dicho caso, el consejo prudente es iniciar la reanimación para, posteriormente, replantear la situación y limitar el esfuerzo terapéutico (LET) de forma individualizada, al disponer de mayor información clínica y/o al conocer la opinión de la familia.

Por otro lado, puede haber situaciones clínicas en neonatología no incluídas en la tabla 1 que, en un determinado momento, a juicio de los profesionales, sean susceptibles de LET (limitación del esfuerzo terapéutico) (Tabla 2) que corresponde a la acción de retirar (withdraw) o no iniciar (whithold) un determinado tratamiento de soporte vital, que en opinión del equipo de salud (consensuada, informada, razonada y fundamentada) no generen beneficio al paciente y sólo retardan artificialmente la muerte inevitable.

Cuadros clínicos susceptibles de plantear LET

1| Malformaciones cardíacas graves:

- Formas graves de anomalia de Ebstein, con insuficiencia tricúspide severa y gran cardio-megalia

- Hipoplasia de cavidades izquierdas severa

- Isomerismo derecho

- Canal atrioventricular completo con bloqueo atrioventricular completo, en el contexto de isomerismo izquierdo

2| Encefalocele asociado a otras anomalías y/o que cause desestructuración anatómica del SNC.

3| Hidrocefalia grave y progresiva.

4| Ausencia o hipoplasia grave de vermis cerebeloso.

5| Alteraciones estructurales graves del SNC esquizencefalia, lisencefalia, etc...).

6| Hernia diafragmática grave.

7| Esclerosis tuberosa.

Adaptado de: Sociedad Española de Ginecología y Obstetricia. Declaración de la Comisión de Bioética de la SEGO sobre la Ley Orgánica 2/2010 de Salud Sexual y Reproductiva y de la Interrupción Voluntaria del Embarazo. Disponible en: http://www.sego.es/Content/pdf/Documento_Final_Bioetica_Aborto_2. pdf. Visitada el 1 de Marzo de 2011.

Decisiones al final de la vida en neonatología

En el año 1996, el Centro de Bioética más prestigioso del mundo, el Hastings Center, desarrolla un proyecto internacional para definir los objetivos de la medicina en la era tecnológica. Estos son:

- Prevención de las enfermedades y lesiones, la promoción y conservación de la salud.
- La atención y curación de los que pueden ser curados y el cuidado de los incurables.
- El alivio del dolor y el sufrimiento causado por enfermedades.
- Evitar la muerte prematura y la búsqueda de una muerte tranquila.

Todos basados en el principio de **beneficencia.**

La Bioética se posiciona así, en el ámbito del cuidado de pacientes que portan condiciones cuya curación es posible pero cuyos tratamientos pueden no ser efectivos, como pacientes con cáncer; pacientes con pronóstico de muerte prematura pero que prolongan su vida con cuidados adecuados, pacientes portadores de enfermedad progresiva en que el tratamiento es paliativo pero con sobrevida de varios años, enfermedades neurodegenerativas o enfermedades metabólicas o genéticas, y aquellos con condiciones no progresivas pero con potenciales complicaciones que pueden llevar a una muerte temprana, portadores de parálisis cerebral, genopatías, síndrome de Down, secuelas neurológicas graves secundaria, etc.

Se entiende por situaciones de "fin de la vida " aquellas en las que un grave deterioro de la salud, debido a la evolución de una enfermedad u otra causa, pone en peligro, de manera irreversible, la vida de una persona en un futuro próximo. Esta condición puede darse en diferentes escenarios clínicos en unidades de cuidados intensivos neonatales e intensivo pediátricos donde se plantean con más frecuencia estas decisiones, pero también en servicios pediátricos de cuidados básicos y medios. Por ejemplo, en pacientes previamente sanos que han sufrido lesiones o enfermedades catastróficas que han interrumpido bruscamente la biografía personal y que amenazan la vida de forma irreversible, o en niños con condiciones crónicas incurables en que ya sea por una enfermedad grave intercurrente de mala evolución o por un deterioro progresivo que ha afectado su calidad de vida gravemente, sin posibilidad de poder recuperarla. En estos casos nos enfrentamos al deber de preguntarnos si nos encontramos en el final de la vida del menor y tomar decisiones poniendo en el centro su historia de vida personal y familiar, con una mirada integral, orientando las acciones al "mejor interés", o el "mayor bien" para esa persona en particular.

Estas decisiones de limitación de tratamientos comprenden:

- **Retirada o no instauración de medidas de soporte vital:** o de cualquier intervención que dado el mal pronóstico del niño en términos de calidad y cantidad de vida, constituye a juicio del equipo médico tratante, algo fútil, que sólo contribuye a prolongar en el tiempo una situación clínica carente de expectativa razonable de mejoría. El equipo médico basado en evidencias técnicas, experiencia, y evitando sesgos especialmente en la ponderación de calidad de vida, mediante una deliberación multiprofesional,   acuerda y plantea la indicación y fundamentos a la familia en un proceso comunicativo.

Es fundamental destacar que no hay diferencias éticas ni legales entre no iniciar o retirar tratamientos, consideración importante en pediatría, ya que ante la duda de si nos encontramos ante un paciente terminal, se puede realizar una prueba terapéutica por un tiempo prudente y reevaluar la indicación.

- **El rechazo de tratamiento**: una medida menos habitual, es una petición formulada por una persona libre, bien informada y capaz o en caso de incapacidad o carentes de **autonomía** (como se considera a los recién nacidos) solicitada por sus representantes, porque se considera que no es aceptable y afectan su integridad y corporalidad de acuerdo a sus valores y concepto de vida buena (protagonismo del paciente o representante).

- **Adecuación del esfuerzo terapéutico:** En situación de incertidumbre, en que hay dudas si debemos tratar o no tratar, se hace fundamental la incorporación de la familia que ha acompañado a su hijo diariamente para decidir en forma conjunta objetivos del cuidado, y discernir el bien del paciente. El profesional, se reúne con la familia para conocer sus valores, creencias, cultura, y atendiendo al principio de evitar causar daño (**no maleficencia**), recomienda un curso de acción que incorpore su visión, comunica las etapas del proceso e implementa la decisión acordada.

Se debe recordar que la adecuación de tratamientos constituye una buena práctica clínica y que se debe mantener siempre el apoyo y orientación del médico/equipo al paciente y familia. La adecuación corresponde a la correcta ponderación del beneficio de cada tratamiento a los objetivos terapéuticos del paciente. Se debe limitar lo inefectivo respondiendo a un deber de **justicia,** de hacer un uso eficaz y eficiente de recursos.

Medidas de adecuación de tratamiento	Apoyo a paciente y familia
Orden de no reanimar	Analgesia y sedación
No más procedimientos diagnósticos	Medidas de confort
No más procedimientos quirúrgicos mayores o menores	Acompañamiento, guía a subrogantes
No más exámenes de laboratorio ni imágenes	Favorecer espacios de privacidad
No iniciar nuevos tratamientos	Apoyo emocional
No iniciar diálisis	Cuidado espiritual
Suspender antibióticos	Apoyo en el duelo
Suspender drogas vasoactivas	Mostrar disponibilidad y tiempo
Retiro de nutrición artificial	

Fundamentos éticos de las decisiones al final de la vida

"No todo lo técnicamente posible es éticamente correcto"

El fundamento principal para la limitación de tratamiento al final de la vida, es el principio de no dañar y evitar la obstinación terapéutica, que consiste en hacer todo lo posible para prolongar la vida y evitar la muerte, independientemente de sus cargas, sufrimientos y costos.

En las sociedades y culturas modernas, existen dificultades para incorporar el morir al proceso de vivir, como un proceso natural de la naturaleza humana. Los equipos sanitarios son partícipes de la misma cultura y encuentran iguales dificultades en aceptar la muerte. Por esto se debe avanzar en la comprensión que no toda muerte en una persona menor es una muerte evitable, se debe respeto a la dignidad de la persona humana y procurar una muerte tranquila, no medicalizada, si es posible en su hogar y acompañada de su familia.

Decisiones oportunas y compartidas

La base fundamental de la toma de decisiones son buenos y concretos hechos clínicos. En pediatría, hemos avanzado en precisar diagnósticos pero hacer un pronóstico es más difícil, porque contamos con menor fundamento en la evidencia y se debe considerar el proceso de desarrollo evolutivo del niño, lo que determina una mayor incertidumbre en su recuperabilidad. Debemos balancear riesgos y beneficios de cada tratamiento, posibles daños, evitar sesgos en la valoración de la calidad de vida actual y futura del paciente por el riesgo o situación de discapacidad, ya que la calidad de vida es una valoración subjetiva. Es importante incorporar también en la reflexión situaciones de contexto como factores económicos, red de apoyo, condiciones de abandono,religiosos, implicancias legales, conflictos de interés.

Son los padres quienes deben manifestar valores y preferencias y a quienes se reconoce el derecho-deber de representar el mejor interés del niño, pero es un deber ético del profesional cautelarlo, en el marco de la Lex Artis y sabiendo que los deseos de los padres no pueden ir en contra del bienestar del niño, y por tanto, hay límites a la autoridad paterna.

No hay algoritmos ni fórmulas matemáticas que den certeza, por lo que se deben ponderar las consideraciones en cada caso particular, para tomar decisiones prudentes con cursos de acción intermedios y no necesariamente extremos. En situaciones de mayor incertidumbre o conflicto, la consultoría ética al lado del paciente y el recurrir al comité de ética asistencial puede constituirse en una herramienta de mediación eficaz, y de asesoría experta en la toma de decisiones.

Llevar adelante este proceso de diálogo, requiere de habilidades de comunicación de malas noticias, sensibilidad y el despliegue de competencias por parte de los profesionales involucrados en los cuidados como la prudencia, confidencialidad, compasión, fortaleza, tolerancia, humildad, generosidad, entre otras;   contar con tiempo y espacios adecuados para las reuniones con las familias, profesionales de salud mental y de cuidados paliativos en unidades de intensivo pediátricas, incorporar el cuidado espiritual y atención a la familia/hermanos y atención al duelo para lograr un cuidado de excelencia al final de la vida.

Toma de decisiones	LET	Fallecimiento y despedida	Seguimiento del duelo
Mostrar disponibilidad y tiempo	Horario libre para estar con su hijo	Ofrecer de forma neutral la opción de acariciar, coger	Establecer entrevistas tempranas
Escuchar sin prejuicios	Explicarles lo que vamos haciendo	en brazos o hacer «canguro» con su hijo antes, durante y	Escucha activa
Hablar con sencillez y honestidad	Prepararlos para lo que va a suceder	después del fallecimiento	Mostrar comprensión por su situación
Cuidar nuestro lenguaje corporal	Reforzar la idea de que su hijo no tiene dolor	Propiciar el aseo y vestido de su hijo según sus	Mostrar comprensión por su situación
Verificar que comprenden la información	Facilitar su participación en los cuidados	costumbres culturales y religiosas	Manifestar interés personal por su adaptación al duelo
Repetir la información cuantas veces sea necesario	Respetar su deseo de soledad o compañía	Dejarlas tomar fotografías de su hijo	Compartir recuerdos de su hijo
Mostrar la inidad y fortaleza del equipo en la propuesta de LET	Animarles a que expresen sus sentimientos	Favorecer la despedida mediante el desarrollo de ritos y funerales sencillos	Redactar una carta breve al año de la defunción en honor y recuerdo del niño
Ofertar nuestra ayuda para explicar la situación a otros familiares	Expresar nuestas propias emociones	según su cultura y religión	
Ofrecer material explicativo sobre el duelo	Compartir las medidas de apoyo con su red social y familiar	Confeccionar una pequeña caja con recuerdos de su hijo (fotos, huellas dactilares, calcetines, mechón de pelo, etc.)	
Negociar cuándo y como retirar el soporte vial			

LET: limitación del esfuerzo terapéutico. RN: recién nacido.

Fuente: Tejedor Torres JC, López de Heredia Goya J, Herranz Rubia N, Nicolás Jimenez P, García Munóz F, Pérez Rodríguez J y Grupo de Trabajo de Ética de la Sociedad Española de Neonatología. Recomendaciones sobre toma de decisiones y cuidados al final de la vida en neonatología. An Pediatr (Barc). 2013;78(1):190.e1-190.e14

Bibliografía

- Beca JP, Astete C. Decisiones al final de la vida. Bioética Clínica. Santiago: Mediterráneo, 2012.

- Guia Práctica Clínica .Unidad de Neonatología .Hospital San Jose .2016 .Pag 354.

- Guías de Práctica Clínica en Pediatría. Hospital San Borja Arriarán .VIII Edición. Cap. 1 Pag. 22 - 36.

- Grupo de Estudios de Ética Clínica, de la Sociedad Médica de Santiago. El enfermo terminal Rev Med Chile 2000;128(5):547-52.

- Keele L, et al. Limiting and withdrawing life support in the PICU: For whom are these option discussed? Pediatr Crit Care Med 2016;17(2):110-20.

- Nuf eld Council on Bioethics. Critical care decisions in fetal and neonatal medicine: ethical issues 2007.

- Larcher V, et al. Making Decisions to limit treatment in life-limiting and life-threatening condition in children: a framework for practice. Arch Dis Child 2015;100(suppl 2):s1-s23.

- Simón Lorda P, López E, Sagrario M, Cruz Piqueras M. Limitación del esfuerzo terapéutico en Cuidados intensivos: Recomendaciones para la elaboración de protocolos. Consejería de Igualdad, Salud y Políticas Sociales. Junta de Andalucía 2014.

www.ingramcontent.com/pod-product-compliance
Lightning Source LLC
Chambersburg PA
CBHW020314160726
47992CB00004B/1531